Droits de reproduction : Toutes les demandes de reproduction
papier doivent être acheminées à Copibec (514) 288-1664 –
(800) 717-2022; licences@copibec.qc.ca

Dépôt légal :
Bibliothèque et Archives nationales du Québec
Bibliothèque Nationale du Canada
Bibliothèque Nationale de France
Troisième trimestre 1997
ISBN: 978-2-920932-33-3
Sixième édition / Dixième impression

Publié par :
Les Éditions E.T.C. Inc.
1102 boul. La Salette
Saint-Jérôme, Québec, Canada J5L 2J7
Tél. : (514) 875-1930 ou (450)431-5336
Canada & États-Unis : 1-800-361-3834
Télécopieur : (450) 431-0991
Courriel : info@leseditionsetc.com
www.leseditionsetc.com
www.lisebourbeau.com

IMPRIMÉ AU CANADA

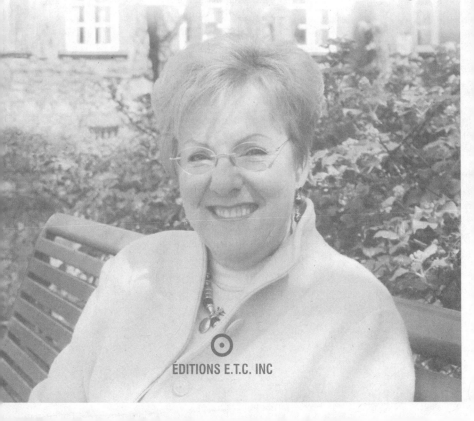

LISE BOURBEAU

L'AUTEURE DU BEST-SELLER

"ÉCOUTE TON CORPS,
ton plus grand ami sur la Terre"

Ton corps dit :
"Aime-toi !"

Le dictionnaire des malaises et maladies et leurs messages

ÉDITIONS E.T.C. INC

Distribué au Québec par :
Prologue
1650, boul. Lionel-Bertrand
Boisbriand (Québec) J7H 1N7
Tél. : (450) 434-0306
Fax : (450) 434-2627
www.prologue.ca

Distribué en France par :
D.G. Diffusion
21 de Bogues
31750 Escalquens
FRANCE
Tél. : (05) 61 00 09 99
Fax : (05) 61 00 23 12
dg@dgdiffusion.com
www.dgdiffusion.com

Distribué en Suisse par :
Diffusion Transat SA
Chemin des Chalets
1279 Chavannes de Bogis
Suisse
Tel: 41 22 342 77 40
Fax: 41 22 343 46 46

Diffusé en Belgique par :
VeraGreen Diffusion
Rue du Doyenné 32
1180 Bruxelles
Belgique
Tel: +32(0)2/340.19.50
Fax: +32(0)2/340.19.59

Livres de LISE BOURBEAU

- *Écoute ton corps, tome un*
- *Écoute ton corps, encore! (Tome 2)*
- *Qui es-tu?*
- *Je suis DIEU, WOW!*
- *Ton corps dit: "Aime-toi!"*
- *Les 5 blessures qui empêchent d'être soi-même*
- *Une année de prises de conscience*
- *Le grand guide de l'Être*
- *Amour Amour Amour*
- *Vous êtes le m'Être du jeu*
- *Écoute et mange – STOP au contrôle*
- *Le cancer - Un livre qui donne de l'espoir*
- *La guérison des 5 blessures*
- *Collection Écoute Ton Corps :*
  - Les relations intimes (Livre #1)
  - La responsabilité, l'engagement et la culpabilité (Livre #2)
  - Les peurs et les croyances (Livre #3)
  - Les relations parents et enfants (Livre #4)
  - L'argent et l'abondance (Livre #5)
  - Les émotions, les sentiments et le pardon (Livre #6)
  - La sexualité et la sensualité (Livre #7)

- *Série Arissiel*

  - **Arissiel** – *La vie après la mort*
  - **Benani** – *La puissance du pardon*
  - **Carina** – *Le pouvoir de révéler ses secrets*
  - **Diane** – *Les cadeaux de la vie (2012)*

Plusieurs de ces livres sont traduits en d'autres langues, notamment en anglais, allemand, espagnol, russe, italien, portugais, roumain, polonais, lithuanien, grec et croate. Visitez le site www.leseditionsetc.com pour connaître les détails.

Consultez le catalogue à la fin de ce livre

REMERCIEMENTS

Merci à tous ceux et celles qui m'ont appris la métaphysique, principalement Louise Hay des États-Unis, qui fut la première métaphysicienne à m'initier à cette merveilleuse découverte.

Merci à l'équipe d'Écoute Ton Corps qui travaille avec moi depuis plusieurs années et qui est toujours là pour m'aider à améliorer mes techniques de décodage des malaises et maladies.

Un grand merci à Jean-Pierre Gagnon, le directeur général des Éditions E.T.C. pour son encouragement et son aide précieuse dans la réalisation de tous mes livres. Merci à Monica Shields pour sa créativité dans la mise en page de tous mes livres.

Un merci tout spécial au Dr Luc Lupien m.d., ayant un intérêt en relation d'être en santé qui fut mon conseiller pour la description physique des maladies décrites dans ce livre.

Pour terminer, un immense MERCI à tous les participants des stages d'Écoute Ton Corps qui ont permis l'écriture d'une grande partie de ce livre grâce à leurs témoignages de guérison obtenue suite à la compréhension de leur message.

Avec amour,

Lise Bourbeau

TABLE DES MATIÈRES

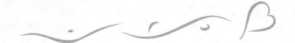

Si quelqu'un désire la santé, il faut d'abord lui demander s'il est prêt à supprimer les causes de sa maladie. Alors seulement il est possible de l'aider.

Hippocrate

Introduction

Il est essentiel que tu lises cette introduction. Elle te permettra de mieux comprendre ce livre.

Quinze années se sont écoulées depuis l'écriture de mon premier livre sur la cause profonde des malaises et des maladies. Quinze années au cours desquelles j'ai poursuivi mes recherches et multiplié mes expériences à ce sujet. Et puis, j'ai le bonheur de travailler avec une grande équipe ainsi qu'avec de nombreux participants qui m'aident sans cesse à faire de nouvelles découvertes dans ce domaine. Tout ce que j'ai appris au cours de ces dernières années d'enseignement est si passionnant que j'ai choisi d'en partager les fruits avec vous en rééditant ce livre. Il s'adresse à tous ceux qui aspirent à avoir une vie équilibrée et qui sont prêts à s'ouvrir à de nouvelles façons de penser, mais surtout à laisser leur cœur diriger leur vie et non leur tête.

Lorsqu'on utilise un aspect physique pour devenir conscient de ce qui se passe au plan psychologique, on appelle cela la métaphysique. Tu te demanderas peut-être quelle est la différence avec l'aspect psychosomatique. En décomposant le mot psychosomatique, on obtient les mots psycho, qui signifie « qui vient de l'âme », et somatique qui signifie « qui vient du physique ». Même si la médecine traditionnelle accepte maintenant l'idée qu'au moins 75 % des maladies sont psychosomatiques, ce terme est généralement mal reçu. Bien des gens sont insultés lorsqu'ils se font dire que leur maladie est psychosomatique parce qu'ils croient qu'on considère qu'elle est imaginaire, anormale ou mentale et se ferment à l'idée de l'analyser au-delà du plan physique. Voilà pourquoi j'ai préféré étudier les malaises et les maladies du point de vue de la métaphysique, c'est-à-dire au-delà de ce qui se passe physiquement. Ce fut l'élément déclencheur de mon projet d'école il y a près de trente ans.

Cependant, au cours des quinze dernières années, je me suis rendu compte que l'aspect métaphysique n'était pas suffisant. Je me suis donc davantage tournée vers l'aspect spirituel, c'est-à-dire sur le fait que chaque malaise ou maladie a comme message principal DE NOUS AIMER TELS QUE NOUS SOMMES. En nous aimant, nous devenons conscients de l'être spirituel que nous sommes et de notre grande puissance intérieure. C'est ce manque d'amour envers nous-mêmes qui est la cause première de tous les problèmes que nous vivons.

Cet ouvrage se veut un dictionnaire, un livre de référence, permettant à toute personne ayant un malaise ou une maladie d'en trouver la cause profonde, simplement et rapidement. Lorsque notre corps nous parle par l'entremise d'un malaise ou d'une maladie, il le fait afin de nous aider à devenir conscient que nous entretenons une façon de penser qui n'est pas bénéfique pour soi, une façon de penser qui nous empêche de nous aimer, de nous accepter tel que nous sommes. Bien qu'inconsciente, celle-ci nuit à tout notre être au même degré qu'elle affecte notre corps physique. Lorsque le malaise apparaît, c'est qu'il est grand temps de changer cette façon de penser ou cette croyance non bénéfique. Il nous indique que nous avons atteint nos limites physique, émotionnelle et mentale.

En réalité, chaque malaise physique peut nous aider à découvrir trois choses importantes sur soi :

- un besoin inconscient de notre être;
- une façon de penser (une croyance) qui nous empêche de manifester ce besoin, ainsi que la peur qui a déclenché cette croyance;
- ce que nous devons accepter afin d'amorcer la guérison.

Je veux aussi souligner le fait que je te tutoierai tout au long de ce livre comme je le fais dans tous mes livres. Ceci t'aidera à t'identifier plus facilement à ce qui est écrit lorsque tu chercheras la signification d'un malaise ou d'une maladie. Si tu entends parler de métaphysique pour la première fois, il se peut que tu trouves ma méthode un peu trop simpliste et que tu te poses les questions suivantes que, d'ailleurs, la plupart des gens se posent lorsqu'ils abordent un nouveau sujet : « *D'où viennent ces connaissances? Comment puis-je croire à ce qui est écrit dans ce livre?* » C'est une réaction légitime. C'est pourquoi je te suggère de ne rien croire de ce que tu liras de prime abord. Par contre, ne rejette pas tout non plus. Va entre les deux extrêmes et garde l'esprit ouvert en te demandant s'il y a quelque chose de vrai ou d'utile pour toi dans ce que tu lis.

Avant que la médecine, telle que nous la connaissons aujourd'hui, soit aussi prédominante, la métaphysique était plus présente. Cette science a refait surface au début de la psychanalyse. Freud lui-même disait que le corps et la psyché ont un lien entre eux. Carl Jung, son élève, a dit : « *De même que le conscient et l'inconscient sont en relation constante, le corps et l'esprit sont en interaction constante.* » Ces affirmations datent de plus de cinquante ans. Depuis, des chercheurs comme Wilhelm Reich, John Pierrakos, Fritz Perls, Louise Hay et bien d'autres ont largement contribué à la résurgence de la métaphysique.

Malheureusement, la médecine traditionnelle (et même certains représentants de la médecine douce) continue à croire que les maladies constituent un obstacle au bonheur de l'être humain et à se battre contre elles. En cherchant à faire disparaître les symptômes sans en trouver les causes profondes (non organiques), on supprime l'alerte donnée par notre corps. C'est comme si on enlevait la lumière rouge allumée du tableau de bord d'une automobile sans la réparer. La personne qui agit ainsi s'attire inévitablement un problème plus sérieux.

À mon grand bonheur, mes recherches m'ont fait découvrir que la maladie est plutôt un cadeau qui nous aide à rééquilibrer notre ÊTRE. En effet, le corps physique n'est pas la cause des maladies. De lui-même, il ne peut rien. Ce sont l'âme et l'esprit qui le maintiennent en vie. Le corps est tout simplement le reflet de ce qui se passe à l'intérieur de soi. Un corps malade est donc un corps qui cherche à se rééquilibrer, car l'état naturel du corps est celui d'être en santé. Ceci est tout aussi vrai pour les corps émotionnel et mental. Voilà pourquoi il est très important d'avoir de la reconnaissance pour l'intelligence de ton corps et de le remercier pour tous les messages qu'il t'envoie au lieu de te plaindre d'avoir un corps malade. Si tu te plains, c'est la preuve que tu n'as pas compris son message et surtout accepté que ton corps physique n'est qu'un reflet de ce qui se passe à l'intérieur de toi.

Tu n'as rien à perdre en considérant cette approche. Au contraire, tu pourrais trouver une cause ou une solution à ton mal et surtout amorcer un changement radical dans ta façon de penser qui t'éloigne de ton objectif de vivre une vie harmonieuse. La méthode d'Écoute Ton Corps peut même te sauver des années de recherches autant au sujet d'un malaise physique que d'un malaise psychologique. Tout ça est possible seulement en passant de ta tête à ton cœur.

Par contre, il se peut que ton ego refuse d'écouter le message de ton corps puisque cette approche nécessite que tu te remettes en question et que tu changes tes croyances.

MAIS QU'EST-CE QUE L'EGO? C'est la totalité de tes mémoires qui, ayant pris trop d'importance au fil des années, deviennent si puissantes qu'elles envahissent ton individualité. Je peux expliquer ceci de la façon suivante. D'abord, la manière dont tu as perçu un événement a été enregistrée dans ta mémoire. Parce que cet événement a été particulièrement heureux ou difficile à vivre, tu as décidé qu'il ne fallait pas l'oublier. De ce souvenir tu as tiré une conclusion, laquelle est devenue une croyance qui cherche à t'éviter une souffrance si l'événement fut malheureux, ou à répéter l'événement si celui-ci fut heureux.

Ces mémoires sont devenues des personnalités en toi et ont leur propre volonté de vivre; elles se nourrissent de l'énergie que tu leur donnes à chaque fois que ces mémoires ou une façon de penser dirigent ta vie. Ces personnalités ont la capacité de te parler : elles sont représentées par les multiples petites voix que tu entends à l'intérieur de toi. Cela dit, il est important de te souvenir qu'au moment où tu as décidé de croire à quelque chose, tu croyais bien faire, étant convaincu que cette croyance t'aiderait à être plus heureux. Malheureusement, la grande majorité des croyances accumulées depuis ton enfance ne te sont plus utiles. Quelques-unes l'ont peut-être déjà été, mais la plupart ne le sont plus.

Prenons l'exemple d'un petit garçon qui éprouve des difficultés à apprendre à lire et qui se fait dire par un de ses parents ou par un professeur qu'il n'est qu'un bon à rien, qu'il est trop distrait et qu'il ne fera jamais rien de bon dans la vie. Si l'enfant souffre de cette expérience (ce qui serait normal) et qu'il décide de croire ces affirmations, une petite voix intérieure lui rappellera sans cesse qu'il est un bon à rien chaque fois qu'il voudra apprendre ou entreprendre quelque chose de nouveau. Cette partie de lui (sa croyance), convaincue de l'aider à ne pas souffrir, tentera de l'empêcher d'entreprendre quoi que ce soit. En écoutant sa croyance, ce garçon fera tout en son pouvoir afin d'éviter de se faire dire qu'il est un bon à rien. Cette croyance, qui fait maintenant partie de son ego, lui trouvera toutes sortes d'excuses pour ne rien entreprendre telles que : « *Je ne suis plus intéressé* », « *J'ai changé d'idée* », « *Le bon moment n'est pas arrivé* », « *Je fais peut-être une erreur en décidant cela* », etc. De toute évidence, cette façon de penser ne sera plus bénéfique lorsque ce garçon sera un adulte. Il est donc très probable qu'en tant qu'homme il éprouvera des maux de jambes qui lui indiqueront que sa croyance l'empêche d'aller de l'avant.

L'ego est constitué de centaines de ces croyances dont nous devons devenir conscients sinon celles-ci nous empêchent de réaliser nos désirs qui sont essentiels à la manifestation de notre ***JE SUIS.*** Nous devons aussi accepter le fait que nous avons des limites.

Voilà donc la principale raison de tous nos malaises et nos maladies : LA TROP GRANDE PUISSANCE DE NOTRE EGO. Lorsque nous le laissons diriger notre vie, il nous empêche d'être ce que nous voulons être, car il a appris qu'il n'est pas bien d'être ainsi. Plusieurs de nos désirs sont ainsi bloqués, provoquant par le fait même le blocage d'une partie de notre corps physique qui serait nécessaire pour manifester ces désirs.

Afin de t'aider à comprendre ce concept davantage, voici un cas vécu. Un jour, une jeune femme souffrant d'une tendinite au bras droit est venue me voir pour tenter de découvrir la cause de son mal. Je lui ai d'abord demandé ce que ce mal l'empêchait d'être ou de faire. La réponse à cette question permet, dans un premier temps, de découvrir ce que la personne veut vraiment. Elle m'a répondu que ça l'empêchait de jouer au tennis et, par conséquent, d'en retirer du plaisir. Elle aurait aussi pu me répondre que ça l'empêchait de prendre son enfant dans ses bras ou de vaquer à ses occupations. La réponse est déterminante puisque lorsque nous trouvons ce que le mal nous empêche de faire dans le monde physique, il est plus facile d'aller à la cause du mal.

La réponse de cette dame m'a donc permis de déduire qu'elle entretenait une attitude mentale — une croyance —, qui lui faisait mal et qui affectait sa façon de jouer au tennis. Je lui ai donc informé que, d'après sa réponse, elle VOULAIT jouer au tennis, mais qu'une partie d'elle avait peur pour elle. Je lui ai ensuite demandé quelle avait été son intention ou son désir au moment de s'inscrire à cette activité. Elle m'a dit que c'était pour s'amuser puisqu'elle prenait la vie trop au sérieux : avec un conjoint en affaires et deux enfants à la maison, elle n'avait guère le temps de se divertir. Elle voulait se détendre, relaxer.

Puis, elle m'a raconté qu'un jour trois autres dames l'ont convaincue de se joindre à elles pour former deux équipes qui s'affronteraient chaque semaine. Ce qui devait au départ être un jeu est devenu une compétition sérieuse. Lorsqu'elle faisait une erreur, sa partenaire le lui laissait savoir. Sa tendinite lui a permis de découvrir qu'elle n'osait pas s'affirmer par peur de déplaire et qu'elle croyait que la vie devait être sérieuse, qu'il est interdit même de jouer seulement pour s'amuser. Elle a alors pris conscience que sa mère avait les mêmes croyances et qu'elle était très sévère avec elle-même. Toutes les deux croyaient qu'il est mal et égoïste d'être enjouée, relaxe et détendue car ça ne fait pas sérieux ni responsable.

Il est important de réaliser que cette tendinite ne lui disait pas d'arrêter de jouer, mais bien de CHANGER SA PERCEPTION face au jeu. La cause principale de sa tendinite était le fait qu'elle ne s'acceptait pas dans ses peurs du moment. Elle s'en voulait de ne pas avoir pu s'affirmer avec ses compagnes de jeu. Aussitôt qu'elle s'est donné le droit d'avoir cru à la même chose que sa mère et d'avoir peur de s'amuser, il a été plus facile pour elle de dire à sa peur (à son ego) qu'en réalité elle voulait vivre l'expérience de s'amuser à l'avenir. Le secret est de reconnaître notre peur et notre croyance tout en se souvenant qu'elles croient nous aider. Ensuite, on peut se diriger vers ce que nous voulons en ayant confiance que nous pourrons assumer les conséquences de cette nouvelle décision.

Il arrive fréquemment que les gens croient que la douleur est une indication que le corps nous donne de faire ou ne pas faire quelque chose. Cette jeune femme aurait pu penser que son bras lui faisait mal parce qu'il était mieux pour elle d'arrêter de jouer au tennis. Sois vigilant! Ces pensées sont des trucs de l'ego pour t'empêcher de découvrir une croyance. Pourquoi? PARCE QUE TON EGO EST CONVAINCU QUE CE QU'IL CROIT EST CE QU'IL Y A DE MIEUX POUR TOI.

Je te suggère d'être particulièrement alerte lorsque ton malaise ou ta maladie te semble seulement physique. Voici quelques exemples :

- une maladie causée par une carence en vitamines qui disparaît dès qu'on comble la carence;
- une personne tombe et se casse un bras;
- faire une indigestion après avoir mangé beaucoup de chocolat;
- ressentir des douleurs musculaires plusieurs jours après un effort physique.

Dans tous ces cas, il est très tentant de croire que la cause est seulement physique. Comme il est impossible de dissocier nos corps physique, émotionnel et mental, je te conseille, si une telle situation se produit dans ta vie, de ne pas te laisser influencer par ton ego qui tient mordicus à ce que tu blâmes un facteur extérieur.

Je te rappelle que la raison pour laquelle ton ego refuse la responsabilité de tes maladies est que la croyance (une création de ton ego) qui se cache derrière elles, que ce soit un accident ou une indigestion, est convaincue d'avoir raison et ne veut pas se faire découvrir. Et puisque tous les hommes ont un ego, cela confirme mes convictions à l'effet que toutes les maladies, sans exception, ont un lien avec nos corps émotionnel et mental, ainsi qu'avec les blessures de notre âme.

Souviens-toi que l'ego ne peut pas diriger la vie de quelqu'un. Il est incapable de connaître les vrais besoins d'une personne, étant donné qu'il ne se base que sur les mémoires du passé. Il ne peut donc pas vivre dans le présent. L'ego est une création à part entière de notre dimension mentale.

Sois conscient de plus que ton ego a sa propre volonté de vivre et ne peut se nourrir et devenir ton maître que si tu laisses tes croyances diriger ta vie. Ces notions sont très bien expliquées dans tous mes livres.

Croire que nos malaises ou nos maladies ne sont que de l'ordre du physique équivaudrait à nous dissocier de nos deux autres corps. Notre enveloppe matérielle est composée de trois corps et nous ne pouvons pas les dissocier dans quelque activité que ce soit. Pour démontrer ces liens, vous n'avez qu'à imaginer une personne qui a très peur et dont le cœur se met à battre très vite. La cause de cette réaction va au-delà du physique : le cœur ne peut accélérer son rythme par lui-même.

Les causes les plus courantes des maladies, qui sont toutes générées par des peurs, sont les attitudes et les émotions négatives, les sentiments de culpabilité, la recherche d'attention et la fuite ou l'évitement d'une situation désagréable. Une autre cause assez courante est le fait de se laisser influencer par les croyances populaires comme croire qu'on peut avoir le rhume si on est dans un courant d'air ou si on embrasse une personne qui a le rhume. Ce sont ces personnes, facilement influençables, qui *attrapent* des maladies dites contagieuses.

Tel que le suggère le titre de ce livre, chaque malaise t'incite à t'aimer davantage. Comment en suis-je arrivée à cette conclusion? C'est qu'en s'aimant, on laisse notre cœur diriger notre vie et non notre ego. **S'aimer signifie se donner le droit de vivre des expériences et aimer les autres signifie leur donner le droit de vivre leurs propres expériences.**

Accepte ton humanité, tes peurs, tes croyances, tes limites, tes forces, tes faiblesses, tes désirs et tes aspirations. Donne-toi le droit d'être TEL QUE TU ES MAINTENANT. Fais-le sans juger tes actions comme étant bonnes ou mauvaises. Vis chaque chose comme une expérience, en sachant qu'il y aura toujours des conséquences, agréables ou non, aux décisions que tu prends. Peu à peu, en devenant plus conscient, tu choisiras d'expérimenter ce qui est plus intelligent pour toi, c'est-à-dire ce qui apporte des conséquences agréables plutôt que désagréables.

Cet ouvrage est le moyen par excellence pour t'aider à revenir à l'état naturel de ton corps, c'est-à-dire un état de santé, de bonheur, d'amour et d'harmonie.

Lorsque tu te découvriras une attitude mentale qui te bloque au point de te créer un problème physique, n'oublie pas que tu devras t'accepter de façon inconditionnelle avant qu'une transformation mentale s'effectue.

> **Tu dois donc accepter d'être ce que tu ne veux pas être avant de pouvoir être ce que tu veux.**

J'entends souvent des clients d'Écoute Ton Corps me dire qu'ils ne comprennent pas pourquoi un malaise ou une maladie ne guérit pas lorsqu'ils en ont compris le message ou que les symptômes disparaissent temporairement pour revenir à la charge plus tard. Sache qu'il ne suffit pas de comprendre ou d'accepter une situation extérieure ou d'accepter une autre personne pour guérir. LE PLUS IMPOR-TANT, C'EST DE T'ACCEPTER TOI-MÊME, SURTOUT DANS LES ASPECTS QUE TU N'AIMES PAS DE TOI, C'EST-À-DIRE TE PARDONNER **(LE PARDON DE SOI** est bien expliqué à la fin de ce livre). Ton corps physique te laissera savoir à quel moment tu t'es véritablement accepté dans tes peurs et tes limites en se transformant par lui-même.

Mon but n'est pas seulement de te faire COM-PRENDRE pourquoi tu as créé cette maladie, mais aussi de t'aider à découvrir ce que tu as à accepter de toi. C'est cette non-acceptation qui est la cause première de toute maladie. C'est la raison pour laquelle je tenais à ajouter CET ASPECT SPIRI-TUEL à ce livre.

De plus, je tiens à préciser que le fait de trouver toi-même les causes de tes malaises ou maladies – ainsi que leurs messages – ne doit pas t'empêcher de consulter un médecin ou de faire appel à la médeci-ne de ton choix. Tu peux te faire aider physique-ment en même temps que tu fais ta recherche intérieure aux niveaux émotionnel, mental et spiri-tuel. Il est plus facile de le faire sans être incommo-dé par la douleur. Et qui sait, tu auras peut-être l'agréable surprise de découvrir un médecin qui croit que l'homme ne se limite pas à un corps phy-sique, mais qu'il a aussi d'autres corps subtils qui ont une très grande influence sur le physique.

D'ailleurs, je suis heureuse de constater que les médecins qui croient à un lien corps-esprit sont de plus en plus nombreux. Plusieurs d'entre eux ont même écrit des livres sur l'aspect métaphysique des maladies. La médecine orientale est un bon exemple pour nous. Il existe aussi un très grand choix de médecines dites alternatives. Voilà une excellente occasion pour toi d'exercer ton discernement et ton pouvoir de choisir. C'est ton corps après tout! Toi seul as l'entière responsabilité de t'en occuper et de le maintenir en santé.

Il ne te reste plus maintenant qu'à ouvrir ton esprit et à accepter que la perception métaphysique d'un malaise ou d'une maladie fait partie des nouveautés apportées par l'énergie de l'ère du Verseau lesquelles affectent tous les aspects de nos vies. Nous quittons un monde axé sur le mental pour passer à un monde plus spirituel, c'est-à-dire un monde où l'ÊTRE reprend sa place. Les personnes qui refusent d'accepter cette transformation auront de plus en plus de difficulté à être heureux, en santé et à faire face à la vie avec sérénité.

Si tu ne trouves pas ton malaise ou ta maladie dans ce livre, je te suggère de lire la conclusion qui se trouve à la page 667. Tu y trouveras des questions qui t'aideront à faire un décodage complet de ton malaise ou de ta maladie, tel qu'enseigné par ÉCOUTE TON CORPS depuis près de trente ans. Il est préférable qu'une autre personne te pose ces questions et note tes réponses.

Quelques questions qui me sont souvent posées

Comment peut-on expliquer une maladie congénitale du point de vue de la métaphysique?

Une maladie congénitale indique que l'âme de la personne qui s'incarne dans un corps malade ramène quelque chose qu'elle n'avait pas réglé dans une vie précédente. Pour une âme, chaque vie terrestre peut être comparée à une journée dans la vie d'une personne. Quelqu'un qui se blesse et qui ne se rétablit pas complètement la journée même doit continuer à se soigner le lendemain.

Très souvent, la personne souffrant d'un problème congénital l'accepte mieux que son entourage. Cette personne doit trouver ce que sa maladie l'empêche de faire et d'être afin d'en comprendre le message. Je l'incite donc à se poser les questions suggérées à la fin de ce livre. Quant aux parents de cette personne, il est important qu'ils ne se sentent pas coupables du choix de leur enfant car, ce choix, il l'a fait avant de naître.

Comment peut-on expliquer une maladie héréditaire ou génétique du point de vue de la métaphysique?

Lorsqu'une personne a une maladie héréditaire, c'est qu'elle a en quelque sorte hérité de la façon de penser et de vivre du parent qui véhicule cette maladie. En réalité, elle n'a pas vraiment hérité de la maladie. Elle a plutôt choisi ce parent parce qu'ils ont tous les deux besoin d'apprendre la même leçon de vie. La non-acceptation de la maladie se manifeste généralement par un sentiment de culpabilité chez le parent et par des accusations faites par l'enfant envers ce parent. En plus de blâmer le parent en question, l'enfant fera très souvent tout son possible pour ne pas devenir comme ce parent, ce qui provoque davantage d'ennuis et d'émotions de part et d'autre.

La personne atteinte d'une maladie héréditaire reçoit donc le message qu'il serait préférable d'accepter le choix qu'elle a fait puisque l'Univers lui donne une belle occasion de grandir spirituellement. Tant et aussi longtemps que l'acceptation ne se fera pas dans l'amour inconditionnel, cette maladie continuera de se transmettre d'une génération à l'autre.

Lorsqu'une épidémie tue ou rend malades des milliers de personnes, ont-elles toutes la même leçon à apprendre?

Il va sans dire que les épidémies ont affecté un très grand nombre de personnes depuis le début des temps. La métaphysique en déduit que l'étendue d'une épidémie est proportionnelle à la croyance populaire qui la maintient. Tous ceux qui en sont affectés ont besoin de réaliser à quel point ils se font du mal en se laissant envahir par la façon de penser, mais surtout par les peurs des autres.

Cette explication s'applique surtout aux épidémies qui emportent des milliers de personnes dans un laps de temps relativement court, soit en l'espace de quelques semaines ou quelques mois.

Selon moi, il existe plusieurs maladies qui sont devenues épidémiques telles que le cancer, le SIDA, le diabète, la dystrophie musculaire, les maladies du cœur, l'asthme, etc. En effet, elles affectent des millions de personnes chaque année et ce nombre ne cesse d'augmenter malgré les nombreuses recherches et découvertes des scientifiques et des compagnies pharmaceutiques. Il existe sûrement autre chose que l'homme puisse faire pour les enrayer. Personnellement, je crois que cette autre chose n'est nulle autre que l'amour de soi qui n'est possible qu'en effectuant un pardon véritable. Les étapes de ce pardon sont bien définies à la fin de ce livre.

Pourquoi la plupart des maladies surviennent-elles à partir d'un certain âge, alors que vous dites qu'elles proviennent d'une croyance qui nous influence depuis notre jeunesse?

La maladie se manifeste au moment où une personne a atteint sa limite physique. Chaque personne a une limite innée d'énergie physique, émotionnelle et mentale qui lui est propre. Le moment où une personne atteint cette limite est déterminé par le nombre de fois qu'elle vit la même douleur intérieure et par sa réserve d'énergie. Plus sa réserve est grande, plus elle mettra du temps à atteindre sa limite physique. Les limites émotionnelles et mentales sont atteintes avant la limite physique.

Prenons l'exemple d'un enfant qui vit une expérience d'injustice. Tout au long de sa vie, chaque nouvelle expérience d'injustice réveillera et ajoutera à cette douleur de jeunesse. Le jour où il ne pourra plus tolérer d'injustices, la maladie apparaîtra.

Est-ce que les enfants, surtout en bas âge, peuvent comprendre ce qui est écrit dans ce livre?

Définitivement! Le grand avantage qu'ils ont est que leur ego crée beaucoup moins d'interférence parce qu'ils ont un bagage émotif moindre que celui d'un adulte; ils comprennent donc davantage avec leur cœur. J'ai reçu de nombreux témoignages de parents qui ont lu à leur enfant – même si c'était un bébé de quelques semaines – le message qui le concernait, après lui avoir expliqué que les malaises apparaissent pour refléter une façon de penser que nous ne voulons pas voir pour le moment. Plusieurs d'entre eux ont eu l'agréable surprise de voir leur enfant retrouver un état normal, parfois seulement une heure après leur avoir lu le message. Eh oui! Les enfants ont la capacité de comprendre les messages plus rapidement que les adultes. ATTENTION! Le parent ne doit avoir aucune attente; seule l'âme de cet enfant peut décider de comprendre le message ou non. En effet, nous ne pouvons forcer une autre personne à évoluer, à guérir ou à comprendre ce que nous voulons pour eux. L'important c'est que l'enfant sente dans son cœur que ses parents lui laissent la responsabilité de cette décision et qu'ils l'aimeront, qu'il guérisse ou non.

Est-il possible de guérir d'un problème physique sans prendre conscience de sa cause?

Bien sûr! Cela se produit régulièrement. Il se peut qu'une personne fasse un travail d'acceptation ou de pardon intérieur sans en être consciente. Comme nous ne sommes généralement conscients que 10 % du temps, il est normal que nous vivions tous des blocages émotionnels, que nous ayons des rancunes ou éprouvions de la haine sans que nous en soyons conscients. Il est donc possible de faire un pardon ou de régler une rancune sans en être conscient. Si c'est le cas, la guérison sera définitive. Par contre, si c'est une guérison mentale, c'est-à-dire qui s'est produite parce que la personne a cru en la personne soignante, aux bienfaits des médicaments ou des traitements, a eu recours à la pensée positive ou aux prières, etc., la guérison sera temporaire. Le malaise ou la maladie reviendra dès qu'un élément déclencheur réveillera la vieille blessure intérieure non guérie, c'est-à-dire non pardonnée.

Quels sont les facteurs qui déterminent si une personne sera atteinte d'une maladie très grave, voire mortelle, ou aura un simple malaise?

Le premier facteur est la gravité de la douleur vécue dans l'enfance, c'est-à-dire comment l'incident a été interprété et reçu. L'autre facteur indispensable au développement d'une maladie grave est le degré d'isolement dans lequel la douleur a été vécue. Par exemple, un enfant qui ne pouvait pas exprimer ce qu'il vivait ou comment il ressentait cette douleur faute d'avoir quelqu'un avec qui la partager pourrait développer une maladie plus grave qu'un autre qui pouvait ou qui osait s'exprimer. Les personnes qui ne laissent pas voir le degré de leurs blessures sont aussi susceptibles de développer des maladies graves. Les principales blessures vécues par l'homme et qui sont souvent refoulées dans l'inconscient sont le rejet, l'abandon, l'humiliation, la trahison et l'injustice. **Les maladies graves, voire mortelles, sont en général causées par les blessures de rejet et d'abandon**[1] **qui sont présentes dès la naissance.**

---

[1] Pour plus d'informations, lisez le livre Les 5 blessures qui vous empêchent d'être vous-même, Lise Bourbeau, Les Éditions ETC.

Comment utiliser ce livre

1. Lis la signification de ton malaise ou de ta maladie.

2. Note mentalement ou par écrit ce qui te touche ou te concerne le plus dans ce que tu as lu.

3. Si tu veux avoir plus de précisions sur la cause de ton problème physique, lis et réponds aux questions du DÉCODAGE ÉCOUTE TON CORPS que tu trouveras dans la conclusion de ce livre.

4. Prends le temps de lire lentement et de bien ressentir la signification de la conclusion. C'est la partie la plus importante, celle qui te permettra de mettre en mouvement ta transformation intérieure et physique et te guidera vers un mieux-être.

La signification métaphysique et spirituelle des malaises et maladies par ordre alphabétique

ABCÈS

BLOCAGE PHYSIQUE

Un abcès est un amas de pus localisé. On distingue les abcès chauds et les abcès froids. Dans l'abcès chaud (de loin le plus fréquent), la collection purulente se développe rapidement et s'accompagne des quatre signes de l'inflammation : tumeur, rougeur, chaleur et douleur. L'abcès froid est caractérisé par une collection de liquide ormé lentement et sans que n'apparaissent de signes d'inflammation.

CAUSES ÉMOTIONNELLES (désirs bloqués)

Un abcès est une indication de colère refoulée depuis un bon moment et qui engendre un désespoir intérieur, un sentiment d'impuissance et d'insuccès. Le plaisir de la vie se noie dans la tristesse et la colère. Comme ce malaise est aussi douloureux, une culpabilité est également vécue face à cette colère. Pour trouver dans quel domaine tu vis cette colère, tu dois te référer à l'endroit où l'abcès se trouve. Si c'est sur une jambe, ta colère est vécue face à la direction que prend ta vie, ton avenir, ou en rapport avec un endroit où tu voudrais aller.

CAUSES MENTALES (peurs et croyances)

Dans tes pensées comme partout ailleurs, si tu ne fais aucun nettoyage, la saleté et l'infection s'installent. Se peut-il que tu aies des pensées malsaines envers toi-même ou quelqu'un d'autre? Dans ta colère, aurais-tu des désirs de faire du mal à quelqu'un et les aurais-tu refoulés au point que tu ne puisses plus les retenir maintenant? Tu veux donc faire le ménage dans tes pensées, mais pour le moment une partie de toi croit que tu en es incapable, car tu as trop peur pour toi et c'est la raison de ta colère. Il y a probablement aussi un sentiment de honte relié à ces pensées.

BESOIN et MESSAGE SPIRITUEL

Ton grand besoin est de t'AIMER, d'accepter tes peurs du moment. Prends le temps de trouver ce dont tu as PEUR POUR TOI dans cette situation. Ton Dieu intérieur t'invite à accueillir cette peur qui te pousse à agir ainsi, en te rappelant que tout est temporaire. Il te dit d'accueillir tes limites actuelles et de reconnaître davantage ta propre valeur. Ce n'est qu'après t'être accueilli dans tes peurs et tes limites que tu pourras te diriger vers ce que tu veux vraiment. Souviens-toi que cette partie en toi qui a peur est convaincue de te protéger. Si tu te sens capable d'assumer les conséquences de vivre selon les besoins de ton être, rassure-la.

ACCIDENT

BLOCAGE PHYSIQUE

Comme un accident est un événement non prévu, il est fréquent que les gens le voient comme un hasard. De plus en plus, on entend dire qu'il n'y a pas de hasard. Pour ma part, je crois que le hasard est un moyen utilisé par le Divin pour nous parler. Il en est ainsi d'un accident. Il s'agit de noter quelle partie du corps est blessée, ainsi que la gravité de la blessure. Si l'accident implique une FRACTURE, s'y référer, en plus de cette définition.

CAUSES ÉMOTIONNELLES (désirs bloqués)

Lorsqu'un accident t'arrive, il est là pour te montrer que tu te sens coupable, que tu t'accuses de quelque chose au niveau du JE SUIS. Par exemple, une mère vaque à ses occupations et son enfant l'appelle d'une autre pièce de la maison. Elle fait semblant de ne pas entendre, car elle sent que ça peut attendre et, en continuant de faire ce qu'elle faisait, elle tombe et se blesse à une jambe. En se posant la question: « *À quoi je pensais?* », elle se rend tout de suite compte qu'elle s'était traitée de *mère sans-cœur*. Elle a donc blessé la partie du corps qui a contribué à être une telle mère.

Avoir un accident est l'une des façons que tu utilises pour neutraliser ta culpabilité. Tu crois qu'ainsi tu auras payé le prix de t'être déclaré coupable. Malheureusement, tout cela se fait inconsciemment. Tu n'as pas besoin d'être aussi exigeant envers toi-même et tu peux te permettre de faire des erreurs et surtout d'avoir des limites.

CAUSES MENTALES (peurs et croyances)

Ta perception mentale de la culpabilité est à réviser. Selon notre système légal, une personne est déclarée coupable lorsqu'il a été prouvé, hors de tout doute, qu'elle a voulu faire du mal intentionnellement. Je te suggère fortement de te demander, chaque fois où tu t'accuseras, si tu avais vraiment l'intention de faire du mal. Si non, cesse de t'accuser, ainsi tu n'auras pas à te punir.

Dans l'exemple cité plus haut, crois-tu que cette mère voulait faire du mal à son enfant? De plus, lorsqu'une personne est réellement coupable, la loi de cause à effet s'occupe d'elle, car tout nous revient selon l'intention que nous entretenons. Une personne sage et responsable est celle qui se reconnaît coupable lorsqu'elle a volontairement voulu nuire à l'autre. Quand c'est le cas, deviens conscient que c'est la peur et la souffrance en toi qui t'ont influencé à agir ainsi. Partage ceci avec la personne blessée et accepte l'idée qu'un jour, cela te reviendra. En étant aussi conscient, tu vivras le retour d'une façon harmonieuse, dans l'acceptation. Tu sauras que tout est dans l'ordre, selon la justice divine.

Si ton accident a été provoqué inconsciemment pour prendre un temps d'arrêt, il est important pour toi de réaliser que tu aurais pu t'autoriser ce temps d'arrêt sans te faire mal, en utilisant un moyen beaucoup plus simple qui est celui de faire tes demandes. Demande-toi quelle peur tu as pour toi-même dans cette situation.

Si l'accident est important et te cause une grande douleur, telle une FRACTURE, cela indique que tu entretiens des pensées de violence envers quelqu'un d'autre, peu importe qu'elles soient conscientes ou non. Comme tu ne peux te permettre ce genre d'attitude et que cette violence ne peut plus être retenue, elle s'est retournée contre toi. Tu te fais mal parce que tu te sens coupable, tu t'en veux d'avoir des peurs et de ne pas pouvoir les gérer.

BESOIN et MESSAGE SPIRITUEL

Ton grand besoin est de t'AIMER, d'accepter tes peurs du moment. Prends le temps de trouver ce dont tu as PEUR POUR TOI dans cette situation. Ton Dieu intérieur t'invite à accueillir cette peur qui te pousse à agir ainsi, en te rappelant que tout est temporaire. Il te dit d'accueillir tes limites actuelles et de reconnaître davantage ta propre valeur. Ce n'est qu'après t'être accueilli dans tes peurs et tes limites que tu pourras te diriger vers ce que tu veux vraiment. Souviens-toi que cette partie en toi qui a peur est convaincue de te protéger. Si tu te sens capable d'assumer les conséquences de vivre selon les besoins de ton être, rassure-la.

ACHILLE (Tendon d')

Réfère-toi à TALON en y ajoutant que tu veux trop montrer ta puissance.

ACNÉ

BLOCAGE PHYSIQUE

Cette affection de la peau se limite en général aux parties grasses du visage. Débutant le plus souvent à l'approche de la puberté, elle peut se limiter à l'adolescence, mais peut aussi se prolonger au-delà de la trentaine. Habituellement, l'acné banale guérit au bout de quelques années sans laisser de cicatrices. Par contre, l'acné nodulaire, qui évolue beaucoup plus longtemps, a souvent des conséquences fâcheuses sur le plan de l'esthétique, pouvant laisser des cicatrices très désagréables à regarder.

CAUSES ÉMOTIONNELLES (désirs bloqués)

On peut constater que l'acné est une façon de repousser les autres, de ne pas trop se faire regarder, surtout de près. Ce problème de peau est donc signe des faits suivants. Vérifie ce qui te parle le plus.

Tu ne t'aimes pas assez, tu ne sais pas t'aimer c'est-à-dire t'accepter tel que tu es à tout moment et tu as peu d'estime pour toi-même.

Tu es une âme sensible, mais tu es trop replié sur toi-même. C'est pourquoi cela arrive souvent aux adolescents qui s'en demandent beaucoup trop et qui ont facilement honte d'eux-mêmes. Comme ils ne peuvent pas toujours se cacher, ils repoussent les autres en les éloignant avec leur problème de peau.

Tu t'efforces d'être quelqu'un d'autre pour faire plaisir à l'un de tes parents ou aux deux.

CAUSES MENTALES (peurs et croyances)

Si tu es un adolescent ayant un problème d'acné, prends le temps de réviser la perception que tu as de toi-même. Vérifie quelle peur tu as pour toi-même qui t'empêche d'être toi-même, d'exprimer ta véritable individualité. Il est probable que tu crois devoir être comme ton parent du même sexe ou que tu es tellement en réaction vis-à-vis ce parent que tu t'efforces d'être le contraire. Pendant ce temps-là, tu n'es pas toi-même. Vérifie avec les autres comment ils te perçoivent. Leur perception est-elle la même que la tienne?

Si tu n'es plus un adolescent et que ce problème persiste, je te suggère de retourner à ton adolescence et de vérifier ce qui se passait durant cette période de ta vie. En persistant, ton acné t'indique que tu continues à vivre les mêmes blessures qu'à l'adolescence et que ton grand désir de changer ta perception de toi-même est arrêté par tes peurs qui persistent.

Si l'acné surgit à l'âge adulte, il se peut que tu aies très bien refoulé les blessures vécues à l'adolescence pour ne pas souffrir, surtout des blessures qui portaient atteinte à ton individualité. Vérifie ce qui s'est passé juste avant que l'acné se manifeste, ce qui a bien pu réveiller ce que tu avais vécu durant ton adolescence. C'est un moyen que ton corps utilise pour t'aider à te libérer de ces blessures enfouies à l'intérieur de toi et que tu ne pouvais plus refouler. Ça prend beaucoup d'énergie pour maintenir refoulée la souffrance d'une blessure. Tu pourrais plutôt utiliser cette énergie pour créer ta vie telle que tu la veux. Tu développeras ainsi plus d'estime de toi et tu reconnaîtras davantage la beauté en toi.

Réfère-toi en plus à la définition de PEAU.

BESOIN ET MESSAGE SPIRITUEL

Ton grand besoin est de t'AIMER, d'accepter tes peurs du moment. Prends le temps de trouver ce

dont tu as PEUR POUR TOI dans cette situation. Ton Dieu intérieur t'invite à accueillir cette peur qui te pousse à agir ainsi, en te rappelant que tout est temporaire. Il te dit d'accueillir tes limites actuelles et de reconnaître davantage ta propre valeur. Ce n'est qu'après t'être accueilli dans tes peurs et tes limites que tu pourras te diriger vers ce que tu veux vraiment. Souviens-toi que cette partie en toi qui a peur est convaincue de te protéger. Si tu te sens capable d'assumer les conséquences de vivre selon les besoins de ton être, rassure-la.

ACOUPHÈNE

BLOCAGE PHYSIQUE

Ce malaise est une sensation auditive de sifflement, de tintement ou de bourdonnement perçue par quelqu'un et qui ne vient d'aucunes stimulation extérieure. Ces bruits ne sont perceptibles que par cette personne. Ce n'est pas une hallucination. Ce malaise est directement relié au centre d'équilibre, c'est-à-dire à l'oreille interne.

CAUSES ÉMOTIONNELLES (désirs bloqués)

Ces sensations sont causées par un trop plein de bruit mental. Se peut-il que tu te laisses trop déranger par ce qui se passe en toi, par tes pensées, t'empêchant ainsi de bien écouter ce qui se passe à l'extérieur? As-tu peur de perdre l'équilibre, le contrôle de toi-même? Il est fort possible que tu veuilles donc donner l'impression d'être équilibré et que tu fasses tout pour cacher tes peurs alors que tu désires, au plus profond de toi-même, laisser voir ta vulnérabilité.

Se peut-il en plus que tu aies de la difficulté à entendre des critiques à ton sujet sans te dévaloriser? Après les avoir entendues, tu es toujours libre d'en faire ce que tu veux. Personne d'autre ne peut détenir la vérité à ton sujet.

Il est aussi probable que tu aies de la difficulté à écouter le silence, car pour toi, le silence peut représenter une personne fermée, froide, alors que ton âme a besoin de périodes de silence.

CAUSES MENTALES (peurs et croyances)

Il est important de réaliser que tu as tendance à te méprendre entre ton intellect et ton intuition. Ce que tu crois être ton intuition est en réalité un truc de ton ego. Ce que tu écoutes est davantage ton ego qui est une création mentale. Regarde quelle est la peur en toi qui t'empêche de lâcher prise sur les petites voix dans ta tête et de faire confiance à l'Univers pour ce qui vient dans ta vie. Tu veux tellement te montrer courageux et équilibré que tu te laisses diriger par ta perception mentale de ces qualités. Ton intuition n'arrive pas à percer la cacophonie de tes pensées, ce qui affecte ton équilibre intérieur. Écoute davantage ce qui vient de l'extérieur, ce qui te permettra de mieux utiliser ton discernement. Accepte que ta perception du silence vient probablement d'expériences vécues étant jeune et qu'il peut être très sage parfois de demeurer silencieux plutôt que de dire n'importe quoi.

BESOIN ET MESSAGE SPIRITUEL

Ton grand besoin est de t'AIMER, d'accepter tes peurs du moment. Prends le temps de trouver ce dont tu as PEUR POUR TOI dans cette situation. Ton Dieu intérieur t'invite à accueillir cette peur qui te pousse à agir ainsi, en te rappelant que tout est temporaire. Il te dit d'accueillir tes limites actuelles et de reconnaître davantage ta propre valeur. Ce n'est qu'après t'être accueilli dans tes peurs et tes limites que tu pourras te diriger vers ce que tu veux vraiment. Souviens-toi que cette partie en toi qui a peur est convaincue de te protéger. Si tu te sens capable d'assumer les conséquences de vivre selon les besoins de ton être, rassure-la.

ADDISON (Maladie d')

Cette maladie vient de troubles liés au déficit en hormones surrénaliennes, qui affectent la pigmentation de la peau. Il est donc recommandé de te référer à SURRÉNALES et à PEAU. Comme il y a souvent tendance à souffrir d'hypoglycémie avec cette maladie, il est aussi suggéré de t'y référer.

ADÉNITE

Une adénite est une inflammation des ganglions lymphatiques. Réfère-toi à GANGLIONS GONFLÉS en y ajoutant de la colère refoulée. Réfère-toi en plus à INFLAMMATION.

ADÉNOÏDES

BLOCAGE PHYSIQUE

Cette maladie affecte surtout les enfants. Il s'agit des végétations qui s'hypertrophient, enflent et causent une obstruction nasale obligeant l'enfant à respirer par la bouche.

CAUSES ÉMOTIONNELLES (désirs bloqués)

Tu es un enfant qui est aux prises avec une trop grande sensibilité. Tu peux ainsi ressentir très fortement les événements avant même qu'ils ne se produisent et avant les personnes intéressées ou concernées. Cette sensibilité mal gérée te joue des tours. Plutôt que d'être reconnaissant de cette sensibilité, tu l'utilises souvent pour exagérer certaines situations. Il se peut même que tu te sentes rejeté alors que tes proches ne font qu'exprimer leurs limites.

CAUSES MENTALES (peurs et croyances)

Deviens conscient que le fait de croire que tu es de trop ou non bienvenu est très nocif pour toi. Cette peur d'être rejeté peut même te faire croire que tu es la cause des problèmes que tu ressens autour de toi. Tu aurais intérêt à vérifier avec ton entourage si ce que tu crois de toi-même est exact. Ce que tu veux vraiment, c'est t'exprimer davantage en acceptant l'idée que même si les autres ne te comprennent pas, cela ne veut pas dire qu'ils ne t'aiment pas.

BESOIN ET MESSAGE SPIRITUEL

Ton grand besoin est de t'AIMER, d'accepter tes peurs du moment. Prends le temps de trouver ce dont tu as PEUR POUR TOI dans cette situation. Ton Dieu intérieur t'invite à accueillir cette peur qui te pousse à agir ainsi, en te rappelant que tout est temporaire. Il te dit d'accueillir tes limites actuelles et de reconnaître davantage ta propre valeur. Ce n'est qu'après t'être accueilli dans tes peurs et tes limites que tu pourras te diriger vers ce que tu veux vraiment. Souviens-toi que cette partie en toi qui a peur est convaincue de te protéger. Si tu te sens capable d'assumer les conséquences de vivre selon les besoins de ton être, rassure-la.

ADÉNOME

Un adénome est une tumeur bénigne. Réfère-toi à TUMEUR.

ADHÉRENCES

BLOCAGE PHYSIQUE

Les adhérences sont la conséquence d'une inflammation que l'organisme met en jeu pour résister à une agression. Cela crée une formation qui relie, les uns aux autres, des organes normalement séparés. Elles peuvent se constituer au niveau de plusieurs organes. Il se développe des tissus fibreux qui s'accumulent et durcissent en adhérant à certains organes. L'endroit où les adhérences se constituent donne une indication plus précise de la cause du mal.

CAUSES ÉMOTIONNELLES (désirs bloqués)

Se peut-il que tu te durcisses, que tu tiennes fortement à tes idées pour mieux faire face à une agression quelconque? Pourquoi est-ce si difficile pour toi de lâcher prise sur tes pensées ou tes croyances trop tenaces et de devenir plus doux et plus sensible?

CAUSES MENTALES (peurs et croyances)

Pour avoir pu créer des tissus non nécessaires à ton corps, les croyances auxquelles tu tiens tellement sont là depuis longtemps, car toute excroissance que le corps fabrique est une indication que tu t'y accroches depuis longtemps. La raison principale d'une telle attitude est la peur de quelque chose pour toi. Demande-toi ce qui pourrait t'arriver de si nuisible si tu osais aller vers ce que tu veux. Quand tu auras ta réponse, tu vas réaliser que ce n'est qu'une probabilité et qu'il est beaucoup plus sage pour toi de suivre ton cœur plutôt que les petites voix dans ta tête. Tu peux te permettre de lâcher prise de ces vieilles croyances qui te nuisent. Tu n'as plus besoin de croire que tu dois te durcir pour te faire accepter et aimer.

BESOIN ET MESSAGE SPIRITUEL

Ton grand besoin est de t'AIMER, d'accepter tes peurs du moment. Prends le temps de trouver ce dont tu as PEUR POUR TOI dans cette situation.

Ton Dieu intérieur t'invite à accueillir cette peur qui te pousse à agir ainsi, en te rappelant que tout est temporaire. Il te dit d'accueillir tes limites actuelles et de reconnaître davantage ta propre valeur. Ce n'est qu'après t'être accueilli dans tes peurs et tes limites que tu pourras te diriger vers ce que tu veux vraiment. Souviens-toi que cette partie en toi qui a peur est convaincue de te protéger. Si tu te sens capable d'assumer les conséquences de vivre selon les besoins de ton être, rassure-la.

AÉROPHAGIE

BLOCAGE PHYSIQUE

Ce malaise est provoqué par une déglutition volontaire ou involontaire d'une trop grande quantité d'air. Cela entraîne alors des éructations répétées, l'organisme tentant ainsi d'éliminer l'air en excès. Il peut provoquer des troubles divers, en particulier, une dilatation de l'œsophage et de l'estomac ainsi que des vomissements.

CAUSES ÉMOTIONNELLES (désirs bloqués)

Il est fort possible que tu sois une personne souvent angoissée, car tu t'efforces trop à aspirer la vie. Tu veux aller au-delà de tes limites. Tu as donc de la difficulté à être toi-même et être respectueux de tes limites du moment. Tu oublies que les limites changent avec le temps, ainsi que les expériences. Ton corps te dit qu'il est temps que tu prennes la décision d'aspirer la quantité d'air suffisante pour toi en premier, ce qui te permettra d'aspirer la vie d'une façon plus naturelle.

CAUSES MENTALES (peurs et croyances)

Comme l'air est le symbole de la vie, il est fort possible que tu crois devoir apporter la vie aux autres. Par exemple, un homme qui souffrait de ce malaise depuis plusieurs années se croyait obligé de faire rire tout son entourage, car les autres lui disaient combien cela leur faisait du bien de rire, et combien ça les énergisait. Et toi, quel moyen utilises-tu pour apporter de la vie aux autres? De quoi as-tu peur pour toi si tu t'occupais de toi avant les autres? Je te rappelle que ce n'est pas de l'égoïsme de s'occuper de soi, c'est un acte d'amour pour soi.

BESOIN ET MESSAGE SPIRITUEL

Ton grand besoin est de t'AIMER, d'accepter tes peurs du moment. Prends le temps de trouver ce dont tu as PEUR POUR TOI dans cette situation. Ton Dieu intérieur t'invite à accueillir cette peur qui te pousse à agir ainsi, en te rappelant que tout est temporaire. Il te dit d'accueillir tes limites actuelles et de reconnaître davantage ta propre valeur. Ce n'est qu'après t'être accueilli dans tes peurs et tes limites que tu pourras te diriger vers ce que tu veux vraiment. Souviens-toi que cette partie en toi qui a peur est convaincue de te protéger. Si tu te sens capable d'assumer les conséquences de vivre selon les besoins de ton être, rassure-la.

AFFECTIF SAISONNIER (syndrome)

BLOCAGE PHYSIQUE

Cette maladie se manifeste par de la fatigue, de la somnolence et un état dépressif durant les saisons où les heures d'ensoleillement diminuent.

CAUSES ÉMOTIONNELLES (désirs bloqués)

Il est intéressant de noter qu'une personne souffrant de ce syndrome retrouve sa vitalité dès qu'arrivent quelques journées ensoleillées. Tout se replace et elle se sent mieux. En considérant le fait que le degré de luminosité extérieure t'affecte, tu reçois le message que tu n'es pas assez en contact avec ta propre lumière intérieure. Quand tu te sens déprimé, c'est parce que tu te vois comme une personne méchante, mauvaise ou pas correcte au lieu de voir ta beauté intérieure.

CAUSES MENTALES (peurs et croyances)

Se peut-il que le message suivant t'appartienne? Suite à un incident précédant le début de cette maladie, où tu t'es senti coupable, tu as décidé de croire que tu n'es pas une bonne personne. Cette fausse culpabilité t'éteint. Demande-toi ce pourquoi tu as peur pour toi si tu osais reconnaître la belle personne lumineuse que tu es. Es-tu certain que tu préfères continuer à croire à cela plutôt que t'aimer en prenant conscience de tes qualités chaque jour, en te félicitant plutôt qu'en te condamnant? De plus, tu n'as plus besoin de croire qu'il est lâche d'avoir des limites. Tu découvriras le grand pouvoir de l'acceptation en te rendant compte que plus tu te donnes le droit d'avoir des limites, moins tu en auras.

BESOIN ET MESSAGE SPIRITUEL

Ton grand besoin est de t'AIMER, d'accepter tes peurs du moment. Prends le temps de trouver ce dont tu as PEUR POUR TOI dans cette situation. Ton Dieu intérieur t'invite à accueillir cette peur qui te pousse à agir ainsi, en te rappelant que tout est temporaire. Il te dit d'accueillir tes limites actuelles et de reconnaître davantage ta propre valeur. Ce n'est qu'après t'être accueilli dans tes peurs et tes limites que tu pourras te diriger vers ce que tu veux vraiment. Souviens-toi que cette partie en toi qui a peur est convaincue de te protéger. Si tu te sens capable d'assumer les conséquences de vivre selon les besoins de ton être, rassure-la.

AGORAPHOBIE

BLOCAGE PHYSIQUE

Cette phobie est une peur maladive des espaces libres et des endroits publics. Elle est la plus répandue des phobies. Les femmes y sont deux fois plus sensibles que les hommes. Beaucoup d'hommes cachent leur agoraphobie sous l'alcool. Ils aiment mieux devenir alcooliques plutôt que d'avouer leur grande peur incontrôlable. L'agoraphobe se plaint souvent de vivre de l'anxiété et surtout de l'angoisse, au point de paniquer. Une situation angoissante entraîne chez l'agoraphobe des réactions physiologiques (palpitations cardiaques, étourdissements, tension ou faiblesse musculaire, transpiration, difficultés respiratoires, nausées, incontinence, etc.) qui peuvent mener à la panique; des réactions cognitives (sentiments d'étrangeté, peur de perdre le contrôle, de devenir fou, d'être humilié publiquement, de s'évanouir ou de mourir, etc.) et des réactions comportementales (fuite des situations anxiogènes et évidemment de tout lieu qui lui apparaît éloigné de l'endroit ou de la personne sécurisante qu'il s'est créé).

CAUSES ÉMOTIONNELLES (désirs bloqués)

La peur et les sensations que tu ressens sont excessivement fortes au point de te faire éviter les situations d'où tu ne peux t'enfuir. C'est pour cette raison que tu t'arranges pour trouver quelqu'un de proche, qui devient ta personne sécurisante avec qui sortir, et un endroit sécurisant où te réfugier. Il se peut même que tu finisses par ne plus sortir du tout en te trouvant facilement une bonne raison. En fait, les catastrophes anticipées ne se produisent jamais. La plupart des agoraphobes ont été très dépendants de leur mère étant jeunes et se sont sentis responsables soit de son bonheur, ou soit de l'aider dans son rôle de mère. Il est donc important pour toi de régler cette situation avec ta mère.

CAUSES MENTALES (peurs et croyances)

Les deux grandes peurs de l'agoraphobe sont la peur de mourir et la peur de la folie. Cette peur de mourir n'a rien à voir avec la peur de la mort. C'est plutôt la peur de laisser les êtres chers à ta mort. Ces peurs viennent de l'enfance et elles ont été vécues dans l'isolement. Un foyer propice à développer l'agora-phobie est lorsqu'est survenue de la mortalité ou bien de la folie chez des proches. Il se peut aussi que tu aies toi-même failli mourir étant jeune ou que la peur de la folie ou de la mort de quelqu'un ait été véhiculée dans ton milieu familial.

Cette peur de mourir est vécue à tous les niveaux, bien que ce soit presque toujours inconscient. Tu dois avoir de la difficulté à faire face à un change-ment dans quelque domaine que ce soit, car cela représenterait une mort symbolique. C'est pourquoi tout changement te fait vivre des grands moments d'angoisse et accentue ton degré d'agoraphobie. Ces changements peuvent être le passage de l'enfance à l'adolescence, puis de l'adolescence à l'âge adulte, de célibataire à marié, un déménagement, un chan-gement de travail, une grossesse, un accident, une séparation, la mort ou la naissance de quelqu'un, etc.

Pendant plusieurs années, ces angoisses et peurs peuvent être inconscientes et contenues. Puis un jour, lorsque tu es rendu à ta limite mentale et émo-tionnelle, tu ne peux plus te contenir et tes peurs deviennent conscientes et apparentes.

Ton imagination débordante te joue de mauvais tours. Tu t'imagines facilement des situations bien au-delà de la réalité et, te croyant incapable de faire face à ces changements, tes peurs augmentent.

Cette grande activité mentale te fait craindre la folie. Tu dois avoir de la difficulté à en parler à d'autres, de peur de passer pour fou. Il est urgent de réaliser que ce n'est pas de la folie, mais une trop grande sensibilité mal gérée.

Si tu réponds aux critères mentionnés, sache que ce que tu vis n'est pas de la folie et que ça ne fait pas mourir. Tu t'es tout simplement trop ouvert étant jeune aux émotions des autres, en croyant que tu étais responsable de leur bonheur ou de leur malheur. Par conséquent, tu es devenu très psychique pour pouvoir être aux aguets et prévenir les malheurs, lorsqu'en présence des autres. Voilà pourquoi tu captes toutes les émotions et les peurs des autres lorsque tu te retrouves dans un endroit public.

Le plus grand besoin de l'agoraphobe est d'apprendre la vraie notion de responsabilité. Celle à laquelle tu as cru jusqu'à maintenant n'est pas bonne pour toi. Tu as certainement cru qu'être responsable, c'est s'oublier pour s'occuper du bonheur des autres, alors que c'est l'opposé. Une fois devenu responsable, tu pourras ainsi utiliser ton énergie pour créer la vie joyeuse que tu désires plutôt que de toujours t'en faire pour les autres et surtout te faire mourir à vouloir les rendre heureux.

Comme la majorité des agoraphobes souffrent d'HYPOGLYCÉMIE, il t'est suggéré de t'y référer en plus.

BESOIN ET MESSAGE SPIRITUEL

Ton grand besoin est de t'AIMER, d'accepter tes peurs du moment. Prends le temps de trouver ce dont tu as PEUR POUR TOI dans cette situation. Ton Dieu intérieur t'invite à accueillir cette peur qui te pousse à agir ainsi, en te rappelant que tout est temporaire. Il te dit d'accueillir tes limites actuelles et de reconnaître davantage ta propre valeur. Ce n'est qu'après t'être accueilli dans tes peurs et tes limites que tu pourras te diriger vers ce que tu veux vraiment. Souviens-toi que cette partie en toi qui a peur est convaincue de te protéger. Si tu te sens capable d'assumer les conséquences de vivre selon les besoins de ton être, rassure-la.

AINE (Douleurs à l')

L'aine, qui est le pli de flexion de la cuisse sur l'abdomen, est une région du corps où se croisent des nerfs, des muscles, des vaisseaux sanguins et des lymphatiques profonds ainsi que des ganglions. Les problèmes qui peuvent se produire dans cette région sont les suivants : une HERNIE, un ANÉVRISME et surtout des GANGLIONS GONFLÉS (ADÉNITE). Réfère-toi à la définition du problème concerné en y ajoutant un manque de flexibilité ou du refoulement au niveau sexuel.

ALCOOLISME

L'alcoolisme est classé en deux types : l'alcoolisme aiguë et l'alcoolisme chronique. La forme aiguë se manifeste par une consommation occasionnelle, plus ou moins intense, et ne comporte généralement pas de dépendance, contrairement à l'alcoolisme chronique. La forme chronique se manifeste par une consommation répétée (le plus souvent quotidienne) et habituelle, au-delà des seuils de toxicité (2 à 3 verres standards par jour), et n'a pas forcément comme objectif l'ivresse majeure.

La perte de contrôle qu'engendre l'alcoolisme s'accompagne généralement d'une dépendance physique caractérisée par un syndrome de sevrage à l'arrêt de la consommation (pharmacodépendance), une dépendance psychique, ainsi qu'une tolérance (nécessité d'augmenter les doses pour obtenir le même effet).

La progression dans le temps est l'une des caractéristiques majeures de cette dépendance. L'usage sans dommage (appelé usage simple) précède l'usage à risque et l'usage nocif (sans dépendance), puis enfin la dépendance. L'alcool est une substance psychoactive à l'origine de cette dépendance, mais elle est également toxique, induisant des effets néfastes sur la santé. La dépendance à l'alcool est à l'origine de dommages physiques, psychiques et sociaux.

CAUSES ÉMOTIONNELLES (désirs bloqués)

La dépendance à l'alcool se manifeste chez les gens souffrant de dépendance affective. Cette dernière est vécue au même degré que le manque d'amour de soi. Ainsi, plus ton problème d'alcoolisme est sérieux (selon les dommages subis), moins tu t'aimes. Voilà donc ton plus grand besoin : T'AIMER DAVANTAGE. Ce sont surtout les blessures de rejet et d'abandon qui sont à l'origine de ce problème.

Voici le ou les comportements qui peuvent être la cause de ce problème. Vérifie ce qui te concerne.

- Tu es convaincu que tu manques de soutien (physique et/ou psychique).

- Tu te rejettes à un point tel que tu cherches à noyer ta douleur dans l'alcool croyant ainsi l'atténuer. Ta blessure de rejet a été activée par ton parent du même sexe et celle d'abandon (manque de soutien) par ton parent du sexe opposé. Étant jeune, tu souhaitais que ce dernier te donne une attention particulière afin de moins ressentir la douleur associée au rejet vécu avec l'autre parent.

- Tu as probablement vécu ces douleurs affectives dans l'isolement et a, dès ton jeune âge, appris à te consoler avec des substances extérieures.

CAUSES MENTALES (peurs et croyances)

Si tu fais partie de ceux qui sont aux prises avec l'alcoolisme, il est urgent que tu réalises que tes parents étaient parfaits pour toi. Chacun de nous attire certains comportements et attitudes de la part de nos parents en fonction des blessures de notre âme que nous avons à guérir. Tes parents ont agi de sorte à t'aider à devenir conscient que tu te rejettes et tu t'abandonnes, ce qui revient à dire que tu te traites de nul pour un rien et que tu ne te soutiens pas toi-même dans tes décisions. Je te rappelle que les autres, à commencer par nos parents, reflètent toujours la façon dont nous nous aimons, nous nous traitons. Voilà pourquoi tu n'arrives pas à t'attirer tout l'amour que tu désires. Tu dois commencer par le faire toi-même. Le message à en tirer est clair et précis : aime-toi, complimente-toi, vois tous tes bons côtés au lieu de constamment t'exiger l'impossible pour avoir le droit de te féliciter, de t'aimer. Accepte l'idée que tant que tu vivras sur cette planète, tu demeureras un humain avec des faiblesses, des limites et des peurs. Tu peux observer tes erreurs sans pour autant croire que TU ES l'erreur. TU N'ES PAS CE QUE TU FAIS. Ton être va bien au-delà de l'apparence physique. C'est ce que tu crois à ton sujet qui te fait souffrir et non ce que tu es.

BESOIN et MESSAGE SPIRITUEL

Ton grand besoin est de t'AIMER, d'accepter tes peurs du moment. Prends le temps de trouver ce dont tu as PEUR POUR TOI dans cette situation. Ton Dieu intérieur t'invite à accueillir cette peur qui te pousse à agir ainsi, en te rappelant que tout est temporaire. Il te dit d'accueillir tes limites actuelles et de reconnaître davantage ta propre valeur. Ce n'est qu'après t'être accueilli dans tes peurs et tes

limites que tu pourras te diriger vers ce que tu veux vraiment. Souviens-toi que cette partie en toi qui a peur est convaincue de te protéger. Si tu te sens capable d'assumer les conséquences de vivre selon les besoins de ton être, rassure-la.

ALIÉNATION

Réfère-toi à FOLIE.

ALLERGIE

BLOCAGE PHYSIQUE

L'allergie se définit comme une augmentation de la réactivité de l'organisme à une substance étrangère, habituellement après un contact antérieur avec cette substance, ce qui fait apparaître des manifestations plus ou moins violentes, sans commune mesure avec la réaction observée lors du premier contact. On l'explique aussi par une hypersensibilité, mettant en jeu des phénomènes immunologiques.

CAUSES ÉMOTIONNELLES (désirs bloqués)

Voici les différentes causes possibles du problème d'allergie.

- Il est fort probable que tu vives de l'aversion envers quelqu'un d'autre et que tu aies de plus en plus de difficulté à le tolérer.

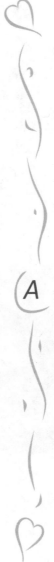

- Tu te laisses beaucoup trop influencer par les autres, surtout par les gens que tu veux impressionner. Cette situation peut même te rendre susceptible.

- Quand tu te sens agressé, tu te défends au-delà de ce qui est nécessaire, alors que ton besoin est d'affronter ce que tu cherches à fuir.

- Tu as de la difficulté à te permettre d'aimer et d'accepter tes proches tels qu'ils sont, sans jugement.

- Tu peux utiliser l'allergie comme moyen pour attirer l'attention, surtout si la forme d'allergie fait en sorte que tu t'étouffes et que tu as besoin de l'intervention des autres pour t'en sortir.

CAUSES MENTALES (peurs et croyances)

La personne allergique se laisse aussi influencer et contrôler par les parties en elle qui lui interdisent de se faire plaisir. Tu aimes quelqu'un ou quelque chose et une partie en toi te défend de trop l'aimer. Par exemple, tu désires la présence de quelqu'un et une partie en toi te dit que tu devrais t'en passer, t'accusant d'être trop dépendant. Tu finis par trouver de plus en plus de défauts à la personne aimée. Très souvent, les personnes allergiques avaient deux parents qui croyaient à des notions opposées dans plusieurs domaines.

Si tu souffres d'allergie, trouve la situation ou la personne envers qui tu vis de l'hostilité et de qui tu recherches l'approbation en même temps, en général une personne proche. Tu crois que lorsque tu agiras selon les attentes de cette personne, tu seras vraiment aimé. Reconnais que tu es devenu dépendant de l'approbation ou de la reconnaissance de cette personne. Tu n'as plus à croire que tu dois être soumis pour être aimé.

Il est intéressant de remarquer qu'une personne devient allergique à quelque chose qu'elle aime. Par exemple, aimer les produits laitiers et en être allergique. Si tu es allergique à un aliment, se peut-il que tu aies de la difficulté à t'accorder le droit d'éprouver le plaisir provenant des bonnes choses de la vie?

De plus, ce serait beaucoup plus facile et agréable pour toi de croire que tu peux obtenir l'attention de ceux que tu aimes sans te rendre malade. Ce n'est pas parce que tu as eu de l'attention en étant malade par le passé que tu dois continuer à croire que c'est la seule façon d'en avoir maintenant. Un jour tu arriveras à te donner assez d'attention toi-même, sans dépendre des autres pour y arriver.

Si tu es allergique à la poussière ou à un animal, se peut-il que tu te sentes facilement agressé par les autres? Pourquoi crois-tu que les autres veulent t'agresser? Je te suggère de vérifier tes propres pensées d'agressivité. En général, les peurs que nous vivons face aux autres sont un reflet de ce qui se passe en nous.

Au lieu de croire que ton allergie vient d'un certain facteur extérieur, je te suggère de vérifier ce qui s'est passé dans les 24 heures précédant une réaction allergique. Tu as intérêt à regarder quelle personne tu trouves intolérable ou insupportable. Comme tu ne peux changer les autres, il ne te reste qu'à apprendre à la regarder avec les yeux du cœur.

BESOIN et MESSAGE SPIRITUEL

Ton grand besoin est de t'AIMER, d'accepter tes peurs du moment. Prends le temps de trouver ce dont tu as PEUR POUR TOI dans cette situation. Ton Dieu intérieur t'invite à accueillir cette peur qui te pousse à agir ainsi, en te rappelant que tout est temporaire. Il te dit d'accueillir tes limites actuelles et de reconnaître davantage ta propre valeur. Ce n'est qu'après t'être accueilli dans tes peurs et tes limites que tu pourras te diriger vers ce que tu veux vraiment. Souviens-toi que cette partie en toi qui a peur est convaincue de te protéger. Si tu te sens capable d'assumer les conséquences de vivre selon les besoins de ton être, rassure-la.

ALZHEIMER (Maladie d')

BLOCAGE PHYSIQUE

Cette maladie se manifeste en général chez les gens plus âgés et se caractérise par une perte graduelle de la mémoire. Les personnes atteintes de cette maladie se souviennent facilement des événements du passé lointain, mais ont beaucoup de difficultés avec les événements très récents. C'est ce qui est appelé de l'amnésie de fixation, dans laquelle le malade oublie les événements au fur et à mesure qu'ils se produisent parce qu'il est incapable de les fixer.

CAUSES ÉMOTIONNELLES (désirs bloqués)

Cette maladie est un moyen utilisé pour fuir la réalité du présent. Si tu es atteint de cette maladie, voici certains comportements qui peuvent t'appartenir.

- Tu es depuis longtemps du genre à vouloir beaucoup t'occuper des autres.

- Tu utilisais beaucoup ta mémoire pour effectuer tes tâches quotidiennes, t'immergeant dans celles-ci pour essayer d'oublier des incidents du passé qui t'ont fait souffrir.

- Tu étais probablement fier de ton excellente mémoire, cherchant même à épater les autres.

- Il est fort probable que ce que tu essaies d'enfouir dans ta mémoire est un ou des secrets impossibles à révéler, en général d'ordre sexuel.

À ton insu, ces souffrances ont développé de la rancune, voire de la haine, envers ceux que tu as accusés de te faire souffrir. Voilà pourquoi tu perds parfois le contrôle et que tu deviens agressif.

CAUSES MENTALES (peurs et croyances)

Malheureusement, ce n'est pas la personne souffrant de cette maladie qui veut en guérir habituellement. Ce sont plutôt les personnes qui l'entourent. La personne atteinte croit que c'est le seul moyen à sa disposition pour se venger. Elle a souffert en silence d'une situation et maintenant, elle a une bonne excuse pour faire à sa guise.

Si tu souffres de cette maladie, c'est parce que tu as cru trop longtemps que tu devais être une bonne personne, selon les attentes des autres, pour être aimé. Cette façon de penser t'a influencé à devenir très dur et exigeant envers toi-même. Tu t'es certainement fait violence, ce qui fut souffrant pour toi. Tu n'as pas à utiliser cette maladie pour te venger. Il est important pour toi de savoir que tu peux arriver à ce qu'on s'occupe de toi sans prendre ce moyen. Accepte l'idée que tu peux être une personne importante et aimée, même si tu ne veux plus t'occuper de tout et surtout, te souvenir de tout. Il s'agit de parler de ce que tu vis en ce moment et de ce que tu as vécu dans le passé. Regarde les belles années qui sont devant toi si tu te décides à vivre véritablement.

Accueille-toi en plus dans ce dont tu te sens coupable venant du passé, en te révélant, ce qui t'aidera à te libérer de ce secret devenu un fardeau.

Il t'est aussi fortement suggéré de faire les étapes du pardon à la fin de ce livre.

Si tu lis cette description pour quelqu'un d'autre, je te suggère de lui faire lire ce texte.

BESOIN ET MESSAGE SPIRITUEL

Ton grand besoin est de t'AIMER, d'accepter tes peurs du moment. Prends le temps de trouver ce dont tu as PEUR POUR TOI dans cette situation. Ton Dieu intérieur t'invite à accueillir cette peur qui te pousse à agir ainsi, en te rappelant que tout est temporaire. Il te dit d'accueillir tes limites actuelles

et de reconnaître davantage ta propre valeur. Ce n'est qu'après t'être accueilli dans tes peurs et tes limites que tu pourras te diriger vers ce que tu veux vraiment. Souviens-toi que cette partie en toi qui a peur est convaincue de te protéger. Si tu te sens capable d'assumer les conséquences de vivre selon les besoins de ton être, rassure-la.

AMAIGRISSEMENT

Réfère-toi à MAIGREUR.

AMIBIASE

Cette maladie est une infection du gros intestin avec des diarrhées intermittentes. Réfère-toi à INTESTINS et à DIARRHÉE.

AMNÉSIE

BLOCAGE PHYSIQUE

L'amnésie est une perte complète ou partielle de la mémoire. À l'opposé de la maladie d'Alzheimer, la personne qui souffre d'amnésie est incapable de se rappeler les faits que sa mémoire avait fixés.

CAUSES ÉMOTIONNELLES (désirs bloqués)

L'amnésie est une sorte d'alibi permettant le rejet d'un ou plusieurs souvenirs trop pénibles pour la personne. Tu as de la difficulté à lâcher prise et à faire face à ce qui vient en demeurant toi-même. Deviens conscient que la personne que tu es aujour-d'hui peut faire face à certains souvenirs pénibles de l'enfance. Tu n'es plus un enfant.

CAUSES MENTALES (peurs et croyances)

Si tu souffres de périodes d'amnésie, c'est parce que tu crois que tu ne peux pas faire face à la situation présente. En reprenant contact avec le Divin en toi, tu peux arriver à dépasser tes limites antérieu-res. C'est ton ego qui croit qu'il a atteint ses limites et qui t'a fait choisir cette alternative d'amnésie. Durant ces périodes amnésiques, tu deviens en gé-néral une autre personne que tu crois être capable de faire face à la situation présente. C'est ton ego qui continue à te jouer des tours.

Il est suggéré de te faire aider d'une personne qui aide les gens souffrant de dissociation de personna-lité.

BESOIN ET MESSAGE SPIRITUEL

Ton grand besoin est de t'AIMER, d'accepter tes peurs du moment. Prends le temps de trouver ce dont tu as PEUR POUR TOI dans cette situation. Ton Dieu intérieur t'invite à accueillir cette peur qui te pousse à agir ainsi, en te rappelant que tout est temporaire. Il te dit d'accueillir tes limites actuelles et de reconnaître davantage ta propre valeur. Ce n'est qu'après t'être accueilli dans tes peurs et tes limites que tu pourras te diriger vers ce que tu veux vraiment. Souviens-toi que cette partie en toi qui a peur est convaincue de te protéger. Si tu te sens

capable d'assumer les conséquences de vivre selon les besoins de ton être, rassure-la.

AMYGDALITE

BLOCAGE PHYSIQUE

L'amygdale est un organe de défense pour l'organisme et une barrière antimicrobienne, placée en sentinelle à l'entrée des voies aérodigestives. L'amygdalite se manifeste lorsque les amygdales deviennent le siège d'une infection. Cette infection crée surtout des difficultés pour avaler la nourriture.

CAUSES ÉMOTIONNELLES (désirs bloqués)

Ce malaise indique de la colère vécue parce qu'il y a quelque chose qui ne passe pas, que tu ne peux pas avaler. Quelle est la situation ou la personne qui ne passe pas en ce moment? Quel est le morceau qui te semble trop gros à avaler? Je précise que dans le cas d'un malaise ou d'une maladie inflammatoire, il a été observé que le problème se manifeste lorsque la personne s'éloigne du conflit sans qu'il ne soit réglé pour autant. Tu as de la difficulté à être plus tolérant, plus accueillant avec les autres ou avec toi-même. Tu sembles surtout incapable d'exprimer tes limites.

CAUSES MENTALES (peurs et croyances)

Si tu ne peux avaler quelque chose en ce moment, c'est qu'il y a une partie en toi qui est trop dans le jugement (une partie de ton ego). Cette partie est

convaincue d'avoir raison et ne prend pas en considération tes limites si le problème te concerne ou
celles des autres si tu vis cette situation avec une
autre personne. Si l'amygdalite est importante, il est
possible que tu entretiennes des pensées de révolte
dirigées envers toi ou quelqu'un d'autre.. Tu aurais
intérêt à vivre cette situation avec plus d'amour et
d'acceptation. De plus, réfère-toi à GORGE et à
INFLAMMATION.

BESOIN ET MESSAGE SPIRITUEL

Ton grand besoin est de t'AIMER, d'accepter tes
peurs du moment. Prends le temps de trouver ce
dont tu as PEUR POUR TOI dans cette situation.
Ton Dieu intérieur t'invite à accueillir cette peur qui
te pousse à agir ainsi, en te rappelant que tout est
temporaire. Il te dit d'accueillir tes limites actuelles
et de reconnaître davantage ta propre valeur. Ce
n'est qu'après t'être accueilli dans tes peurs et tes
limites que tu pourras te diriger vers ce que tu veux
vraiment. Souviens-toi que cette partie en toi qui a
peur est convaincue de te protéger. Si tu te sens
capable d'assumer les conséquences de vivre selon
les besoins de ton être, rassure-la.

ANDROPAUSE (Problèmes d')

C'est un phénomène naturel de baisse de la fonction
sexuelle qui peut être attendu chez l'homme aux
environs de la soixantaine. Réfère-toi à MÉNO-
PAUSE.

ANÉMIE

BLOCAGE PHYSIQUE

L'anémie se traduit le plus souvent par l'abaissement du nombre des globules rouges dans le sang. Les globules rouges sont nécessaires à la distribution de l'oxygène (O_2) aux différentes cellules et à l'évacuation d'une partie du gaz carbonique (CO_2). Les signes d'anémie sont la pâleur de la peau et des muqueuses, l'accélération de la respiration et du rythme cardiaque et une fatigue très marquée. Il peut même y avoir des maux de tête, des vertiges et des bourdonnements d'oreilles (signes d'une mauvaise oxygénation du cerveau).

CAUSES ÉMOTIONNELLES (désirs bloqués)

En métaphysique, le sang représente la joie de vivre. Un problème d'anémie est donc signe d'une diminution ou même d'une perte de ta joie de vivre. Il est possible que tu éprouves de la difficulté à accepter ton incarnation, au point de ne plus avoir envie de vivre. Hélas, tu te laisses trop envahir par le découragement au lieu d'être en contact avec tes désirs et tes besoins. Tu as certainement de la difficulté à faire des petites actions qui t'apportent de la joie. Tu attends donc que ça vienne des autres.

CAUSES MENTALES (peurs et croyances)

Si tu souffres d'anémie en ce moment, il y a de fortes chances qu'il y a plusieurs petites voix en toi qui veulent empêcher ton enfant intérieur d'avoir de la joie. Tu as probablement cru jusqu'à maintenant que la joie ne pouvait venir que des autres alors qu'il n'y a que toi qui puisses créer ta vie selon tes besoins véritables.

Fais une liste de ces pensées négatives et restrictives en toi en réalisant que ce n'est plus nécessairement vrai pour la personne que tu es aujourd'hui.

Ensuite, fais une liste de tout ce qui pourrait t'apporter de la joie. Pour ce faire, suppose que toutes les circonstances sont parfaites et que ce que tu veux ne dérange personne autour de toi.

BESOIN ET MESSAGE SPIRITUEL

Ton grand besoin est de t'AIMER, d'accepter tes peurs du moment. Prends le temps de trouver ce dont tu as PEUR POUR TOI dans cette situation. Ton Dieu intérieur t'invite à accueillir cette peur qui te pousse à agir ainsi, en te rappelant que tout est temporaire. Il te dit d'accueillir tes limites actuelles et de reconnaître davantage ta propre valeur. Ce n'est qu'après t'être accueilli dans tes peurs et tes limites que tu pourras te diriger vers ce que tu veux vraiment. Souviens-toi que cette partie en toi qui a peur est convaincue de te protéger. Si tu te sens capable d'assumer les conséquences de vivre selon les besoins de ton être, rassure-la.

ANÉVRISME

BLOCAGE PHYSIQUE

Un anévrisme est une dilatation remplie de sang d'un vaisseau sanguin communiquant directement avec le canal d'une artère et limitée par une membrane en forme de sac.

Il représente un grand danger de fissuration ou de rupture du vaisseau sanguin. Il est souvent révélé par des douleurs thoraciques, de la toux et de la difficulté à avaler. Si c'est abdominal, il est accompagné de douleurs et de manifestations digestives, généralement palpables. Un anévrisme cérébral est considéré généralement comme une conséquence de malformations congénitales à révélation tardive. Si c'est congénital, réfère-toi à la réponse donnée dans la section des questions dans l'introduction de ce livre.

CAUSES ÉMOTIONNELLES (désirs bloqués)

Ce problème peut survenir après une grande peine, en général concernant la famille, ce qui bloque la joie de poursuivre les relations comme avant. Il est probable que tu vives ou que tu veuilles vivre une rupture, bien que celle-ci te crève le cœur, car en réalité, tu aurais voulu pouvoir exprimer ce que tu ressentais au fur et à mesure plutôt que de tout garder en toi.

Tu te sens coupable de ton désir et de ta décision (consciente ou non). Cette culpabilité et la peur de t'exprimer t'ont trop fait attendre. Tu as donc trop accumulé et tu as maintenant atteint tes limites.

CAUSES MENTALES (peurs et croyances)

Le fait de souffrir d'anévrisme est un message urgent d'arrêter d'accumuler de la peine intérieure et de prendre la décision de parler de ce que tu vis aux personnes concernées, plutôt que de tout garder à l'intérieur de toi. Il est important d'arrêter de croire que si tu montres ta grande sensibilité, il t'arrivera un malheur et tes proches ne pourront pas le gérer. Tu as tellement peur de t'exprimer par peur de blesser les autres que finalement c'est toi qui encaisses le tout, au point de mettre ta vie en danger. Deviens conscient que c'est le fait de te retenir qui te fait le plus souffrir et qui t'influence à prendre des décisions trop radicales.

BESOIN ET MESSAGE SPIRITUEL

Ton grand besoin est de t'AIMER, d'accepter tes peurs du moment. Prends le temps de trouver ce dont tu as PEUR POUR TOI dans cette situation. Ton Dieu intérieur t'invite à accueillir cette peur qui te pousse à agir ainsi, en te rappelant que tout est temporaire. Il te dit d'accueillir tes limites actuelles et de reconnaître davantage ta propre valeur. Ce n'est qu'après t'être accueilli dans tes peurs et tes limites que tu pourras te diriger vers ce que tu veux vraiment. Souviens-toi que cette partie en toi qui a peur est convaincue de te protéger. Si tu te sens capable d'assumer les conséquences de vivre selon les besoins de ton être, rassure-la.

ANGINE

Comme l'angine est une inflammation aiguë des amygdales, réfère-toi à AMYGDALITE.

ANGINE DE POITRINE

Ce problème se manifeste lorsqu'il y a insuffisance d'apport d'oxygène au myocarde, le muscle qui constitue la majeure partie du cœur. Ceci entraîne la souffrance du muscle cardiaque, ce qui déclenche la douleur. Celui qui souffre d'angine de poitrine se plaint de lourdeur, de serrement ou d'étouffement. Si la douleur est intense, elle peut irradier dans l'épaule, le bras gauche, la mâchoire, voire au cou et dans les poignets.

Réfère-toi à CŒUR en y ajoutant que tu as peur de vivre un autre chagrin et que tu freines tes élans. Tu souhaites être délivré des soucis de la vie dans lesquels tu as l'impression d'étouffer sans pouvoir t'en sortir, alors que tu as les moyens de le faire, en reprenant contact avec ta force intérieure.

ANGOISSE

L'angoisse se définit par une peur sans objet apparent ou, lorsqu'il existe un facteur déclenchant, elle est causée par un stimulus ne provoquant aucune réaction chez un sujet normal. Elle est l'état d'une personne qui recule devant un obstacle. Elle ne lutte plus par manque de confiance en ses capacités.

J'ai pu constater depuis de nombreuses années que la grande majorité des personnes se plaignant d'angoisse souffraient en fait d'agoraphobie, à des degrés différents. Il est donc suggéré de te référer à la description de l'AGORAPHOBIE.

ANOREXIE

BLOCAGE PHYSIQUE

L'anorexie est une diminution plus ou moins complète de l'appétit, entraînant, selon son degré et sa cause, et à plus ou moins long terme, un amaigrissement avec retentissement sur l'état général. Dans plusieurs cas, on peut aussi noter de la blancheur et un manque de vie au niveau de la peau. Ce problème se rencontre surtout chez les jeunes filles ou les jeunes femmes, plus rarement chez les garçons et les hommes. Par contre, l'anorexie devient de plus en plus fréquente chez les jeunes garçons. L'anorexique souffre d'obsession face à son poids et est en général un perfectionniste obsessif.

CAUSES ÉMOTIONNELLES (désirs bloqués)

Le fait de rejeter la nourriture qui est le symbole de notre mère nourricière, la planète Terre, est indicatif du rejet de la mère. En rejetant ta mère, ton modèle du principe féminin, tu rejettes ta partie féminine, alors qu'au plus profond de toi, tu as un principe féminin qui ne demande qu'à être exprimé. Tu cherches tellement à être l'opposé de ta mère que ta recherche de perfection devient une obsession. Tu essaies de te couper complètement de tes désirs matériels et de ta capacité de sentir.

CAUSES MENTALES (peurs et croyances)

Si tu souffres d'anorexie, tu dois en tout premier changer ta perception de ta mère. Sache qu'elle a toujours fait au meilleur de sa connaissance et qu'elle a le droit d'avoir des peurs et des limites, comme tout le monde. Il se peut qu'elle t'ait déçu à un certain moment lorsque tu étais plus jeune, mais ce qui te fait souffrir, c'est ta perception des événements et non les événements eux-mêmes. Tu as le pouvoir de changer cette perception. En acceptant ta mère et sa façon de t'avoir nourri affectivement, tu apprendras à accepter la femme en toi – ou le principe féminin en toi si tu es un homme - et tu reprendras le goût à la vie et à la nourriture.

Il est aussi très important de devenir conscient que ta notion de perfection est complètement exagérée. Tu n'es pas du tout réaliste dans tes exigences envers toi-même. Prends le temps de te faire plaisir au plan physique sans te sentir coupable ou fautif.

Au lieu de fuir, deviens conscient que ton grand besoin est de te laisser nourrir affectivement par ta mère, même si sa façon ne correspond pas toujours à tes attentes.

BESOIN ET MESSAGE SPIRITUEL

Ton grand besoin est de t'AIMER, d'accepter tes peurs du moment. Prends le temps de trouver ce

dont tu as PEUR POUR TOI dans cette situation. Ton Dieu intérieur t'invite à accueillir cette peur qui te pousse à agir ainsi, en te rappelant que tout est temporaire. Il te dit d'accueillir tes limites actuelles et de reconnaître davantage ta propre valeur. Ce n'est qu'après t'être accueilli dans tes peurs et tes limites que tu pourras te diriger vers ce que tu veux vraiment. Souviens-toi que cette partie en toi qui a peur est convaincue de te protéger. Si tu te sens capable d'assumer les conséquences de vivre selon les besoins de ton être, rassure-la.

ANORGASME

Réfère-toi à ORGASME.

ANUS (Problèmes à l')

BLOCAGE PHYSIQUE

L'anus est l'orifice terminal du tube digestif et peut être le siège de *lésions* bénignes ou malignes, de *saignements, d'abcès, de douleurs* ou de *démangeaisons*.

CAUSES ÉMOTIONNELLES (désirs bloqués)

Comme l'anus est la fin de quelque chose, au plan métaphysique, il représente aussi la fin d'une idée, d'une relation ou la fin d'un processus quelconque. Si tu ressens de la douleur à cet endroit, cela représente de la culpabilité et de la peur face au fait que tu veux terminer ou laisser aller quelque chose, *t'as-*

seoir dessus, c'est-à-dire ne plus en faire de cas. En effet, si tes douleurs t'empêchent de t'asseoir aisément, c'est que tu désires terminer quelque chose. Plus la douleur est importante, plus tu veux te punir de quelque chose.

Les démangeaisons représentent des désirs insatisfaits de vouloir terminer ou faire aboutir quelque chose.

En ce qui concerne un abcès, réfère-toi à ABCÈS en prenant en considération que cela a un rapport avec terminer quelque chose.

Un saignement à l'anus a une signification semblable à l'abcès, mais s'y ajoute en plus une perte de joie de vivre reliée à une colère et à une frustration.

CAUSES MENTALES (peurs et croyances)

Il ne t'est plus nécessaire de continuer à croire que tu dois retenir le passé et qu'il peut être dangereux de mettre fin à quelque chose pour pouvoir passer à du nouveau. Tu n'as plus à te sentir coupable de vouloir lâcher quelque chose. Il est aussi nécessaire que tu réalises que tu n'as pas besoin de dépendre des autres pour pouvoir prendre des décisions. Prends le temps de parler à la petite voix dans ta tête qui te fait douter de toi. Dis-lui que tu peux maintenant t'occuper de toi et prendre des décisions, car tu es prêt à en assumer les conséquences et que tu es prêt à accepter du nouveau dans ta vie, ce qui va t'aider à vivre davantage dans la joie, l'amour et l'harmonie.

BESOIN ET MESSAGE SPIRITUEL

Ton grand besoin est de t'AIMER, d'accepter tes peurs du moment. Prends le temps de trouver ce dont tu as PEUR POUR TOI dans cette situation. Ton Dieu intérieur t'invite à accueillir cette peur qui te pousse à agir ainsi, en te rappelant que tout est temporaire. Il te dit d'accueillir tes limites actuelles et de reconnaître davantage ta propre valeur. Ce n'est qu'après t'être accueilli dans tes peurs et tes limites que tu pourras te diriger vers ce que tu veux vraiment. Souviens-toi que cette partie en toi qui a peur est convaincue de te protéger. Si tu te sens capable d'assumer les conséquences de vivre selon les besoins de ton être, rassure-la.

ANXIÉTÉ

BLOCAGE PHYSIQUE

L'anxiété est une peur sans objet, irréelle. Elle provoque une trop grande activité mentale. La personne qui en souffre vit dans l'attente douloureuse d'un danger imprécis, imprévisible.

CAUSES ÉMOTIONNELLES (désirs bloqués)

Étant une personne qui souffre d'anxiété, tu bloques ta capacité de vivre ton moment présent. Tu t'inquiètes sans cesse au lieu de lâcher prise devant l'inconnu en faisant davantage confiance à ton intuition qui saura te guider si tu lui en laisses la chance. Il est de ton intérêt aussi de faire plus confiance aux gens qui t'entourent.

CAUSES MENTALES (peurs et croyances)

Aussitôt que tu sens une crise d'anxiété monter en toi, deviens conscient que c'est ton imagination qui prend le dessus, ce qui t'empêche de jouir du moment présent. Réalise que tu te réfères beaucoup trop à ton passé, à ce que tu as appris ou vécu ou à ce que quelqu'un d'autre a vécu. Tu as une imagination fertile, mais qui est trop occupée à imaginer des choses qui ne sont que très peu probables. Cette dernière guette sans cesse des signes qui prouveront qu'elle a raison de s'inquiéter. Tu alimentes ainsi ton ego plutôt que l'amour de toi-même.

Cette anxiété peut aussi être provoquée par une crise d'AGORAPHOBIE. Je te suggère de t'y référer.

BESOIN ET MESSAGE SPIRITUEL

Ton grand besoin est de t'AIMER, d'accepter tes peurs du moment. Prends le temps de trouver ce dont tu as PEUR POUR TOI dans cette situation. Ton Dieu intérieur t'invite à accueillir cette peur qui te pousse à agir ainsi, en te rappelant que tout est temporaire. Il te dit d'accueillir tes limites actuelles et de reconnaître davantage ta propre valeur. Ce n'est qu'après t'être accueilli dans tes peurs et tes limites que tu pourras te diriger vers ce que tu veux vraiment. Souviens-toi que cette partie en toi qui a peur est convaincue de te protéger. Si tu te sens capable d'assumer les conséquences de vivre selon les besoins de ton être, rassure-la.

APHASIE

BLOCAGE PHYSIQUE

L'aphasie est le résultat d'une lésion cérébrale. Le sujet atteint perd la capacité d'utiliser le langage comme moyen de communication; il ne peut s'exprimer de façon intelligible ni oralement ni par écrit. Réfère-toi en plus à CERVEAU. Si l'aphasie est accompagnée de paralysie partielle, réfère-toi aussi à PARALYSIE.

CAUSES ÉMOTIONNELLES (désirs bloqués)

Tu es du genre à bien exprimer ce que tu fais, ce que tu désires et ce que tu penses, mais non ce que tu ressens, ce qui te comblerait davantage. Tu aimes diriger et t'occuper de ceux qui t'entourent, mais tu désirerais pouvoir exprimer davantage ta gratitude envers eux ou de la colère si le cas se présente. Il se peut aussi que ce soit un moyen utilisé pour ne plus avoir à t'occuper des autres, car tu le fais souvent pour être aimé et au détriment de tes besoins. Tu ne sais pas comment respecter tes limites.

CAUSES MENTALES (peurs et croyances)

L'aphasie est souvent accompagnée par la surdité et, si c'est le cas, c'est signe que tu as peur de ne pas savoir gérer les émotions ou les problèmes que tu pourrais entendre des autres. Tu préfères te fermer et ne rien entendre pour ne pas être jugé d'égoïste.

Tu crois de plus que tu dois exprimer seulement ce que les autres attendent de toi, que tu ne dois pas les blesser, car tu te sentirais coupable.

Réalise que tu n'as pas à te rendre malade pour te faire aider. Les autres se feront un plaisir de le faire si tu oses demander.

BESOIN ET MESSAGE SPIRITUEL

Ton grand besoin est de t'AIMER, d'accepter tes peurs du moment. Prends le temps de trouver ce dont tu as PEUR POUR TOI dans cette situation. Ton Dieu intérieur t'invite à accueillir cette peur qui te pousse à agir ainsi, en te rappelant que tout est temporaire. Il te dit d'accueillir tes limites actuelles et de reconnaître davantage ta propre valeur. Ce n'est qu'après t'être accueilli dans tes peurs et tes limites que tu pourras te diriger vers ce que tu veux vraiment. Souviens-toi que cette partie en toi qui a peur est convaincue de te protéger. Si tu te sens capable d'assumer les conséquences de vivre selon les besoins de ton être, rassure-la.

APHONIE

BLOCAGE PHYSIQUE

Une personne atteinte d'aphonie a perdu la voix ou sa voix est éteinte. S'il y a inflammation et douleur, c'est plutôt une LARYNGITE.

CAUSES ÉMOTIONNELLES (désirs bloqués)

Le message que tu reçois si tu perds la voix est que tu veux parler, mais tu as peur de quelque chose et surtout de la réaction de quelqu'un si tu oses exprimer la vérité. Ce problème survient généralement suite à un choc affectif, vécu la plupart du temps dans ta relation affective, qui a ébranlé ta sensibilité et te fait peur. Il se peut que tu te forces trop pour parler, bien que n'exprimant pas ce que ton cœur souhaiterait dire. Ce surcroît d'efforts crée une détresse en toi et laisse un vide. Les sons finissent par ne plus sortir.

CAUSES MENTALES (peurs et croyances)

Plutôt que de croire que tu dois t'éteindre et arrêter de parler, il serait plus sage de vérifier ce que ton cœur veut vraiment dire et de te permettre de ne parler que pour dire des paroles sincères et dans l'amour. Tu n'as pas à te forcer à parler pour bien paraître ou pour être accepté et aimé. Au lieu de croire que la personne à qui tu veux parler aura une réaction négative ou peut-être violente, il est dans ton intérêt de partager ta peur au lieu de tout garder en toi.

BESOIN ET MESSAGE SPIRITUEL

Ton grand besoin est de t'AIMER, d'accepter tes peurs du moment. Prends le temps de trouver ce dont tu as PEUR POUR TOI dans cette situation. Ton Dieu intérieur t'invite à accueillir cette peur qui te pousse à agir ainsi, en te rappelant que tout est temporaire. Il te dit d'accueillir tes limites actuelles

et de reconnaître davantage ta propre valeur. Ce n'est qu'après t'être accueilli dans tes peurs et tes limites que tu pourras te diriger vers ce que tu veux vraiment. Souviens-toi que cette partie en toi qui a peur est convaincue de te protéger. Si tu te sens capable d'assumer les conséquences de vivre selon les besoins de ton être, rassure-la.

APHTE

Un aphte est une petite ulcération qui se développe soit dans la bouche, soit sur les muqueuses génitales. Réfère-toi à BOUCHE en y ajoutant que les aphtes se manifestent lorsque tu réagis trop vite à ton entourage et te fermes, au lieu d'exprimer ton besoin, ce que tu ressens.

APNÉE

BLOCAGE PHYSIQUE

L'apnée est un arrêt involontaire de la respiration. Les apnées ne peuvent se prolonger au-delà d'un certain temps, car il s'ensuivrait une asphyxie, par défaut d'apport d'oxygène et d'une rétention de gaz carbonique. Il arrive fréquemment que la personne qui en souffre n'en soit pas consciente au début. Si l'apnée est accompagnée d'ARYTHMIE, réfère-toi en plus à ce problème.

CAUSES ÉMOTIONNELLES (désirs bloqués)

Si tu souffres d'apnée du sommeil, cela t'empêche d'utiliser ta période de sommeil pour bien récupérer, pour faire le plein d'énergie. Comme ce problème se manifeste principalement en état de repos, tu reçois le message que tu bloques la circulation de la vie (oxygène) et te retiens trop (gaz carbonique) de te reposer. Ton désir de te reposer est bien légitime et tu y as droit.

Des apnées trop fréquentes provoquent de l'angoisse, car la personne qui en souffre finit par avoir peur que la prochaine apnée soit trop longue et qu'elle puisse en mourir. Il s'agit de vérifier à quel moment les apnées se produisent.

CAUSES MENTALES (peurs et croyances)

Il est fortement conseillé de réviser ton attitude face au repos. Se peut-il que tu crois que lorsque tu te reposes, tu ne vis plus? Si ce problème d'apnée te fait vivre des angoisses, il est fort possible que tu aies peur en plus de mourir en dormant. Accepte l'idée que ton besoin de récupérer chaque jour est beaucoup plus important que la possibilité que ce dont tu as peur se produise si tu te reposes trop et que tu as plein d'énergie. Si l'apnée se produit en travaillant, pose-toi les mêmes questions concernant ton attitude face à ton travail.

BESOIN ET MESSAGE SPIRITUEL

Ton grand besoin est de t'AIMER, d'accepter tes peurs du moment. Prends le temps de trouver ce

dont tu as PEUR POUR TOI dans cette situation. Ton Dieu intérieur t'invite à accueillir cette peur qui te pousse à agir ainsi, en te rappelant que tout est temporaire. Il te dit d'accueillir tes limites actuelles et de reconnaître davantage ta propre valeur. Ce n'est qu'après t'être accueilli dans tes peurs et tes limites que tu pourras te diriger vers ce que tu veux vraiment. Souviens-toi que cette partie en toi qui a peur est convaincue de te protéger. Si tu te sens capable d'assumer les conséquences de vivre selon les besoins de ton être, rassure-la.

APPENDICITE

BLOCAGE PHYSIQUE

Ce malaise est une inflammation de l'appendice. Cela provoque de la douleur qui irradie dans tout l'abdomen et s'accompagne de troubles digestifs, nausées avec vomissements, arrêt du transit intestinal, absence de selles et intolérance alimentaire. Une appendicite qu'on laisse trop évoluer peut se dégénérer en péritonite, une complication sérieuse.

CAUSES ÉMOTIONNELLES (désirs bloqués)

Souffrir de ce malaise t'indique que des attitudes ou des comportements parmi les suivants t'appartiennent et te bloquent.

Tu vis une colère refoulée suite à une contrariété qui te donne l'impression de ne pas avoir d'issue. Je précise que dans le cas d'un malaise ou d'une maladie inflammatoire, il a été observé que le problème se manifeste lorsque la personne s'éloigne du conflit, sans qu'il ne soit réglé pour autant.

Tu gardes tout en toi. Ton corps te dit qu'il est temps que tu passes à l'action, que tu as tout ce dont tu as besoin pour créer ta vie telle que tu la veux au lieu de te soumettre par peur de l'autorité de quelqu'un d'autre.

Vu que ce malaise peut avoir des complications sérieuses, ton corps t'envoie le message de ne plus attendre. Ça fait déjà trop longtemps que tu te retiens; tout peut éclater en toi si tu continues à te retenir.

CAUSES MENTALES (peurs et croyances)

Une partie de toi croit depuis ton enfance que tu dois te protéger contre tous ceux qui détiennent un rôle d'autorité. Cette partie te fait croire qu'il est mieux de fuir la situation qui provoque de la colère en toi. Elle ne sait pas que si tu oses être toi-même, ta vie s'améliorera. Elle est convaincue que tu dois tout retenir en toi, mais à quel prix? À un moment donné, tout peut éclater. Toi seul as le pouvoir de reprendre ta vie en mains au lieu de te laisser diriger par ce que tu as appris dans le passé.

BESOIN ET MESSAGE SPIRITUEL

Ton grand besoin est de t'AIMER, d'accepter tes peurs du moment. Prends le temps de trouver ce dont tu as PEUR POUR TOI dans cette situation. Ton Dieu intérieur t'invite à accueillir cette peur qui te pousse à agir ainsi, en te rappelant que tout est temporaire. Il te dit d'accueillir tes limites actuelles

et de reconnaître davantage ta propre valeur. Ce n'est qu'après t'être accueilli dans tes peurs et tes limites que tu pourras te diriger vers ce que tu veux vraiment. Souviens-toi que cette partie en toi qui a peur est convaincue de te protéger. Si tu te sens capable d'assumer les conséquences de vivre selon les besoins de ton être, rassure-la.

ARTÈRES (Problèmes aux)

BLOCAGE PHYSIQUE

Les artères sont les vaisseaux sanguins qui conduisent le sang expulsé du cœur vers les divers tissus de l'organisme. Les veines sont les vaisseaux sanguins qui ramènent au cœur le sang provenant de toutes les parties du corps. Les artères ont un problème lorsqu'un facteur empêche leur bon fonctionnement.

CAUSES ÉMOTIONNELLES (désirs bloqués)

Les artères sont les voies qui apportent, qui communiquent la force de vie, physiquement et symboliquement. Le fait de vivre un problème au niveau des artères signifie que tu ne laisses pas la joie circuler suffisamment dans ta vie, dans ta façon de donner et de recevoir. Ton corps te dit de communiquer différemment dans un ou plusieurs domaines de ta vie. Est-ce de la circulation au niveau de ta vie sociale? Est-ce la circulation de pensées remplies de joie? Ton cœur désire davantage de joie donc des situations qui t'apporteraient de la joie, de la gaieté.

89

En te levant le matin, demande-toi ce qui te ferait plaisir aujourd'hui. Commence avec des petits plaisirs s'il le faut.

CAUSES MENTALES (peurs et croyances)

Il est fort probable que, depuis longtemps, tu t'en fais pour tout, croyant être une personne plus responsable ainsi. Es-tu du type à souvent osciller entre les plaisirs physiques et ceux de l'esprit, c'est-à-dire entre tes désirs et tes valeurs spirituelles? Accorde-toi tous ces plaisirs, même si les petites voix dans ta tête essaient de te convaincre du contraire. La vie est trop belle pour être prise si au sérieux et surtout croire que les plaisirs d'ordre physique empêchent une personne d'être spirituelle.

BESOIN ET MESSAGE SPIRITUEL

Ton grand besoin est de t'AIMER, d'accepter tes peurs du moment. Prends le temps de trouver ce dont tu as PEUR POUR TOI dans cette situation. Ton Dieu intérieur t'invite à accueillir cette peur qui te pousse à agir ainsi, en te rappelant que tout est temporaire. Il te dit d'accueillir tes limites actuelles et de reconnaître davantage ta propre valeur. Ce n'est qu'après t'être accueilli dans tes peurs et tes limites que tu pourras te diriger vers ce que tu veux vraiment. Souviens-toi que cette partie en toi qui a peur est convaincue de te protéger. Si tu te sens capable d'assumer les conséquences de vivre selon les besoins de ton être, rassure-la.

ARTÉRIOSCLÉROSE

Réfère-toi à ATHÉROSCLÉROSE.

ARTHRITE

BLOCAGE PHYSIQUE

C'est une maladie rhumatismale des articulations de nature inflammatoire qui s'accompagne de tous les signes caractéristiques de l'inflammation (gonflement, rougeur, chaleur, douleur, raideur), signes qui peuvent se retrouver au niveau de une ou de plusieurs articulations.

La douleur ne dépend pas des mouvements donc si la douleur articulaire et l'inflammation sont présentes la nuit, c'est signe d'arthrite.

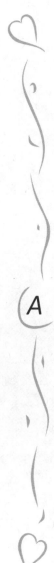

Cette maladie crée, de plus, des raideurs articulaires qui peuvent gêner considérablement celui qui en souffre, que ce soit le jour ou la nuit.

CAUSES ÉMOTIONNELLES (désirs bloqués)

Selon la médecine, il y a différentes sortes d'arthrite. La gravité du problème indique la gravité du blocage émotionnel, mental et spirituel.

Ton problème d'arthrite est là pour t'indiquer ce qui suit. Vérifie ce qui te concerne.

- Tu es trop rigide et dur envers toi-même dans tes actions et tes pensées.

- Tu as de la difficulté à faire ce que tu aimes et à oser faire tes demandes sans te sentir coupable.

- Tu es trop préoccupé par le jugement des autres.

- Il t'est difficile de dire non lorsque tu ne veux pas faire certaines tâches. Par conséquent, lorsque tu décides de les faire, tu les fais sans plaisir et en critiquant intérieurement.

- Tu veux que les autres soient assez reconnaissants pour t'offrir ce dont tu as besoin, mais comme personne n'a le mandat de répondre à tes attentes, tu vis de la déception, de l'amertume, du ressentiment et de la colère.

- Il se peut même que tu aies des désirs de vengeance inexprimés, car tu te sens impuissant. Tout est refoulé, incluant beaucoup de critiques envers les autres et toi-même.

- Tu peux même donner l'impression d'être docile alors qu'en réalité tu vis de la colère intérieure et tu t'en veux beaucoup d'éprouver un tel sentiment.

Tout comme l'arthrite paralyse, les émotions paralysent tout autant. Tu as intérêt à arrêter d'accumuler ces émotions paralysantes.

L'endroit où l'arthrite se loge te donne une indication du domaine de ta vie qui est affecté. Demande-toi à quoi sert la partie de ton corps qui est affectée. Par exemple, si c'est dans les articulations des mains, tu reçois le message de développer une attitude différente lorsque tu travailles avec tes mains.

Si tu as besoin d'aide, demande-la au lieu d'attendre que les autres fassent de la télépathie et devinent ce que tu désires.

CAUSES MENTALES (peurs et croyances)

Si tu souffres d'arthrite, vérifie pourquoi il est si difficile pour toi de faire tes demandes. Si c'est parce que tu crois qu'en faisant ce que tu aimes tu vas exagérer et devenir égoïste, je te suggère de bien vérifier si cela est vrai et surtout de vérifier la définition du mot *égoïste*. Deviens conscient que tu t'en imposes beaucoup parce que tu veux de la reconnaissance. Tout ce que tu vis découle de ta rigidité, de tes exigences envers toi-même. Si tu es convaincu que ce sont les autres qui sont exigeants envers toi, sache qu'ils ne font que refléter ce que tu te demandes. Quand tu seras plus reconnaissant et plus aimant envers toi-même, les autres le seront aussi. Tu n'as plus besoin de croire que tu dois tant te sacrifier. Tu peux toi-même décider de ce qui t'apporte de la joie et de la douceur dans ta vie.

Je te suggère en plus de te référer à INFLAMMATION.

BESOIN ET MESSAGE SPIRITUEL

Ton grand besoin est de t'AIMER, d'accepter tes peurs du moment. Prends le temps de trouver ce dont tu as PEUR POUR TOI dans cette situation. Ton Dieu intérieur t'invite à accueillir cette peur qui te pousse à agir ainsi, en te rappelant que tout est

temporaire. Il te dit d'accueillir tes limites actuelles et de reconnaître davantage ta propre valeur. Ce n'est qu'après t'être accueilli dans tes peurs et tes limites que tu pourras te diriger vers ce que tu veux vraiment. Souviens-toi que cette partie en toi qui a peur est convaincue de te protéger. Si tu te sens capable d'assumer les conséquences de vivre selon les besoins de ton être, rassure-la.

ARTHROSE

BLOCAGE PHYSIQUE

Cette maladie atteint les articulations d'une manière chronique, mais la différence avec l'arthrite, c'est qu'elle ne présente pas de signes inflammatoires et atteint l'os plus profondément. Les personnes atteintes de cette maladie souffrent surtout le matin au réveil et mettent un certain temps avant de pouvoir bouger l'articulation malade. L'articulation arthrosée est souvent limitée quand on lui fait effectuer certains mouvements et elle peut *craquer*.

CAUSES ÉMOTIONNELLES (désirs bloqués)

Il existe une très grande similitude entre l'arthrite et l'arthrose à l'exception que pour l'arthrose, la personne qui en souffre vit beaucoup de colère et de rancune envers quelqu'un d'autre plutôt qu'envers elle-même, comme dans le cas de l'arthrite, et ce, depuis longtemps. Si c'est ton cas, tu vis ces émotions parce que tu t'obliges à continuer à subir une certaine situation.

CAUSES MENTALES (peurs et croyances)

Au lieu de prendre ta responsabilité en admettant que c'est ton choix de subir une certaine situation à cause de tes peurs, tu as choisi, jusqu'à maintenant, d'accuser quelqu'un d'autre pour tes malheurs. Tu es très injuste envers toi-même et cette autre personne. Ce que tu veux en réalité, c'est avoir plus de compassion pour les autres, c'est lâcher prise sur tes attentes non exprimées et cultiver plus d'enthousiasme en étant reconnaissant pour les petits bonheurs qui se présentent sans cesse à toi.

Réfère-toi en plus à ARTHRITE.

BESOIN ET MESSAGE SPIRITUEL

Ton grand besoin est de t'AIMER, d'accepter tes peurs du moment. Prends le temps de trouver ce dont tu as PEUR POUR TOI dans cette situation. Ton Dieu intérieur t'invite à accueillir cette peur qui te pousse à agir ainsi, en te rappelant que tout est temporaire. Il te dit d'accueillir tes limites actuelles et de reconnaître davantage ta propre valeur. Ce n'est qu'après t'être accueilli dans tes peurs et tes limites que tu pourras te diriger vers ce que tu veux vraiment. Souviens-toi que cette partie en toi qui a peur est convaincue de te protéger. Si tu te sens capable d'assumer les conséquences de vivre selon les besoins de ton être, rassure-la.

ARTICULATIONS (Problèmes aux)

Les articulations sont composées par l'ensemble des éléments qui permettent aux os de s'unir entre eux. Elles sont indispensables pour assurer nos mouvements. Les problèmes peuvent se manifester par de la douleur ou par une difficulté à plier, ce qui implique un mouvement inflexible.

Réfère-toi à ARTHRITE qui a la même signification métaphysique. À cette définition, il faut ajouter que les problèmes d'articulations indiquent aussi que tu as de la difficulté à bien te prononcer ou à te décider dans la vie. Il est possible que tu te sentes las, fatigué et que tu n'aies plus envie d'agir, alors que c'est le contraire que ton être veut de tout son cœur. En bloquant tes articulations, tu bouges de moins en moins facilement, tant au plan psychologique que physique.

ARYTHMIE

Comme ce malaise est une irrégularité du rythme cardiaque, réfère-toi à CŒUR avec la nuance que ton attitude est irrégulière, c'est-à-dire que la joie dans ta vie circule d'une façon irrégulière. Tantôt tu as des hauts, tantôt tu as des bas. Tu dois vérifier ce qui t'empêche de vivre constamment dans la joie. Par contre, tu ne dois pas oublier de commencer par te donner le droit d'être ce que tu es maintenant, même si ce n'est pas ta préférence. C'est le seul moyen pour arriver à être ce que tu veux être.

ASPHYXIE

BLOCAGE PHYSIQUE

L'asphyxie est un trouble respiratoire extrême mettant en jeu la vie même de la personne, en quelques minutes. Il y a, en même temps, une insuffisance d'oxygénation du sang par défaut d'air frais et une accumulation de gaz carbonique à cause de la non-évacuation de l'air vicié.

CAUSES ÉMOTIONNELLES (désirs bloqués)

Une expérience d'asphyxie est vécue par une personne vivant une peur paralysante, enfouie en elle depuis très longtemps. Si c'est ton cas, tu as peut-être réussi à contrôler cette peur jusqu'à maintenant, mais un certain événement est venu réveiller cette peur et tu n'arrives plus à la contrôler.

CAUSES MENTALES (peurs et croyances)

Il est important de reprendre contact avec ta grande puissance intérieure en sachant que tu es le seul créateur de ta vie. Deviens le maître de tes pensées et fais face à cette partie de toi qui croit que quelque chose peut faire assez peur pour en mourir. Ton corps te dit qu'il est urgent pour toi de laisser tomber cette fixation sur un incident du passé qui t'empêche d'aspirer la vie maintenant.

De plus, comme il y a un blocage au niveau de la respiration, regarde la définition de POUMONS.

BESOIN ET MESSAGE SPIRITUEL

Ton grand besoin est de t'AIMER, d'accepter tes peurs du moment. Prends le temps de trouver ce dont tu as PEUR POUR TOI dans cette situation. Ton Dieu intérieur t'invite à accueillir cette peur qui te pousse à agir ainsi, en te rappelant que tout est temporaire. Il te dit d'accueillir tes limites actuelles et de reconnaître davantage ta propre valeur. Ce n'est qu'après t'être accueilli dans tes peurs et tes limites que tu pourras te diriger vers ce que tu veux vraiment. Souviens-toi que cette partie en toi qui a peur est convaincue de te protéger. Si tu te sens capable d'assumer les conséquences de vivre selon les besoins de ton être, rassure-la.

ASTHME

BLOCAGE PHYSIQUE

L'asthme est une maladie intermittente. Il se manifeste sous forme d'accès d'étouffement, survenant pendant l'expiration qui est difficile et pénible, alors que l'inspiration est au contraire facile et rapide; cet étouffement s'accompagne de sifflements, perçus aussi bien à l'oreille qu'au stéthoscope. Entre les crises, la respiration est normale et le thorax demeure silencieux.

CAUSES ÉMOTIONNELLES (désirs bloqués)

Comme l'asthme correspond à avoir de la facilité à inspirer et de la difficulté à expirer, le message que tu reçois est que tu veux trop prendre comparativement à ce que tu es prêt à redonner. Voici la ou les causes qui peuvent s'appliquer à toi.

- Ce problème d'étouffement est manifestement relié à une situation que tu trouves étouffante ou une personne qui t'aime d'une façon étouffante.

- Tu fais des efforts pour te montrer plus fort que tu ne l'es. En réalité, tu veux que les autres s'occupent de toi.

- Lorsque les choses ne se passent pas à ta façon et lorsque tu n'en peux plus, pour attirer l'attention, tu "siffles" lors d'une crise. Tu as ainsi une bonne excuse pour paraître faible et obtenir du soutien.

CAUSES MENTALES (peurs et croyances)

C'est en général la peur d'être abandonné qui se cache derrière ce problème, mais en même temps tu veux faire l'indépendant.

Tu n'as plus à craindre que si tu donnes davantage, les autres vont arrêter de s'occuper de toi. C'est l'inverse qui se produira.

Chez les enfants, en général, les crises d'asthme sont utilisées pour avoir plus d'attention, surtout de la mère et pour dominer cette personne.

Il est grand temps que tu coupes le cordon avec ta mère (et celles qui la représentent) pour devenir plus autonome, sans craindre de ne plus être aimé.

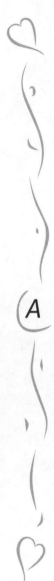

Ce que tu veux au plus profond de toi, c'est pouvoir accueillir ce qui vient avec joie plutôt que de saboter ton bonheur avec un problème d'étouffement; c'est être capable de respecter ton espace vital et d'attirer ainsi le respect des autres; c'est accepter que pour recevoir, tu dois donner. La justice divine fait toujours en sorte que tu donnes et reçoives de façon équilibrée quand tu donnes sans attentes.

Il est suggéré en plus de te référer à ALLERGIES et à POUMONS.

BESOIN ET MESSAGE SPIRITUEL

Ton grand besoin est de t'AIMER, d'accepter tes peurs du moment. Prends le temps de trouver ce dont tu as PEUR POUR TOI dans cette situation. Ton Dieu intérieur t'invite à accueillir cette peur qui te pousse à agir ainsi, en te rappelant que tout est temporaire. Il te dit d'accueillir tes limites actuelles et de reconnaître davantage ta propre valeur. Ce n'est qu'après t'être accueilli dans tes peurs et tes limites que tu pourras te diriger vers ce que tu veux vraiment. Souviens-toi que cette partie en toi qui a peur est convaincue de te protéger. Si tu te sens capable d'assumer les conséquences de vivre selon les besoins de ton être, rassure-la.

ASTIGMATISME

BLOCAGE PHYSIQUE

Ce problème de l'œil est causé par une variation des courbures des surfaces de l'œil, ce qui donne une vision distortionnée.

CAUSES ÉMOTIONNELLES (désirs bloqués)

L'astigmatisme trahit des difficultés entre la vie intérieure et la vie sociale. Ce problème est là pour t'aider à devenir conscient que tu ne vois pas les choses de la même façon pour toi-même que pour les autres. Tu as de la difficulté à voir les choses d'une façon objective, bien en face, telles qu'elles sont. Il est fort probable que lorsque ton entourage n'est pas en accord avec ta façon de penser, cela te fait vivre de la colère et des doutes face à toi-même.

CAUSES MENTALES (peurs et croyances)

De quoi as-tu peur si tu te permets de voir les choses en face, d'une façon plus objective, avec les yeux des autres? Il se peut qu'étant jeune, tu aies décidé de ne plus te laisser influencer par les autres et qu'à l'avenir tu regarderais la vie à ta façon. Cette décision était peut-être bénéfique pour toi à ce moment de ta vie, mais elle ne l'est certainement plus maintenant, du moins pas toujours. Donne aux autres le droit d'être en désaccord avec toi, sans toutefois te dévaloriser à tes propres yeux. Ceci éliminera maints conflits avec ton entourage, ce qui maintiendra ta paix intérieure.

Ce que tu veux en réalité c'est apprendre à accepter un changement venant des autres. Tu veux être capable de VOIR le bien-fondé d'un changement à ton programme qui te serait imposé par un autre, plutôt que de le rejeter immédiatement. Pour ce faire, tu peux imaginer que si ce même changement avait été ton idée, tu t'y serais conformé aisément.

Réfère-toi en plus à YEUX.

BESOIN ET MESSAGE SPIRITUEL

Ton grand besoin est de t'AIMER, d'accepter tes peurs du moment. Prends le temps de trouver ce dont tu as PEUR POUR TOI dans cette situation. Ton Dieu intérieur t'invite à accueillir cette peur qui te pousse à agir ainsi, en te rappelant que tout est temporaire. Il te dit d'accueillir tes limites actuelles et de reconnaître davantage ta propre valeur. Ce n'est qu'après t'être accueilli dans tes peurs et tes limites que tu pourras te diriger vers ce que tu veux vraiment. Souviens-toi que cette partie en toi qui a peur est convaincue de te protéger. Si tu te sens capable d'assumer les conséquences de vivre selon les besoins de ton être, rassure-la.

ATHÉROSCLÉROSE

Cette maladie, aussi appelée ARTÉRIOSCLÉRO-SE, est une affection de la paroi des grosses et moyennes artères. Elle associe un dépôt de cholestérol et une altération des structures conjonctives élastiques de l'artère, ce qui crée un durcissement. L'athérosclérose est responsable de l'angine de poitrine pouvant conduire à l'infarctus, deux problèmes cardiaques. Elle touche cinq fois plus les hommes que les femmes. Elle est aussi la principale cause des anévrismes artériels. Réfère-toi à ARTÈRES ainsi qu'à CŒUR en y ajoutant que cette maladie est causée par une trop grande accumulation de peines, de critiques et de manque de joie de vivre, ce qui provoque un durcissement intérieur.

ATAXIE DE FRIEDREICH

(voir FRIEDREICH)

AUTISME

BLOCAGE PHYSIQUE

Ce terme est utilisé en psychiatrie pour caractériser une conduite de coupure avec la réalité, qui consiste en un repli sur soi du malade, tout entier tourné vers son monde intérieur. Au nombre des symptômes apparaissent le mutisme, le retrait affectif, le refus de nourriture, l'absence du *JE* dans les phrases et la difficulté à regarder quelqu'un d'autre dans les yeux.

CAUSES ÉMOTIONNELLES (désirs bloqués)

Selon les recherches effectuées à ce sujet, on dit que la cause de l'autisme remonte chez l'enfant avant l'âge de huit mois. En général, l'enfant autistique a un lien karmique très fort avec sa mère principalement. L'enfant choisit l'autisme (inconsciemment) pour fuir sa réalité. Il a peut-être vécu quelque chose de très difficile avec sa mère présente dans une vie précédente et a été incapable de l'accepter, faisant tout en son pouvoir pour la fuir. Il reviendrait dans cette vie pour terminer ce travail d'acceptation. Voilà pourquoi il refuse toute nourriture et affection venant d'elle.

C'est aussi un refus de son incarnation actuelle.

Si tu es la mère d'un enfant autistique et que tu lis ces lignes, je te suggère de lui lire ce passage à haute voix, quel que soit son âge, car l'âme de cet enfant peut comprendre.

CAUSES MENTALES (peurs et croyances)

L'enfant autistique doit accepter que s'il a choisi de revenir sur cette planète, il a sûrement des expériences à vivre. Il aurait intérêt à croire qu'il a tout ce qu'il faut pour faire face à cette vie et que ce n'est qu'en vivant des expériences qu'il pourra se dépasser et évoluer. Les parents d'un enfant autistique doivent aussi ne pas se culpabiliser et accepter que cette maladie soit le choix de cet enfant, qu'elle fait partie de ses expériences à vivre. Seulement lui peut décider un jour de s'en sortir. Veut-il vivre l'expérience de la fuite toute sa vie ou veut-il profiter de cette nouvelle incarnation pour vivre plusieurs autres expériences?

Les parents peuvent jouer un rôle important en aimant cet enfant inconditionnellement et en lui donnant le droit de décider ce qu'il veut, incluant s'il veut s'en sortir ou pas. Il est important aussi que les proches de cet enfant lui fassent part de ce qu'ils vivent, leurs difficultés face à son choix, sans par contre l'amener à se sentir coupable. Chaque personne affectée par un enfant autistique a quelque chose à apprendre grâce à cette expérience. Pour le découvrir, il s'agit d'observer ce qui est difficile pour chacune. L'adulte qui lit ces lignes pour un enfant autistique peut lui faire part de ce texte et surtout du message spirituel. L'enfant captera le tout d'une façon vibratoire plutôt que mentale.

BESOIN ET MESSAGE SPIRITUEL

Votre grand besoin – autant aux parents qu'à l'enfant - est de vous AIMER, d'accepter vos peurs du moment. Prenez le temps de trouver ce dont vous avez PEUR POUR VOUS dans cette situation. Votre Dieu intérieur vous invite à accueillir cette peur qui vous pousse à agir ainsi, en vous rappelant que tout est temporaire. Il vous dit d'accueillir vos limites actuelles et de reconnaître davantage votre propre valeur. Ce n'est qu'après vous être accueillis dans vos peurs et vos limites que vous pourrez vous diriger vers ce que vous voulez vraiment. Souvenez-vous que cette partie en vous qui a peur est convaincue de vous protéger. Si vous vous sentez capable d'assumer les conséquences de vivre selon les besoins de votre être, rassurez-la.

AUTO (Mal d')

Réfère-toi à MAL DES TRANSPORTS.

AVORTEMENT

BLOCAGE PHYSIQUE

Un avortement est l'expulsion du fœtus avant la fin du sixième mois, c'est-à-dire avant le moment où l'enfant est présumé pouvoir survivre et se développer. Au-delà de cette limite, on ne parle plus d'avortement mais d'accouchement prématuré. Un avortement peut se présenter sous différentes formes :

– *L'avortement spontané* qui est un petit accouchement. Il survient tout seul et aboutit à l'expulsion du fœtus, souvent mort, et du placenta. C'est ce qu'on appelle une *fausse couche.*
– *L'avortement provoqué volontairement.* Lorsqu'il est réalisé dans un établissement hospitalier avant le deuxième mois de grossesse, la fréquence des complications est très faible, comparée aux conséquences qu'entraînent les avortements clandestins.
– *L'avortement thérapeutique provoqué*, réalisé sous contrôle médical, chez une femme enceinte, et dont l'état de santé interdit, sous peine d'accidents sévères, de mener à terme une grossesse.

CAUSES ÉMOTIONNELLES (désirs bloqués)

La plupart du temps, un avortement spontané ou fausse couche est causé par un choix inconscient entre la mère et l'âme du bébé qu'elle porte. Soit que l'âme ait changé d'idée au sujet de s'incarner ou que la mère ne se sente pas prête à avoir un bébé maintenant. Pendant qu'une mère porte un bébé, il existe une communication entre les deux, au niveau de l'âme. Il est aussi possible que cette même âme retourne à cette mère lorsque celle-ci redeviendra à nouveau enceinte. Ce n'est que partie remise.

Si tu décides volontairement de te faire avorter, c'est que tu vis beaucoup de peurs. Si des complications surviennent lors de l'avortement, tu vis en plus beaucoup de culpabilité face à cet avortement. Il est important que tu communiques avec l'âme du fœtus que tu portes, que tu lui fasses part des peurs que tu vis. Il est fort possible qu'au plus profond de toi, tu désires rendre cet enfant à terme, mais que tes peurs soient plus fortes que ton désir. Tu dois alors te donner le droit d'avoir des limites. Sinon, ta culpabilité fera en sorte que tu voudras te punir en attirant à toi plusieurs complications. Et si jamais tu redeviens enceinte, ce sera plus difficile pour toi car tu seras portée à penser à cet autre petit être que tu as refusé de rendre à terme.

Si c'est lors d'un avortement thérapeutique provoqué, tu vis la même chose que lors d'un avortement spontané, à l'exception que tu ne peux te décider toute seule, préférant que la décision vienne du corps médical. Tu te sentirais probablement beaucoup trop coupable de décider cela toi-même.

Un avortement ou une fausse couche coïncide souvent avec un projet *qui a avorté*, c'est-à-dire qui n'a pas réussi, qui a échoué et tu te sens coupable. C'est comme si tu n'avais pas le droit de rendre ta création d'un enfant à terme tout comme l'autre création qui a avorté.

CAUSES MENTALES (peurs et croyances)

J'ai pu observer à plusieurs reprises des jeunes femmes qui, après s'être fait avorter, vivaient sans cesse des problèmes aux organes génitaux. Se sentant très coupables d'avoir arrêté la vie de quelqu'un, elles devaient se punir. Certaines continuent même à porter un bébé psychologique, c'est-à-dire qu'elles ont le ventre enflé comme si elles étaient enceintes. Certaines se créent aussi un fibrome dans l'utérus. Si tu as ce genre de problème, c'est signe que tu ne t'es pas encore acceptée dans ton choix parce que tu continues de croire que tu es une mauvaise personne, qu'un avortement, c'est criminel. Si tu es parmi celles qui ont subi un avortement dans le passé et que tu vis à ce jour des complications à cause de ça, il est important que tu te dises qu'à ce moment-là l'idée d'avoir un enfant était au-delà de tes limites. Tu n'as plus à te laisser influencer par ce que tu as appris à ce sujet. Tu es le seul maître de ta vie.

Par contre, si tu contemples l'idée de te faire avorter, je te recommande fortement d'y réfléchir sérieusement. Lorsqu'une femme devient enceinte, c'est que cela fait partie d'une expérience qu'elle a à vivre et si elle ne laisse pas ses peurs l'envahir et qu'elle se remet entre les mains du Divin, tout s'arrangera pour le mieux. Beaucoup trop de personnes croient avoir atteint leurs limites quand, en réalité, elles ont beaucoup plus de force qu'elles ne le pensent.

Il est aussi important que tu ne te laisses pas influencer par quelqu'un d'autre. Prends le temps de communiquer avec l'âme de ce petit être en toi et arrive à ta décision toi-même. Si tu décides de te faire avorter, sache que ce rejet que tu fais vivre à ce petit être te reviendra un jour selon l'intention qui t'a motivée, que tu vivras à ton tour une forme de rejet. Si tu es en paix avec toi-même, il te sera facile d'accepter les conséquences de ta décision. Au lieu de voir du mal dans une action, une personne sage admet qu'il y a des conséquences à tous ses actes et décisions. Sache de plus qu'*avorter* dans un projet quelconque fait partie des expériences humaines et que tu n'es pas condamnable pour ce fait.

BESOIN ET MESSAGE SPIRITUEL

Ton grand besoin est de t'AIMER, d'accepter tes peurs du moment. Prends le temps de trouver ce dont tu as PEUR POUR TOI dans cette situation. Ton Dieu intérieur t'invite à accueillir cette peur qui te pousse à agir ainsi, en te rappelant que tout est temporaire. Il te dit d'accueillir tes limites actuelles et de reconnaître davantage ta propre valeur. Ce n'est qu'après t'être accueilli dans tes peurs et tes limites que tu pourras te diriger vers ce que tu veux vraiment. Souviens-toi que cette partie en toi qui a peur est convaincue de te protéger. Si tu te sens capable d'assumer les conséquences de vivre selon les besoins de ton être, rassure-la.

BALLONNEMENT

Un ballonnement est un gonflement du ventre par des gaz intestinaux ou de l'air.

CAUSES ÉMOTIONNELLES (désirs bloqués)

Le fait de voir ton ventre se gonfler sans cause apparente est signe que tu retiens trop quelque chose de peur de le perdre. Tu as de la difficulté à lâcher prise de ton acquis, qu'il soit d'ordre physique, affectif ou mental. Tu ne fais pas assez confiance en l'Univers qui est toujours là pour voir à tes besoins.

Ce que tu crains de perdre peut représenter quelque chose que tu as créé toi-même, *ton bébé,* car, généralement, la personne souffrant de ballonnement semble enceinte, qu'elle soit un homme ou une femme.

CAUSES MENTALES (peurs et croyances)

Se peut-il qu'étant jeune, on t'a enlevé ou tu as perdu quelque chose que tu avais créé, que tu as développé la peur que ça se reproduise et que tu continues à entretenir ce genre de peur? Ton corps te dit que tu dois apprendre à lâcher prise plutôt que de toujours être en état d'alerte de peur de perdre quelque chose. Au lieu de craindre de perdre, sois convaincu que ce que tu as obtenu jusqu'à maintenant va demeurer dans ta vie tant et aussi longtemps que tu en auras besoin. Tu ne crois pas assez en ta grande puissance de créer *plusieurs autres bébés* et c'est pourquoi tu t'accroches autant à celui que tu portes, le faisant ainsi grossir.

BESOIN ET MESSAGE SPIRITUEL

Ton grand besoin est de t'AIMER, d'accepter tes peurs du moment. Prends le temps de trouver ce dont tu as PEUR POUR TOI dans cette situation. Ton Dieu intérieur t'invite à accueillir cette peur qui te pousse à agir ainsi, en te rappelant que tout est temporaire. Il te dit d'accueillir tes limites actuelles et de reconnaître davantage ta propre valeur. Ce n'est qu'après t'être accueilli dans tes peurs et tes limites que tu pourras te diriger vers ce que tu veux vraiment. Souviens-toi que cette partie en toi qui a peur est convaincue de te protéger. Si tu te sens capable d'assumer les conséquences de vivre selon les besoins de ton être, rassure-la.

BASEDOW (Maladie de)

Cette maladie est une affection due à une hyperthyroïdie qui est une activité excessive de la glande thyroïde, à laquelle s'ajoutent le goitre et l'exophtalmie (conjugaison de la saillie en avant des globes oculaires et de la rétraction de la paupière supérieure). Réfère-toi à GOITRE et THYROÏDE.

BASSE PRESSION

BLOCAGE PHYSIQUE

Aussi appelée HYPOTENSION, la basse pression correspond à une diminution, sous la normale, de la pression du sang dans les vaisseaux. Elle se caractérise par une tendance aux syncopes, une mauvaise vascularisation des extrémités, une grande fatigue ou une tendance aux vertiges. Si la pression est basse, mais que cela ne cause aucun problème physique, il est possible que cette pression soit adéquate pour la personne en question.

CAUSES ÉMOTIONNELLES (désirs bloqués)

Tu es probablement le genre de personne qui veut vivre, qui veut avoir des projets, mais qui se laisse décourager facilement. Tu te sens défait d'avance au lieu d'être en contact avec ton pouvoir de créer ta vie. Au lieu de te lever le matin avec l'énergie nécessaire pour aller de l'avant, tu te décourages facilement, te disant que tu n'as plus d'énergie. C'est comme si le fait de vivre était un poids énorme pour toi. Tu sabotes complètement le courage qui t'habite. Tu abandonnes trop facilement. Ton corps te dit d'avoir des projets et de ne pas attendre que les autres t'en proposent.

CAUSES MENTALES (peurs et croyances)

Tu écoutes beaucoup trop l'activité mentale en toi qui te fait croire que tu n'es pas capable et que la partie est perdue d'avance. Le fait de croire que tu

B

ne peux faire face à une certaine pression dans la vie t'empêche de réaliser de beaux rêves. Tu dois aussi arrêter de croire que les autres sont à tes côtés pour vivre ta vie à ta place. Il est grand temps que tu prennes la responsabilité de ta vie et que tu réalises ton grand pouvoir de créer la vie que tu veux véritablement.

BESOIN ET MESSAGE SPIRITUEL

Ton grand besoin est de t'AIMER, d'accepter tes peurs du moment. Prends le temps de trouver ce dont tu as PEUR POUR TOI dans cette situation. Ton Dieu intérieur t'invite à accueillir cette peur qui te pousse à agir ainsi, en te rappelant que tout est temporaire. Il te dit d'accueillir tes limites actuelles et de reconnaître davantage ta propre valeur. Ce n'est qu'après t'être accueilli dans tes peurs et tes limites que tu pourras te diriger vers ce que tu veux vraiment. Souviens-toi que cette partie en toi qui a peur est convaincue de te protéger. Si tu te sens capable d'assumer les conséquences de vivre selon les besoins de ton être, rassure-la.

BEC-DE-LIÈVRE

Réfère-toi à MALFORMATION.

BÉGAIEMENT

BLOCAGE PHYSIQUE

Le bégaiement est un trouble du langage qui apparaît généralement au cours de l'enfance et qui évolue jusqu'à l'âge adulte.

CAUSES ÉMOTIONNELLES (désirs bloqués)

Voici certains comportements qui sont des causes de ce problème. Vérifie lesquels te concernent.

- Depuis ton enfance, tu as beaucoup de difficulté à faire tes demandes et surtout à exprimer tes désirs et ce que tu ressens.

- Tu crains davantage ceux qui représentent une autorité et ceux qui t'impressionnent, surtout lorsque tu as besoin d'exprimer ce que tu veux.

- Tu ne mets pas en valeur tes talents. Tu doutes beaucoup trop de toi et de ce que tu as à dire.

CAUSES MENTALES (peurs et croyances)

Tu n'as plus besoin de croire que tes désirs ne sont pas raisonnables ou de craindre que quelqu'un d'autre puisse croire que tes désirs ne sont pas légitimes. Tu n'as pas à justifier quoi que ce soit. Il est temps que tu réalises que c'est le petit enfant en toi qui continue à croire que si tu t'exprimes véritablement, tu seras ridiculisé, diminué ou rejeté dans tes propos. Tourne la page sur le passé et reprends contact avec ton pouvoir de communiquer.

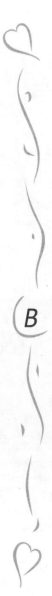

Tu reçois le message que tu as le droit d'avoir des désirs, que les autres soient d'accord ou non. Tu peux te permettre ce que tu veux, car de toute façon, tu auras à assumer les conséquences de tes choix. Tout un chacun a cette responsabilité.

De plus, au lieu de croire que ce sont les autres qui sont autoritaires, deviens conscient qu'il y a aussi une partie en toi qui est autoritaire et qui veut s'exprimer. Lorsque tu constateras que cette partie autoritaire n'est pas méchante et qu'elle peut même t'aider à t'affirmer, cela te réconciliera auprès des autres que tu traites d'autoritaires.

BESOIN ET MESSAGE SPIRITUEL

Ton grand besoin est de t'AIMER, d'accepter tes peurs du moment. Prends le temps de trouver ce dont tu as PEUR POUR TOI dans cette situation. Ton Dieu intérieur t'invite à accueillir cette peur qui te pousse à agir ainsi, en te rappelant que tout est temporaire. Il te dit d'accueillir tes limites actuelles et de reconnaître davantage ta propre valeur. Ce n'est qu'après t'être accueilli dans tes peurs et tes limites que tu pourras te diriger vers ce que tu veux vraiment. Souviens-toi que cette partie en toi qui a peur est convaincue de te protéger. Si tu te sens capable d'assumer les conséquences de vivre selon les besoins de ton être, rassure-la.

BELL (Signe de)

Cette maladie est aussi appelée PARALYSIE DE BELL. C'est une paralysie faciale, atteignant un seul côté du visage et due à une atteinte du nerf facial. Lorsque la personne atteinte de cette paralysie tente de fermer les deux yeux, la paupière du côté paralysé reste entrouverte.

Il t'est suggéré de vérifier la définition de PARALYSIE, en y ajoutant que cette maladie est provoquée lorsque quelque chose t'a *sauté aux yeux,* mais que tu ne veux pas y faire face. Réfère-toi en plus à la définition de VISAGE.

BLESSURE

Réfère-toi à ACCIDENT.

BLEU

Un bleu, aussi appelé ECCHYMOSE ou HÉMATOME est une accumulation de sang dans un tissu, due à des lésions vasculaires. Te référer à ACCIDENT et à SANG. Je te rappelle les expressions suivantes qui peuvent avoir un lien avec un bleu : *être bleu de froid, avoir une peur bleue, en être bleu* (stupéfait) ou *n'y voir que du bleu* (ne s'apercevoir de rien, n'y rien comprendre).

BOSSE

Réfère-toi à ŒDÈME.

BOUCHE (Problèmes à la)

BLOCAGE PHYSIQUE

La bouche est la cavité du visage qui communique avec l'appareil digestif et avec les voies respiratoires. La définition qui suit se rapporte à tout malaise dans la bouche, tels un *ulcère*, une *douleur*, etc.

CAUSES ÉMOTIONNELLES (désirs bloqués)

La bouche, étant la partie supérieure du système digestif, un problème à celle-ci signifie qu'il y a refus de vouloir avaler une nouvelle idée pour pouvoir la digérer et l'utiliser. Cette nouvelle idée peut provenir de toi ou de quelqu'un d'autre. Ce refus est dû à une réaction trop rapide, sans avoir pris le temps de vérifier tous les aspects de la situation. Ton problème à la bouche te dit que tu aurais intérêt à être plus calme, plus ouvert, car cette nouvelle idée peut t'être utile.

Si tu te mords l'intérieur de la bouche, cela signifie que tu ronges ton frein pour ne pas dire certaines choses que tu veux cacher et qui t'angoissent. Tu devrais t'ouvrir davantage au lieu de tout garder à l'intérieur.

Avoir la bouche sèche à cause d'un manque de salive ou trop de respirations par la bouche signifie que tu as très peur de te tromper, ce qui t'empêche de bien respirer. Ton corps te dit que tu dois accepter de faire des erreurs, que celles-ci sont humaines et sont en réalité des expériences nécessaires à ton apprentissage.

CAUSES MENTALES (peurs et croyances)

Lorsque cela t'arrive, réalise qu'une de tes peurs t'a envahi, que tu as réagi trop vite et qu'il ne t'arrivera rien de désagréable si tu te permets de revenir sur ta décision, en général prise trop rapidement. Au contraire, ce sera bénéfique pour toi et de plus, ça plaira sûrement à quelqu'un d'autre. Crois davantage en l'utilité de nouvelles idées plutôt que laisser ton ego, qui ne vit que dans le passé, décider. Les maladies de la bouche naissent aussi de pensées malsaines et retenues avant d'être émises. Devient conscient de ces pensées et ne les laisse pas germer trop longtemps. Permets-toi de dire ce que tu as à dire, sans croire que tu seras rejeté par les autres.

Si tu souffres de bouche sèche, ta croyance que tu n'as pas le droit de te tromper n'est plus utile pour toi. Dis à cette croyance que tu veux vivre des nouvelles expériences et que tu te sens capable d'en assumer les conséquences.

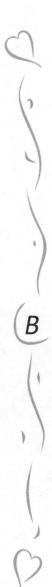

BESOIN ET MESSAGE SPIRITUEL

Ton grand besoin est de t'AIMER, d'accepter tes peurs du moment. Prends le temps de trouver ce dont tu as PEUR POUR TOI dans cette situation. Ton Dieu intérieur t'invite à accueillir cette peur qui te pousse à agir ainsi, en te rappelant que tout est temporaire. Il te dit d'accueillir tes limites actuelles et de reconnaître davantage ta propre valeur. Ce n'est qu'après t'être accueilli dans tes peurs et tes limites que tu pourras te diriger vers ce que tu veux vraiment. Souviens-toi que cette partie en toi qui a peur est convaincue de te protéger. Si tu te sens

capable d'assumer les conséquences de vivre selon les besoins de ton être, rassure-la.

BOUFFÉE DE CHALEUR

Une bouffée de chaleur est une sensation de chaleur, poussée congestive au niveau de la face, pouvant s'accompagner de sueurs abondantes et d'une sensation d'étouffement. Elles se produisent et disparaissent rapidement. Elles peuvent être l'indice d'un trouble de la digestion, avec sensation de pesanteur gastrique. Elles peuvent aussi apparaître chez la femme à la ménopause. Réfère-toi à DIGESTION ou à MÉNOPAUSE, selon le cas. Il est à prendre en considération qu'une chaleur soudaine peut aussi survenir lors d'un déblocage d'énergie, suite à une résolution de conflit. Si c'est ton cas, accueille cette bouffée de chaleur, en prenant une bonne respiration et en te rappelant que ton corps sait ce qu'il fait.

BOULIMIE

BLOCAGE PHYSIQUE

La personne qui souffre de boulimie vit régulièrement une sensation incontrôlable de faim, la conduisant à s'alimenter de manière fougueuse et excessive. Ensuite, elle se fait vomir, se purge ou fait de l'exercice excessif afin de maintenir son poids.

CAUSES ÉMOTIONNELLES (désirs bloqués)

Ce problème en est un d'ordre affectif, tout comme l'anorexie, à l'exception que si tu vis ce problème, tu veux *bouffer* ta mère pour ensuite la rejeter quand tu te fais vomir. L'anorexie est liée à la peur du rejet tandis que la boulimie a un lien avec la peur d'être abandonné. Ces crises de boulimie se produisent quand tu as voulu te couper de ta mère, mais qu'à un certain moment, tu n'en peux plus de t'en priver et tu tombes dans l'autre extrême, c'est-à-dire que tu nécessites sa présence. Tu as pu sentir fréquemment que ta mère voulait prendre toute la place, au point même de t'empêcher d'aimer ton père, ce qui a provoqué de la colère en toi.

Il est fort probable que tu te sois beaucoup trop retenu d'aimer et de reconnaître ta mère et surtout, d'accepter la femme en ta mère. Cela crée, autant chez l'homme que chez la femme qui en souffre, une grande difficulté à accepter le principe féminin en soi. Cela se produit souvent chez des personnes rigides qui ne sont pas en contact avec leurs besoins et qui ne se permettent pas de réaliser leurs désirs.

CAUSES MENTALES (peurs et croyances)

Si tu souffres de boulimie, deviens conscient que tu es beaucoup plus fusionnel que tu ne le crois avec ta mère. C'est ce refus de voir la réalité qui te fait craindre que ta mère t'envahisse. Ce que tu vis vient entièrement de ce qui se passe en toi : une partie de toi souhaite garder ta mère entièrement pour toi tandis qu'une autre la rejette, trouvant la responsabilité de son bonheur impossible à supporter.

De plus, il est probable qu'il existe une relation de pouvoir entre ta mère et toi, ou d'autres femmes, surtout celles qui essaient de remplacer ou qui te rappellent ta mère. Dans ce type de relation, tu ne veux pas te faire contrôler car tu veux contrôler à tel point que tu en perds le contrôle. Tu agis ainsi avec ta nourriture : tu perds le contrôle et tu essaies de le reprendre. Tu as intérêt à accepter que ta mère a vécu la même chose que toi avec son parent du même sexe que toi et qu'elle t'a aimé de son mieux. C'est ta perception de son amour qui cause ton problème.

Tu reçois comme message d'accepter davantage la partie féminine en toi et de faire la paix avec ta mère. Quand tu t'aimeras davantage, cet amour comblera le grand vide intérieur que tu essaies de combler avec de la nourriture.

BESOIN ET MESSAGE SPIRITUEL

Ton grand besoin est de t'AIMER, d'accepter tes peurs du moment. Prends le temps de trouver ce dont tu as PEUR POUR TOI dans cette situation. Ton Dieu intérieur t'invite à accueillir cette peur qui te pousse à agir ainsi, en te rappelant que tout est temporaire. Il te dit d'accueillir tes limites actuelles et de reconnaître davantage ta propre valeur. Ce n'est qu'après t'être accueilli dans tes peurs et tes limites que tu pourras te diriger vers ce que tu veux vraiment. Souviens-toi que cette partie en toi qui a peur est convaincue de te protéger. Si tu te sens capable d'assumer les conséquences de vivre selon les besoins de ton être, rassure-la.

BOURDONNEMENT D'OREILLE

Réfère-toi à ACOUPHÈNE.

BOUTONS

BLOCAGE PHYSIQUE

Un bouton est une petite tumeur à la surface de la peau.

CAUSES ÉMOTIONNELLES (désirs bloqués)

Si ce n'est que l'apparition de quelques boutons de temps à autre, cela dénote de l'impatience et de la non-acceptation de faire déranger tes plans, ce qui crée un peu de colère refoulée. Pour savoir dans quel domaine cette impatience est vécue, il importe de noter à quoi sert l'endroit du corps où les boutons apparaissent. Ton corps te dit que tu dois davantage lâcher prise et avoir confiance que l'Univers s'occupera bien de toi. Si les boutons sont très présents et que le problème est plus sérieux et dérangeant, réfère-toi à PEAU.

CAUSES MENTALES (peurs et croyances)

Si tu es une personne impatiente, tu as intérêt à devenir moins contrôlante et à être plus flexible lorsque les choses ne se déroulent pas comme tu veux. Tu as besoin de t'ajuster davantage aux imprévus. Très souvent, ces imprévus sont là pour te faire vivre des expériences différentes ou ils t'indiquent que ce que tu avais prévu n'est pas nécessairement ce

123

qu'il y a de meilleur pour toi. Tu n'as plus besoin de croire en ce que ton mental te dit. Ton être (Dieu intérieur) connaît mieux que toi tes vrais besoins. Souviens-toi que ce qui est enregistré dans ton mental s'appelle de la mémoire, donc venant d'expériences du passé. Ton être est ce qui te garde dans le présent; il sait ce qui est mieux pour toi.

Si tu as une poussée de boutons soudaine dans le visage, il est très probable qu'il existe une situation où tu as peur de *perdre la face* devant les autres. Il est temps de réaliser que les autres sont aussi exigeants envers toi que tu l'es envers toi-même. Ils ne sont que ton reflet. Apprends à t'estimer davantage et les autres t'estimeront.

BESOIN ET MESSAGE SPIRITUEL

Ton grand besoin est de t'AIMER, d'accepter tes peurs du moment. Prends le temps de trouver ce dont tu as PEUR POUR TOI dans cette situation. Ton Dieu intérieur t'invite à accueillir cette peur qui te pousse à agir ainsi, en te rappelant que tout est temporaire. Il te dit d'accueillir tes limites actuelles et de reconnaître davantage ta propre valeur. Ce n'est qu'après t'être accueilli dans tes peurs et tes limites que tu pourras te diriger vers ce que tu veux vraiment. Souviens-toi que cette partie en toi qui a peur est convaincue de te protéger. Si tu te sens capable d'assumer les conséquences de vivre selon les besoins de ton être, rassure-la.

BRAS (Mal de)

BLOCAGE PHYSIQUE

Les bras sont parmi les membres les plus utilisés, car ils ont de multiples fonctions. Ils nous sont·nécessaires pour passer à l'action de façon générale et aussi, pour prendre quelqu'un ou quelque chose. Nous en avons besoin pour embrasser une autre personne; ils nous sont aussi utiles pour jouer. Un mal de bras peut donc affecter une ou plusieurs de ces fonctions.

CAUSES ÉMOTIONNELLES (désirs bloqués)

Un problème au bras peut indiquer plusieurs choses. Vérifie ce qui te concerne parmi les attitudes et comportements suivants.

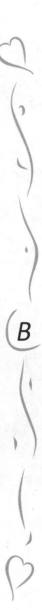

- Tu ne te sens pas assez utile dans ce que tu fais, que ce soit dans ta vie personnelle ou professionnelle, et tu doutes de tes capacités plutôt que de te faire confiance et de t'estimer davantage. Cela peut te faire vivre de la tristesse, du chagrin et du repli sur toi-même.

- Tu t'apitoies trop sur ton sort au lieu d'écouter les besoins de ton cœur qui veut que tu reconnaisses tout ce que tu apprends grâce à ce que tu entreprends.

- Il se peut que tu aies de la difficulté à prendre dans tes bras les gens que tu aimes et que tu t'en sentes coupable. Tu as intérêt à vérifier ce qui t'empêche de prendre quelqu'un dans tes

125

bras. Par la suite, donne-toi le temps qu'il faudra pour y arriver.

- Ton problème au bras peut-il dénoter que tu te sens incapable de montrer ta force pour aider quelqu'un en ce moment? Le bras droit a un lien avec donner et le bras gauche avec recevoir, accueillir.

- Le mal de bras peut aussi se manifester si tu as de la difficulté à embrasser une nouvelle situation parce que tu te laisses influencer par tes pensées ou par les autres, ce qui t'empêche de passer à l'action.

- Si c'est le bras droit qui te cause des problèmes, il se peut que tu ne te sentes pas à la hauteur d'être le *bras droit* de quelqu'un.

Comme les bras sont l'extension de la région du cœur, cela indique que tu dois utiliser tes bras pour exprimer ton amour plutôt que de sentir le poids de quelqu'un ou de quelque chose *sur tes bras.* Ce n'est pas par hasard que les bras ont été placés à cet endroit précis du corps. Tu dois embrasser une personne ou une situation avec amour et travailler avec amour. Voilà ce que ton cœur veut.

CAUSES MENTALES (peurs et croyances)

Si tu es du genre à douter de toi, de tes capacités, de ton utilité, c'est que tu te laisses déranger par une petite voix dans ta tête qui essaie de te convaincre que tu n'es pas assez capable, ou que tu n'as pas la compétence nécessaire pour entreprendre ce que tu veux.

Il se peut aussi que tu penses n'avoir pas assez de connaissances pour le faire alors que le message que tu reçois est que tu possèdes tout ce qu'il faut pour y arriver. Le mal que tu ressens est là pour te faire comprendre que ta façon de penser te fait mal. Si tu observais quelqu'un comme toi à l'œuvre, quelles sont les qualités que tu lui trouverais? Le fait de t'admirer va t'énergiser beaucoup plus que le fait de douter de toi-même.

Si tu as peur de ne pas *être le bras droit* de quelqu'un, as-tu vérifié si cette peur était bien fondée? As-tu partagé ta peur avec l'autre personne?

Même si ton ego est convaincu du contraire, tu dois te décider à passer à l'action avec confiance. Seuls tes doutes peuvent t'arrêter et te faire manquer ton but. Si ta peur de passer à l'action est trop grande, accepte que cette peur soit temporaire et qu'un jour tu y arriveras.

Si ton mal vient plutôt du fait que tu as de la difficulté à montrer ton affection et ton amour aux autres en les prenant dans tes bras, ton message est là pour t'aider à vivre une nouvelle expérience en osant le faire. Cela ne veut pas dire que tu dois toujours le faire, mais plutôt te donner le droit de changer ton attitude face à ta manière de démontrer de l'affection. Tu n'as plus à croire que tu es une personne froide. Si c'est au-delà de tes limites de prendre les gens dans tes bras, deviens conscient de toutes les autres façons que tu leur exprimes ton amour.

Si le mal est situé au niveau du coude, réfère-toi en plus à COUDE.

BESOIN ET MESSAGE SPIRITUEL

Ton grand besoin est de t'AIMER, d'accepter tes peurs du moment. Prends le temps de trouver ce dont tu as PEUR POUR TOI dans cette situation. Ton Dieu intérieur t'invite à accueillir cette peur qui te pousse à agir ainsi, en te rappelant que tout est temporaire. Il te dit d'accueillir tes limites actuelles et de reconnaître davantage ta propre valeur. Ce n'est qu'après t'être accueilli dans tes peurs et tes limites que tu pourras te diriger vers ce que tu veux vraiment. Souviens-toi que cette partie en toi qui a peur est convaincue de te protéger. Si tu te sens capable d'assumer les conséquences de vivre selon les besoins de ton être, rassure-la.

BRIGHT (Mal de)

Cette maladie est une insuffisance rénale progressivement accompagnée d'hypertension puis d'une élévation régulière du taux d'urée dans le sang. Cette maladie est aussi appelée néphrite chronique. Il est donc suggéré de te référer à REINS, à HYPERTENSION et à NÉPHRITE.

BRONCHITE

BLOCAGE PHYSIQUE

Les grosses bronches ont pour rôle de conduire l'air vers les poumons et les petites bronches (bronchioles) ont un rôle plus nuancé : en se contractant ou en se relâchant, elles peuvent ventiler ou mettre hors service un territoire plus ou moins important des poumons. Une bronchite est une inflammation de la muqueuse des bronches.

CAUSES ÉMOTIONNELLES (désirs bloqués)

En métaphysique, les bronches ont un lien avec la famille ou ton milieu de travail s'il représente une famille pour toi. Voici les comportements qui peuvent te concerner et qui sont des causes de la bronchite.

- Il est fort possible que tu vives une difficulté familiale (dispute ou querelle) et que tu sois en réaction à ta famille?

- Tu vis de la colère et tu te sens menacé dans ton territoire, dans tes limites.

- Tu peux même envisager couper des liens avec un ou plusieurs membres de ta famille, mais tu n'oses pas, par culpabilité.

- Tu n'oses *pas broncher*, c'est-à-dire manifester une forme d'opposition.

- Tu éprouves de la lassitude et du découragement face à la vie.

- Tu ne possèdes pas ce que tu désires mais tu ne le dis pas, tu n'oses pas faire tes demandes.

CAUSES MENTALES (peurs et croyances)

Si tu es affecté par cette maladie, il est temps que tu prennes la vie avec plus de joie et de simplicité plutôt que de trop prendre au sérieux ce qui se passe dans ta famille. Tu dois arrêter de croire que tous les membres d'une famille doivent être d'accord tout le temps. Il est impossible que tous aient les mêmes convictions que toi. Au lieu de te laisser décourager par ce qui se passe, vis ta vie comme bon te semble, sans te laisser influencer par les désirs et croyances des autres. Au lieu de croire qu'il *ne faut pas broncher*, permets-toi de *broncher*, c'est-à-dire de réagir sans te sentir coupable et ainsi t'affirmer dans ce que représentent ta place, ton territoire.

Tu reçois le message que tu as besoin de prendre ta place dans la famille plutôt que d'attendre que les autres t'en fassent une. En plus, tu as besoin de laisser les autres vivre leur vie à leur façon. Je précise que dans le cas d'un malaise ou d'une maladie inflammatoire, il a été observé que le problème se manifeste lorsque la personne s'éloigne du conflit sans qu'il ne soit réglé pour autant.

Je te suggère de te référer en plus à INFLAMMATION.

BESOIN ET MESSAGE SPIRITUEL

Ton grand besoin est de t'AIMER, d'accepter tes peurs du moment. Prends le temps de trouver ce

dont tu as PEUR POUR TOI dans cette situation. Ton Dieu intérieur t'invite à accueillir cette peur qui te pousse à agir ainsi, en te rappelant que tout est temporaire. Il te dit d'accueillir tes limites actuelles et de reconnaître davantage ta propre valeur. Ce n'est qu'après t'être accueilli dans tes peurs et tes limites que tu pourras te diriger vers ce que tu veux vraiment. Souviens-toi que cette partie en toi qui a peur est convaincue de te protéger. Si tu te sens capable d'assumer les conséquences de vivre selon les besoins de ton être, rassure-la.

BRONCHO-PNEUMONIE

Réfère-toi à BRONCHITE et à PNEUMONIE.

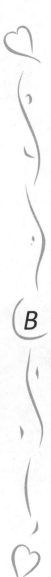

BRÛLURE

BLOCAGE PHYSIQUE

Une brûlure est une lésion tissulaire provoquée par la chaleur sous toutes ses formes, mais aussi par l'électricité, le froid intense, les substances chimiques et la radiation. Ne pas oublier de vérifier la définition de la partie du corps qui est brûlée.

CAUSES ÉMOTIONNELLES (désirs bloqués)

Comme une brûlure est un ACCIDENT, je te suggère de t'y référer. Il est important de te souvenir que plus le mal est sérieux, plus ta culpabilité est grande. Tu peux ajouter à la définition d'un accident qu'une sensation de brûlure indique aussi une façon

131

de penser qui te brûle. Qui ou qu'est-ce qui te brûle à ce point? Cet accident est la manifestation de la culpabilité que tu vis face à ce que tu ressens et tu te punis en te brûlant. Tu reçois le message d'être plus doux, plus tolérant envers toi-même et les autres au lieu d'être autant dans le jugement. Tu arrêteras ainsi de te punir et de te faire souffrir.

CAUSES MENTALES (peurs et croyances)

Il est temps que tu arrêtes de croire que tout doit se passer à ta façon. Souviens-toi que les autres agissent envers toi de la même façon que tu agis envers toi-même et envers les autres. Ils ne sont qu'un reflet de toi. Tu crois peut-être qu'être exigeant envers toi-même et les autres est signe d'amour, mais c'est plutôt le contraire. T'aimer c'est te donner le droit d'être ce que tu n'aimes pas autant que ce que tu aimes de toi. Il en va ainsi pour les autres.

BESOIN ET MESSAGE SPIRITUEL

Ton grand besoin est de t'AIMER, d'accepter tes peurs du moment. Prends le temps de trouver ce dont tu as PEUR POUR TOI dans cette situation. Ton Dieu intérieur t'invite à accueillir cette peur qui te pousse à agir ainsi, en te rappelant que tout est temporaire. Il te dit d'accueillir tes limites actuelles et de reconnaître davantage ta propre valeur. Ce n'est qu'après t'être accueilli dans tes peurs et tes limites que tu pourras te diriger vers ce que tu veux vraiment. Souviens-toi que cette partie en toi qui a peur est convaincue de te protéger. Si tu te sens capable d'assumer les conséquences de vivre selon les besoins de ton être, rassure-la.

BRÛLURES D'ESTOMAC

Ce qui est appelé une brûlure d'estomac ou gastrite est une inflammation ou irritation de l'estomac. Te référer à ESTOMAC en y ajoutant que tu peux brûler d'envie pour quelque chose (le désirer) mais tu ne te le permets pas encore; ou que quelqu'un ou quelque chose te brûle en ce moment, ce qui te fait vivre de la colère.

BURNOUT

BLOCAGE PHYSIQUE

Le *burnout* est une expression couramment utilisée en milieu médical et thérapeutique pour décrire *l'épuisement professionnel*. Il est considéré comme un trouble de l'adaptation avec inhibition au travail. Des manifestations anxieuses ou dépressives y sont fréquemment associées. Parmi les symptômes, on peut citer une grande fatigue, la perte du goût de vivre et la perte de désir. La personne qui en souffre a l'impression de se battre contre une machine, un système, contre quelque chose de beaucoup trop gros pour elle. Ce malaise se retrouve principalement chez les cadres de compagnie, chez les infirmières, les enseignants, enfin dans toutes les professions où le travail est dirigé par un gros système. Le *burnout* est souvent confondu avec la *dépression*. Vérifie la description de la DÉPRESSION pour bien faire la différence.

CAUSES ÉMOTIONNELLES (désirs bloqués)

Selon mes observations, cet épuisement se produit chez les personnes qui ont des choses à régler avec leur parent du même sexe. Étant jeune, tu as voulu impressionner ce parent en faisant tout pour lui plaire, mais tu n'as pas eu la reconnaissance recherchée. Tu t'es senti contrôlé et impuissant. Ne croyant pas assez en ta valeur, tu as pris l'habitude de performer pour prouver ce que tu es. Tu as mélangé le FAIRE et l'ÊTRE.

Tu as certainement la réputation d'être une personne travaillante mais tu te sens souvent pris pour acquis. Tu te sens très seul lorsque personne ne reconnaît tout ce que tu fais. Tu finis par te décourager et te demander à quoi sert tout ce que tu fais. N'étant plus capable, te sentant impuissant, tu abandonnes la partie et tombes très vite. Tu ne peux plus rien faire; tu n'en as même plus le désir.

CAUSES MENTALES (peurs et croyances)

Accepte le fait que c'est toi qui as décidé, étant plus jeune, que si tu en faisais beaucoup, ton parent du même sexe t'aimerait davantage. Toi seul peux changer cette décision. Personne d'autre que toi n'a le pouvoir de t'en demander au-delà de tes limites, mais rappelle-toi que cette attitude est contraire à l'amour de soi. *S'aimer, c'est reconnaître ses talents, ses limites et ses faiblesses, avec tout ce que cela implique.* Si tu avais l'impression que ton parent t'en demandait beaucoup, ce n'était pas la réalité. Il était là pour te montrer ce que tu exigeais de toi-même. Par la suite, tu as fait du transfert : ton milieu de travail est devenu ce parent et tu continues à vouloir être aimé pour tes performances. Tu as donc beaucoup d'attentes de la part des autres parce que tu ne peux te reconnaître à ta juste valeur. Comme personne sur cette planète n'a l'obligation de te reconnaître, tu te décourages.

Tu as besoin, à partir de maintenant, de faire ton travail au meilleur de ta connaissance et de bien vérifier ce que tes supérieurs veulent de toi plutôt que de présumer que tu dois toujours les impressionner. De plus, tu as le droit de dire non lorsque tu crois que c'est trop pour toi. En respectant tes limites, tu seras moins porté à critiquer les autres et à être plus heureux.

Tu reçois le message en plus qu'il est devenu urgent que tu reconnaisses ce que tu ES, que tu te fasses des compliments toi-même et surtout que tu réalises que tu n'es pas ce que tu fais. Tu trouveras alors que ton quotidien est rempli de petits bonheurs. Souviens-toi aussi qu'une personne heureuse renouvelle sans cesse son énergie. La personne qui souffre de *burnout* n'est pas épuisée parce qu'elle manque d'énergie, mais plutôt parce que sa capacité de s'aimer est épuisée.

BESOIN ET MESSAGE SPIRITUEL

Ton grand besoin est de t'AIMER, d'accepter tes peurs du moment. Prends le temps de trouver ce dont tu as PEUR POUR TOI dans cette situation. Ton Dieu intérieur t'invite à accueillir cette peur qui te pousse à agir ainsi, en te rappelant que tout est temporaire. Il te dit d'accueillir tes limites actuelles

et de reconnaître davantage ta propre valeur. Ce n'est qu'après t'être accueilli dans tes peurs et tes limites que tu pourras te diriger vers ce que tu veux vraiment. Souviens-toi que cette partie en toi qui a peur est convaincue de te protéger. Si tu te sens capable d'assumer les conséquences de vivre selon les besoins de ton être, rassure-la.

BURSITE

BLOCAGE PHYSIQUE

Ce malaise est une inflammation des bourses séreuses situées aux articulations (entre les tendons et les os) qui permettent aux tendons de se déplacer, de glisser facilement et sans friction à la surface des os. Ces bourses séreuses se retrouvent aux genoux, aux coudes, aux épaules et aux poignets. Quand les tendons épaississent ou deviennent noueux à cause d'un effort excessif, les bourses sont soumises à une friction qui entraîne une inflammation. Elle se manifeste par une tuméfaction bien délimitée, de consistance élastique assez douloureuse, recouverte d'une peau rouge et chaude. Réfère-toi en plus à GENOU, COUDE, ÉPAULE et POIGNET, selon le cas.

CAUSES ÉMOTIONNELLES (désirs bloqués)

Ce malaise est vécu en général par une personne qui désire frapper quelqu'un, mais qui retient sa colère. Si c'est ton cas, il est fort probable que tu sois le type de perfectionniste qui ne veut pas se donner le droit de se mettre en colère. Cette dernière se loge donc à l'articulation affectée par la situation. Si tu veux frapper quelqu'un envers qui tu te crois trop responsable, la bursite se logera surtout à l'épaule. Elle se logera au genou lorsque tu veux frapper quelqu'un devant qui tu aurais intérêt à plier plutôt que résister et vouloir avoir raison à tout prix.

Si, par contre, la bursite se rattache à un travail ou un sport, ça se logera au coude. Par exemple, ce problème est fréquent chez les sportifs qui vivent de la colère en frappant une balle soit au golf, au tennis, au base-ball, etc.

CAUSES MENTALES (peurs et croyances)

Il est grand temps pour toi de réaliser que tu n'as pas à endurer une situation au point de te faire souffrir ainsi. Tu écoutes trop la petite voix dans ta tête qui est convaincue d'avoir raison et qui voudrait que tu te forces davantage pour imposer ton point de vue. Tu te retiens tellement que tu en viens à vouloir frapper quelqu'un alors qu'il serait à ton avantage de t'affirmer et d'exprimer ce que tu veux. De plus, le fait de t'apitoyer sur ton sort et de t'en vouloir n'est pas bénéfique pour toi et ne règle rien.

Voici l'exemple d'une dame qui a réalisé qu'elle ne voulait plus jouer au tennis de façon compétitive. Elle ne voulait jouer que pour le plaisir de jouer. Elle vivait de la colère à chaque fois qu'elle jouait en équipes car sa partenaire l'accusait de ne pas assez bien jouer, donc de ne pas gagner assez souvent contre les deux autres partenaires. Elle s'accusait en plus de se laisser faire, de ne pas s'affirmer et sur-

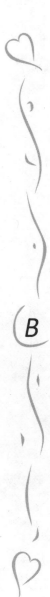

tout, de ne pas oser vouloir jouer seulement pour le plaisir de jouer. Dès qu'elle a décidé d'arrêter de jouer, sa bursite est apparue. Dans ce cas, tout ce que cette dame avait à faire, c'était de faire ses demandes. Qui sait? Peut-être que ça aurait plu à ses partenaires.

Ton message est donc bien précis. Il t'indique que ce que tu désires le plus apprendre c'est *GLISSER* facilement dans la situation en question ou avec une certaine personne au lieu de lui résister en forçant inutilement.

Je te suggère en plus de te référer à INFLAMMA-TION.

BESOIN ET MESSAGE SPIRITUEL

Ton grand besoin est de t'AIMER, d'accepter tes peurs du moment. Prends le temps de trouver ce dont tu as PEUR POUR TOI dans cette situation. Ton Dieu intérieur t'invite à accueillir cette peur qui te pousse à agir ainsi, en te rappelant que tout est temporaire. Il te dit d'accueillir tes limites actuelles et de reconnaître davantage ta propre valeur. Ce n'est qu'après t'être accueilli dans tes peurs et tes limites que tu pourras te diriger vers ce que tu veux vraiment. Souviens-toi que cette partie en toi qui a peur est convaincue de te protéger. Si tu te sens capable d'assumer les conséquences de vivre selon les besoins de ton être, rassure-la.

CALCUL

BLOCAGE PHYSIQUE

On désigne sous le terme de calcul un petit caillou, une pierre, qui vient d'une concrétion de sels minéraux ou de substances organiques (mêlées éventuellement à d'autres éléments) qui se forme dans certaines conditions anormales. Certains calculs sont à peine visibles à l'œil nu et généralement réunis en amas. D'autres ont une taille de plusieurs centimètres et sont le plus souvent isolés. Ces calculs peuvent se former dans la vésicule biliaire, les reins, la prostate, etc. Selon le cas, réfère-toi en plus à FOIE, REIN OU PROSTATE.

CAUSES ÉMOTIONNELLES (désirs bloqués)

En général, pour arriver à accumuler assez de dépôts pour former une ou plusieurs pierres, tu dois entretenir des pensées lourdes d'agressivité ou de mécontentement, d'envie ou de jalousie, et ce, pendant longtemps. Ces pensées sont gardées secrètes ou peu exprimées et elles te font vivre de la peur et de la colère. Elles s'accumulent donc et durcissent en toi.

CAUSES MENTALES (peurs et croyances)

Les calculs sont souvent dus à une erreur de calcul. Cela veut dire que tu penses d'une façon et tu agis d'une autre. Tu calcules trop avant de passer à l'action. Par exemple, tu peux vouloir aller de l'avant, mais tu te laisses arrêter ou influencer par d'autres ou par les petites voix dans ta tête et tu ne fais rien, ce qui te met en colère. Il y a de fortes chances que tu sois une personne rigide qui s'empêche de ressentir par peur de souffrir, ce qui contribue davantage à la formation de calculs ou de pierres.

Par ce problème, ton corps veut attirer ton attention sur le fait que ce que tu veux réellement, c'est passer à l'action selon tes désirs plutôt que de ruminer.

BESOIN ET MESSAGE SPIRITUEL

Ton grand besoin est de t'AIMER, d'accepter tes peurs du moment. Prends le temps de trouver ce dont tu as PEUR POUR TOI dans cette situation. Ton Dieu intérieur t'invite à accueillir cette peur qui te pousse à agir ainsi, en te rappelant que tout est temporaire. Il te dit d'accueillir tes limites actuelles et de reconnaître davantage ta propre valeur. Ce n'est qu'après t'être accueilli dans tes peurs et tes limites que tu pourras te diriger vers ce que tu veux vraiment. Souviens-toi que cette partie en toi qui a peur est convaincue de te protéger. Si tu te sens capable d'assumer les conséquences de vivre selon les besoins de ton être, rassure-la.

CANCER

BLOCAGE PHYSIQUE

Le cancer représente à la fois l'altération d'une cellule et une déviation considérable du mécanisme de reproduction de tout un groupe cellulaire. Réfère-toi en plus à la partie du corps atteinte de cancer et à son utilité pour avoir plus d'informations sur le message que ton corps t'envoie.

Lise Bourbeau a écrit un livre qui traite spécifiquement du cancer intitulé : Le cancer – un livre qui donne de l'espoir.

CAUSES ÉMOTIONNELLES (désirs bloqués)

Si tu souffres de cancer, voici les nombreuses attitudes qui peuvent être la cause de cette maladie. Regarde ce qui te concerne parmi ce qui suit.

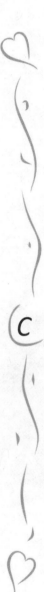

- Tu as pris l'habitude depuis ton enfance de refouler tes désirs et tes besoins pour t'occuper davantage du bonheur des autres.

- Tu es peut-être considéré par les autres comme une bonne personne, mais à quel prix? C'est souvent au détriment de tes besoins.

- Tu es du genre à te sentir coupable si tu oses parfois écouter tes désirs en premier.

- Tu as souffert depuis ta tendre enfance de rejet et d'abandon, et ce, dans l'isolement. Tu ne voulais tellement pas sentir ce que tu vivais que tu as préféré nier ce que tu ressentais en refoulant ta douleur au plus profond de toi. Tu ne voulais surtout pas faire de peine à tes proches. Malheureusement, en ne voulant pas sentir ce que tu vivais, tu t'es empêché de sentir que tu en voulais à un ou à tes deux parents pour ces souffrances, ce qui est une réaction tout à fait normale et humaine.

- Il se peut même que tu en aies voulu à Dieu pour ce que tu as vécu.

- Au lieu de t'autoriser à vivre de la rancune, voire même de la haine, tu as nié et refoulé beaucoup d'émotions qui se sont accumulées au fil des incidents qui venaient te rappeler tes vieilles blessures.

Le cancer apparaît quand l'âme d'une personne atteint sa limite émotionnelle, qu'elle soit enfant ou adulte. La partie du corps affectée par le cancer indique dans quel domaine tu refoules tes désirs et tes besoins. Par exemple, si le cancer atteint un sein, c'est parce que tu devrais t'accepter dans ta façon de materner les autres, même si ça ne répond pas toujours à leurs désirs et attentes ou à ce que tu as appris.

CAUSES MENTALES (peurs et croyances)

Vivre une douleur dans l'isolement signifie ne pas en parler à personne, vivre la souffrance par soi-même et la nier si quelqu'un nous en parle. Si tu agis ainsi c'est parce que tu es incapable d'y faire face, tu te sens impuissant. Cette douleur refoulée te gruge de l'intérieur, ce qui finit par causer le cancer qui te gruge de la même façon. Tu as donc voulu nier ce que tu as vécu, car tu entretiens une forte croyance (comme tes parents sans doute) qu'il est interdit d'en vouloir à un de tes parents.

En t'empêchant de ressentir, tu t'es fait croire que tu n'en voulais pas à tes parents. Comment juges-tu une personne qui s'autorise à en vouloir à ses parents? La juges-tu d'égoïste, de méchante, de sans-cœur, d'indigne ou de cruelle? Peu importe ta réponse, celle-ci représente ce dont tu t'es jugé depuis longtemps, mais qui n'est pas du tout la réalité.

Tu veux vivre dans l'amour, tu as beaucoup d'amour à donner, mais puisque tu ne sais pas t'aimer, tu as toujours tout fait pour être aimé, à ton détriment, en t'oubliant sans cesse.

La plus grande difficulté de la personne atteinte d'un cancer est de se pardonner à elle-même d'avoir eu des pensées haineuses ou des idées de vengeance, même si elles étaient inconscientes. Pardonne à l'enfant en toi qui a souffert en silence et qui a vécu de la rage, de la rancune, et qui n'avait personne pour l'écouter et le supporter. Tu dois arrêter de croire que le fait d'en vouloir à une autre personne signifie être méchant. C'est tout à fait normal et c'est surtout signe de souffrance. Pour t'aider à te pardonner, je te suggère de suivre les étapes de réconciliation et de pardon décrites à la fin de ce livre ou telles qu'enseignées dans l'atelier Écoute ton corps.

BESOIN ET MESSAGE SPIRITUEL

Ton grand besoin est de t'AIMER, d'accepter tes peurs du moment. Prends le temps de trouver ce dont tu as PEUR POUR TOI dans cette situation. Ton Dieu intérieur t'invite à accueillir cette peur qui te pousse à agir ainsi, en te rappelant que tout est temporaire. Il te dit d'accueillir tes limites actuelles et de reconnaître davantage ta propre valeur. Ce n'est qu'après t'être accueilli dans tes peurs et tes limites que tu pourras te diriger vers ce que tu veux vraiment. Souviens-toi que cette partie en toi qui a

peur est convaincue de te protéger. Si tu te sens capable d'assumer les conséquences de vivre selon les besoins de ton être, rassure-la.

CANDIDOSE

Les candidoses sont des infections dues à des champignons particuliers, les levures du type Candida. Les candidoses les plus fréquentes sont buccales et génitales. La levure la plus fréquemment retrouvée est le Candida albicans. La CANDIDOSE BUCCALE se traduit par un muguet, des petites taches blanches au niveau de la langue, des faces internes des joues et des amygdales. La CANDIDOSE GÉNITALE (surtout chez les femmes) se manifeste par des démangeaisons vulvaires ou vaginales pouvant causer des douleurs lors des rapports sexuels.

S'il s'agit de CANDIDOSE BUCCALE, réfère-toi à BOUCHE et à VAGIN si c'est d'ordre génital, en y ajoutant que tu regrettes ta *candeur* passée et que tu voudrais qu'on croie à ton innocence présente. Par contre, comme c'est une infection, tu dois y ajouter une colère vécue.

CARIE DENTAIRE

BLOCAGE PHYSIQUE

Cette maladie est la plus importante à atteindre les dents. Une carie commence par les acides (surtout ceux du sucre) qui attaquent la surface de l'émail des dents. Peu à peu, cette attaque envahit l'ivoire, ou dentine, entraînant la création d'un foyer de carie. C'est à ce moment qu'apparaissent la sensibilité et les douleurs provoquées par l'ingestion d'aliments froids, sucrés ou acides. Lorsque la pulpe est atteinte, cela provoque une congestion et une inflammation qui excitent les filets nerveux. Les douleurs deviennent très fortes, provoquant *une rage de dents*.

CAUSES ÉMOTIONNELLES (désirs bloqués)

Voici les causes probables de ce problème. Vérifie ce qui te concerne.

- Comme les dents sont nécessaires pour mastiquer, c'est-à-dire préparer les aliments à la digestion, une carie est une indication que tu ne veux pas accepter quelqu'un ou quelque chose, car tu es trop arrêté dans tes idées et tu peux être enragé au point de vouloir mordre quelqu'un.

- Comme une carie ronge la dent affectée, cela indique que tu te ronges intérieurement au lieu de t'exprimer et de faire tes demandes comme tu le désires. Cette attitude t'empêche souvent de passer à l'action et de manifester tes désirs.

- Comme ce problème est en général très souffrant, c'est aussi signe que tu te sens souvent coupable parce que tu écoutes trop ton ego au lieu d'écouter ton cœur et tes besoins.

- Si ce problème t'empêche de rire, cela indique que tu prends la vie trop au sérieux.

CAUSES MENTALES (peurs et croyances)

Ta carie est là pour t'indiquer que ton entêtement n'est pas bénéfique pour toi; il te fait aussi mal à l'intérieur de toi que ta dent te fait mal. Au lieu de rager à l'intérieur, il te serait plus avantageux de réviser ta façon de percevoir ce qui se passe autour de toi et d'accepter que les autres ne peuvent pas tous penser comme toi. Apprends à rire de toi, à voir le côté amusant des gens et des événements. Décide de croire que tu as le droit de faire des actions qui te font plaisir. Ainsi, tu n'auras plus à manger plus de sucre que nécessaire croyant que c'est le moyen par excellence pour adoucir ta vie.

Pour plus de détails, il est suggéré de te référer à DENTS.

BESOIN ET MESSAGE SPIRITUEL

Ton grand besoin est de t'AIMER, d'accepter tes peurs du moment. Prends le temps de trouver ce dont tu as PEUR POUR TOI dans cette situation. Ton Dieu intérieur t'invite à accueillir cette peur qui te pousse à agir ainsi, en te rappelant que tout est temporaire. Il te dit d'accueillir tes limites actuelles et de reconnaître davantage ta propre valeur. Ce n'est qu'après t'être accueilli dans tes peurs et tes limites que tu pourras te diriger vers ce que tu veux vraiment. Souviens-toi que cette partie en toi qui a peur est convaincue de te protéger. Si tu te sens capable d'assumer les conséquences de vivre selon les besoins de ton être, rassure-la.

CATARACTE

BLOCAGE PHYSIQUE

Cette affection de l'œil se manifeste par une opacification du cristallin de l'œil. La lentille perd peu à peu sa transparence, compromettant de plus en plus la vision. Les premiers signes en sont un léger obscurcissement de la vue, la vision de points ou de petites taches noires et la perception double ou multiple d'un objet. Il est suggéré de te référer en plus à YEUX (problèmes aux).

CAUSES ÉMOTIONNELLES (désirs bloqués)

Cette affection de l'œil donne l'impression qu'un voile le recouvre. Si tu en es affecté, tu as une perception voilée de ce qui se passe autour de toi. Ta cataracte t'envoie comme message de ne pas en demander autant aux autres ainsi qu'à toi-même. Ta grande peur que quelque chose s'écroule ou prenne fin dans ta vie, ou que tu subisses un échec ou une faillite, t'empêche de voir le beau côté de ta vie, ce qui peut te mener à voir la vie comme étant sombre et sans lumière. Tu risques de tomber ainsi dans la tristesse, la morosité. Enlève ton voile et regarde tout ce que tu as créé jusqu'à maintenant. C'est mieux que tu ne le croies. De plus, tu reçois comme message de t'ouvrir (enlever le voile) à la façon de voir des autres au lieu d'insister pour que les autres voient la vie à ta façon.

CAUSES MENTALES (peurs et croyances)

Jusqu'à maintenant tu as cru qu'il était préférable de ne pas voir plutôt que de prendre conscience d'un échec ou que quelque chose a pris fin, alors que c'est faux. Tu as tout ce qu'il faut pour faire face à une situation nouvelle, même si elle n'est pas conforme à ta façon de voir les choses. Si la cataracte est interne, tu préfères avoir une perception voilée de ce qui se passe en toi, tu te fais croire que tout va bien alors que tu aurais intérêt à voir la réalité.

BESOIN ET MESSAGE SPIRITUEL

Ton grand besoin est de t'AIMER, d'accepter tes peurs du moment. Prends le temps de trouver ce dont tu as PEUR POUR TOI dans cette situation. Ton Dieu intérieur t'invite à accueillir cette peur qui te pousse à agir ainsi, en te rappelant que tout est temporaire. Il te dit d'accueillir tes limites actuelles et de reconnaître davantage ta propre valeur. Ce n'est qu'après t'être accueilli dans tes peurs et tes limites que tu pourras te diriger vers ce que tu veux vraiment. Souviens-toi que cette partie en toi qui a peur est convaincue de te protéger. Si tu te sens capable d'assumer les conséquences de vivre selon les besoins de ton être, rassure-la.

CAUCHEMAR

BLOCAGE PHYSIQUE

Le cauchemar est un rêve plus ou moins pénible qui, généralement, s'achève ou s'interrompt par un réveil brutal et qui laisse parfois un souvenir difficilement supportable.

CAUSES ÉMOTIONNELLES (désirs bloqués)

Lorsque tu fais un cauchemar et que tu vis beaucoup d'angoisse dans ton rêve, c'est signe que tu vis autant d'angoisse à l'état éveillé, mais que tu n'en es pas conscient ou que tu ne veux pas en être conscient, par peur d'avoir à y faire face. Le rêve est tout simplement une extension de ce qui est vécu à l'état d'éveil, mais très souvent refoulé. Lorsque tu atteins ta limite, le rêve te permet de laisser s'échapper ce qui est refoulé, pour te libérer à ce moment-là. Cependant, le problème qui cause l'angoisse n'est pas réglé. Le rêve est toujours là pour t'aider à conscientiser, tout comme un malaise ou une maladie, ce qui te permet d'y faire face, d'y remédier.

CAUSES MENTALES (peurs et croyances)

La partie en toi qui s'inquiète trop et qui utilise trop son imagination pour penser à tout ce qui pourrait t'arriver te nuit plus qu'elle ne t'aide. Elle croit que tu ne peux arriver à tes buts. Par exemple, si tu fais un cauchemar dans lequel on te pourchasse et que tu y vis une grande peur, ce rêve veut t'indiquer que tu te sens pourchassé par quelqu'un ou par une pensée obsédante dans ton quotidien. Si tu peux arriver dans ton rêve à te tourner pour faire face à la personne qui te pourchasse, en lui demandant ce qu'elle veut et en étant brave, cela t'aidera à pouvoir le faire à l'état d'éveil. Plus un même cauchemar se produit souvent, plus il est urgent de faire face à ce qui t'angoisse, de réaliser que tu t'en fais beaucoup trop pour les détails. Au lieu d'avoir peur de ne pas arriver à ton but, prends le temps de voir tout ce que tu as fait jusqu'à maintenant. Ainsi, tu pourras atteindre la paix d'esprit.

BESOIN ET MESSAGE SPIRITUEL

Ton grand besoin est de t'AIMER, d'accepter tes peurs du moment. Prends le temps de trouver ce dont tu as PEUR POUR TOI dans cette situation. Ton Dieu intérieur t'invite à accueillir cette peur qui te pousse à agir ainsi, en te rappelant que tout est temporaire. Il te dit d'accueillir tes limites actuelles et de reconnaître davantage ta propre valeur. Ce n'est qu'après t'être accueilli dans tes peurs et tes limites que tu pourras te diriger vers ce que tu veux vraiment. Souviens-toi que cette partie en toi qui a peur est convaincue de te protéger. Si tu te sens capable d'assumer les conséquences de vivre selon les besoins de ton être, rassure-la.

CELLULITE

BLOCAGE PHYSIQUE

C'est une maladie à prédominance féminine. Elle affecte principalement le cou, le tronc, les fesses, les cuisses et pose surtout des problèmes d'ordre esthétique. C'est une inflammation du tissu cellulaire qui peut se traduire par un durcissement douloureux de la région atteinte. On reconnaît la cellulite par le fait que la région atteinte ressemble à une *peau d'orange* car lorsqu'on la plisse, elle présente des cratères et des boursouflures. Au toucher, on retrouve des structures granuleuses, par plaques dures.

CAUSES ÉMOTIONNELLES (désirs bloqués)

Cette maladie est en général un blocage de la créativité de la personne qui en est affectée. Voici la ou les attitudes qui peuvent te concerner.

- Tu es une personne qui se retient trop, qui ne se fait pas assez confiance.

- Comme ce problème affecte beaucoup le côté esthétique de ton corps, tu dois être une personne qui s'en fait pour son apparence physique.

- Il se peut que tu retiennes ta créativité. Regarde quelle région de ton corps est atteinte et tu sauras dans quel domaine ta créativité est bloquée en faisant un lien avec l'utilité de cette partie du corps. Se peut-il que tu te retiennes trop, que tu ne te fasses pas assez confiance dans ce domaine?

- Tu vis aussi de la colère, car les malaises ou maladies dont le nom se termine par le suffixe « ite » dénotent de la colère refoulée. Réfère-toi à INFLAMMATION pour d'autres précisions.

CAUSES MENTALES (peurs et croyances)

Pose-toi les questions suivantes : Pourquoi ai-je peur de faire valoir ma créativité? De quoi ai-je peur si j'attire l'attention sur moi avec tous mes talents, si je montre tout ce que je peux faire? Ai-je peur de ne pas être à la hauteur de la situation? Est-ce que je crois que je suis une personne molle?"

Est-il possible que tu te durcisses face à certaines situations en te faisant croire qu'elles ne te dérangent pas?

Tu aurais intérêt à lâcher prise du passé puisqu'il te retient de vivre pleinement ton moment présent. Tu peux te permettre d'être assez spécial pour montrer ta force, accepter de recevoir des compliments et te faire admirer non seulement pour ce que tu es, avec tous tes talents, mais aussi te faire admirer physiquement.

BESOIN ET MESSAGE SPIRITUEL

Ton grand besoin est de t'AIMER, d'accepter tes peurs du moment. Prends le temps de trouver ce dont tu as PEUR POUR TOI dans cette situation. Ton Dieu intérieur t'invite à accueillir cette peur qui te pousse à agir ainsi, en te rappelant que tout est temporaire. Il te dit d'accueillir tes limites actuelles et de reconnaître davantage ta propre valeur. Ce n'est qu'après t'être accueilli dans tes peurs et tes limites que tu pourras te diriger vers ce que tu veux vraiment. Souviens-toi que cette partie en toi qui a peur est convaincue de te protéger. Si tu te sens capable d'assumer les conséquences de vivre selon les besoins de ton être, rassure-la.

CERVEAU (Problèmes au)

BLOCAGE PHYSIQUE

Les problèmes les plus courants du cerveau sont le mal de TÊTE et la MIGRAINE. Voir plus loin dans ce livre pour ces deux malaises. Parmi les problèmes plus sérieux du cerveau, on rencontre le *traumatisme cérébral* qui est souvent la conséquence d'un traumatisme crânien, suite à un accident par exemple; la *thrombose cérébrale* et les *accidents cérébraux vasculaires (ACV)* qui sont provoqués par l'obstruction ou la rupture d'une artère, et les *tumeurs cérébrales* qui sont des formations dites bénignes ou malignes, développées aux dépens du tissu cérébral.

CAUSES ÉMOTIONNELLES (désirs bloqués)

Tout problème au cerveau est une indication d'un problème au niveau du *JE SUIS*. Tu reçois un message très important, car le cerveau représente l'organe le plus important du corps humain. C'est l'organe le mieux protégé du corps, avec sa carapace osseuse qui le met à l'abri des atteintes directes. Nous devons tous faire la même chose avec notre *JE SUIS*, c'est-à-dire le protéger aussi contre toute atteinte. Quand tu ne le fais pas, tu oublies ton individualité et tu te laisses convaincre de devenir ce que les autres attendent de toi. Tu es malheureux car tu ne sais pas qui tu es véritablement.

Il est temps d'arrêter de croire que tu dois toujours être ce que les autres croient que tu devrais être ou ce que tu as appris qu'il serait bien d'être. Ce genre d'attitude te porte à t'accuser fréquemment d'être ceci ou cela ou de ne pas être ce que tu crois que tu devrais être.

Chaque fois que tu te dévalorises au niveau de ce que TU ES ou de ce que TU N'ES PAS, c'est comme si tu te frappais la tête avec un marteau. Tu reçois le message de t'accepter dans ce que tu es, à chaque instant, même si tu es parfois ce que tu ne veux pas être. Tu pourras ainsi te créer une vie plus agréable.

BESOIN ET MESSAGE SPIRITUEL

Ton grand besoin est de t'AIMER, d'accepter tes peurs du moment. Prends le temps de trouver ce dont tu as PEUR POUR TOI dans cette situation. Ton Dieu intérieur t'invite à accueillir cette peur qui te pousse à agir ainsi, en te rappelant que tout est temporaire. Il te dit d'accueillir tes limites actuelles et de reconnaître davantage ta propre valeur. Ce n'est qu'après t'être accueilli dans tes peurs et tes limites que tu pourras te diriger vers ce que tu veux vraiment. Souviens-toi que cette partie en toi qui a peur est convaincue de te protéger. Si tu te sens capable d'assumer les conséquences de vivre selon les besoins de ton être, rassure-la.

CHALEURS

Réfère-toi à BOUFFÉE DE CHALEUR.

CHEVEUX (Perte de)

BLOCAGE PHYSIQUE

Il y a un problème de perte de cheveux lorsque les cheveux tombent soudainement beaucoup plus qu'à l'ordinaire. Lorsque les cheveux tombent d'une façon naturelle et continue, il y a toujours des cheveux de remplacement qui se reconstituent pour prendre la place des cheveux morts. Pour une perte permanente de cheveux, réfère-toi à CALVITIE.

CAUSES ÉMOTIONNELLES (désirs bloqués)

Voici les différentes causes qui peuvent être la source de ton problème.

- Tu perds tes cheveux anormalement lorsque tu vis une perte ou une peur de perdre quelque chose ou quelqu'un. Tu t'es trop identifié à ce que tu risques de perdre ou à ce que tu as perdu.

- Tu vis un sentiment d'impuissance ou tu es désespéré au point de t'en *arracher les cheveux*.

- Les cheveux sont souvent associés à la force intérieure, ce qui implique que tu n'es pas assez en contact avec cette force qui t'habite.

- Il se peut aussi que tu t'accuses d'avoir perdu quelque chose ou de faire perdre quelque chose à quelqu'un à cause d'une de tes décisions.

- En général, tu t'inquiètes trop pour le côté matériel de ta vie et tu as peur de l'opinion des autres, des *qu'en-dira-t-on*.

CAUSES MENTALES (peurs et croyances)

Si c'est ton cas, regarde ce que tu viens de perdre ou ce que tu crains de perdre et tu verras que tu croyais *ÊTRE* quelqu'un grâce à cela. Ce n'est pas dégradant de perdre quelqu'un ou quelque chose. Tu t'identifies trop à ce que tu *AS* et *FAIS* plutôt que de t'identifier à ce que tu *ES*. Tu crois que si tu *AS* cette chose ou ce quelqu'un, les autres croiront que tu *ES* une meilleure personne, une personne forte. Dis-toi bien que si l'Univers fait en sorte que quelqu'un ou quelque chose disparaisse de ta vie, il y a certainement une bonne raison. Tu as de nouvelles expériences à vivre.

Tu reçois le message d'apprendre à te détacher, de ne plus être dépendant de ce que tu viens de perdre ou de ce que tu crains de perdre. Tes cheveux te disent en plus de reconnaître que tes décisions sont prises au meilleur de tes connaissances et que les conséquences de tes décisions sont toujours des expériences qui t'apprendront quelque chose.

Réfère-toi en plus à CHEVEUX (problèmes de) ou à PELADE si ça te concerne.

BESOIN ET MESSAGE SPIRITUEL

Ton grand besoin est de t'AIMER, d'accepter tes peurs du moment. Prends le temps de trouver ce dont tu as PEUR POUR TOI dans cette situation. Ton Dieu intérieur t'invite à accueillir cette peur qui te pousse à agir ainsi, en te rappelant que tout est temporaire. Il te dit d'accueillir tes limites actuelles et de reconnaître davantage ta propre valeur. Ce n'est qu'après t'être accueilli dans tes peurs et tes limites que tu pourras te diriger vers ce que tu veux vraiment. Souviens-toi que cette partie en toi qui a peur est convaincue de te protéger. Si tu te sens capable d'assumer les conséquences de vivre selon les besoins de ton être, rassure-la.

CHEVEUX (Problèmes de)

BLOCAGE PHYSIQUE

On considère un problème de cheveux tout état anormal du cheveu, tel que: calvitie, cheveux blancs, cheveux gras, pelade, pellicules, perte de cheveux soudaine, etc.

CAUSES ÉMOTIONNELLES (désirs bloqués)

Un grand choc, une trop grande réaction d'impuissance et de désespoir, une surexcitation, causée par un trop plein de soucis et d'inquiétudes dans le monde physique, sont des facteurs qui contribuent à affaiblir les cheveux. Ils sont les antennes qui relient notre tête (symboliquement notre *JE SUIS*) à l'énergie cosmique (le *DIVIN*). Un problème aux cheveux t'indique que tu ne fais pas assez confiance à l'énergie divine qui t'aide à reprendre contact avec ton pouvoir de créer ta vie, quelles que soient les circonstances du moment. Ce manque de confiance t'enlève ton énergie vitale. Les cheveux sont une protection additionnelle pour la peau. Ils sont là pour te rappeler que tu dois te sentir protégé par ton *DIEU* intérieur qui sait toujours ce qui est mieux pour toi.

CAUSES MENTALES (peurs et croyances)

Il est temps d'arrêter de croire que ce que tu as appris a priorité sur ce que tu veux faire dans la vie. Le côté matériel peut être important dans ta vie mais il ne doit pas dominer ton côté spirituel, c'est-à-dire ce que tu es. Au lieu de douter de ton grand pouvoir de créer ta vie telle que tu la veux, ouvre tes antennes au Divin en toi et tu verras que les solutions arriveront plus facilement, sans avoir à t'inquiéter.

Tu reçois le message de t'accepter dans ce que tu es, même si tu n'es pas toujours ce que tu veux être.

BESOIN ET MESSAGE SPIRITUEL

Ton grand besoin est de t'AIMER, d'accepter tes peurs du moment. Prends le temps de trouver ce dont tu as PEUR POUR TOI dans cette situation. Ton Dieu intérieur t'invite à accueillir cette peur qui te pousse à agir ainsi, en te rappelant que tout est temporaire. Il te dit d'accueillir tes limites actuelles et de reconnaître davantage ta propre valeur. Ce n'est qu'après t'être accueilli dans tes peurs et tes

limites que tu pourras te diriger vers ce que tu veux vraiment. Souviens-toi que cette partie en toi qui a peur est convaincue de te protéger. Si tu te sens capable d'assumer les conséquences de vivre selon les besoins de ton être, rassure-la.

CHEVILLES (Problèmes aux)

Réfère-toi à PIEDS en y ajoutant qu'il y a un manque de flexibilité dans ta façon de passer à l'action, de changer de direction face à l'avenir. Si c'est dû à un ACCIDENT, t'y référer en plus.

CHOLÉRA

Le choléra est une maladie liée à l'envahissement de l'intestin grêle par une bactérie. Une diarrhée s'installe dont l'intensité provoque une déshydratation et des troubles de l'équilibre ionique. Réfère-toi à INTESTINS en y ajoutant que tu dois arrêter de te considérer une personne méchante, nuisible, une vraie peste.

CHOLESTÉROL

Le cholestérol est un lipide (gras) nécessaire au corps humain. Une de ses fonctions est de protéger les parois des vaisseaux sanguins contre l'usure apportée par le sang qui circule sans cesse dans ces vaisseaux. Le foie synthétise en général ce dont le corps a besoin. Le surplus de cholestérol obtenu par

161

la nourriture est envoyé à la vésicule biliaire qui le retourne aux intestins pour y être éliminé.

Quand cette fonction naturelle est bloquée, il y a un surplus du taux de cholestérol dans le sang, appelé *hypercholestérolémie*. Il peut donc se former des dépôts de cholestérol au niveau de la peau et des tendons, dans le contour de la cornée et des paupières et surtout, ce qui cause le plus de dommages, dans les parois artérielles. Cela affecte donc la bonne circulation du sang. Réfère-toi à ARTÈRES ainsi qu'à ATHÉROSCLÉROSE.

CICATRISATION (Problème de)

BLOCAGE PHYSIQUE

Un problème de cicatrisation survient lorsqu'une plaie, une brûlure ou toute partie blessée du corps ne veut pas guérir.

CAUSES ÉMOTIONNELLES (désirs bloqués)

Si tu vis ce genre de problème, c'est signe que tu ne veux pas utiliser ta maladie ou ton accident pour apprendre ou pour t'améliorer. Tu continues d'entretenir ton ancien problème. Il se peut même que tu utilises ta plaie comme un moyen pour continuer à avoir de l'attention. Je te suggère donc de vérifier dans ce livre quel est le malaise, la maladie ou l'accident qui a causé ta plaie pour comprendre le message que ton corps t'a envoyé.

CAUSES MENTALES (peurs et croyances)

Une partie de toi a peur de lâcher prise sur le passé. Il est fort probable que tu préfères être en terrain connu, même si la situation est désagréable et ne répond pas à tes besoins. Sache que l'inconnu pourrait s'avérer très bénéfique pour toi. En entretenant tes vieilles affaires, ce n'est qu'à toi que tu fais du mal. Tu t'empêches d'aller de l'avant et de vivre ton moment présent. Ton corps te dit d'utiliser ton énergie pour créer des plans d'avenir différents plutôt que de prendre ton énergie à entretenir une ancienne blessure.

BESOIN ET MESSAGE SPIRITUEL

Ton grand besoin est de t'AIMER, d'accepter tes peurs du moment. Prends le temps de trouver ce dont tu as PEUR POUR TOI dans cette situation. Ton Dieu intérieur t'invite à accueillir cette peur qui te pousse à agir ainsi, en te rappelant que tout est temporaire. Il te dit d'accueillir tes limites actuelles et de reconnaître davantage ta propre valeur. Ce n'est qu'après t'être accueilli dans tes peurs et tes limites que tu pourras te diriger vers ce que tu veux vraiment. Souviens-toi que cette partie en toi qui a peur est convaincue de te protéger. Si tu te sens capable d'assumer les conséquences de vivre selon les besoins de ton être, rassure-la.

CIRCULATOIRES (Problèmes)

Réfère-toi à ARTÈRES.

CIRRHOSE

La cirrhose est une atteinte globale des fonctions physiologiques du foie. L'ALCOOLISME en est le principal facteur (environ 90 % chez l'homme et 75 % chez la femme). Au début, les troubles sont d'ordre digestif (perte de l'appétit, digestion lente et pénible, brûlure gastrique) et d'ordre général (fatigue, amaigrissement). Par la suite, les troubles deviennent beaucoup plus sérieux et d'ordre vasculaire.

Cependant, comme la cirrhose est la maladie du foie la plus importante, tu dois prendre en considération que si tu en souffres, c'est parce qu'il est urgent que tu te prennes en main. Ton corps te parle fortement. Il te dit que tu as atteint tes limites physiques, émotionnelle et mentale et que toi seul peux y remédier. Ta façon de prendre la vie est en train de te détruire. Tu dois t'aimer davantage et voir le beau dans la vie plutôt que de continuer à te révolter et croire que la vie est injuste.

Réfère-toi à FOIE en plus.

CLAUSTROPHOBIE

BLOCAGE PHYSIQUE

La claustrophobie est une forme de névrose qui, à l'inverse de l'agoraphobie, est une angoisse insurmontable qui envahit une personne dès qu'elle se trouve dans un endroit fermé. Il arrive fréquemment qu'une personne claustrophobe soit aussi agoraphobe (angoisse dès que la personne s'éloigne de son milieu protecteur pour affronter de grands espaces). Si c'est le cas, réfère-toi à AGORAPHOBIE.

CAUSES ÉMOTIONNELLES (désirs bloqués)

Si tu as un problème de claustrophobie, c'est en général signe que tu es angoissé, que tu t'en fais trop pour ton travail, tes projets et ce que tu as à faire en général. Tu te sens prisonnier de tes activités. Tu refoules donc souvent tes pulsions, que ce soit pour combler tes désirs ou vivre tes colères.

CAUSES MENTALES (peurs et croyances)

Il est fort probable que la plus grande cause de ta fermeture intérieure est ton obsession de trop bien faire. Tu n'as plus à croire que si tu fais une erreur tu seras mis de côté, rejeté, ce qui te fait te sentir emprisonné. Tu reçois le message d'ouvrir les portes de ta prison. Regarde dans ton cœur, la clé est là. Cette clé est la décision de lâcher prise et de te donner le droit d'être humain avec des faiblesses, des peurs et des limites. Tu reprendras ainsi contact avec ta puissance intérieure plutôt que de te sentir impuissant.

BESOIN ET MESSAGE SPIRITUEL

Ton grand besoin est de t'AIMER, d'accepter tes peurs du moment. Prends le temps de trouver ce dont tu as PEUR POUR TOI dans cette situation. Ton Dieu intérieur t'invite à accueillir cette peur qui te pousse à agir ainsi, en te rappelant que tout est temporaire. Il te dit d'accueillir tes limites actuelles

et de reconnaître davantage ta propre valeur. Ce n'est qu'après t'être accueilli dans tes peurs et tes limites que tu pourras te diriger vers ce que tu veux vraiment. Souviens-toi que cette partie en toi qui a peur est convaincue de te protéger. Si tu te sens capable d'assumer les conséquences de vivre selon les besoins de ton être, rassure-la.

CLAVICULE (Problèmes à la)

BLOCAGE PHYSIQUE

La clavicule est un os long, s'étendant obliquement du sternum à l'omoplate. Les fractures y sont fréquentes ainsi que les entorses. Par contre, certaines personnes ressentent une douleur soudaine à la clavicule sans cause apparente.

CAUSES ÉMOTIONNELLES (désirs bloqués)

Comme tous les problèmes relatifs à un os ont un lien avec l'autorité, si tu ressens des douleurs soudaines à la clavicule, c'est une indication que tu vis un problème d'autorité avec celui ou celle qui t'en impose et avec qui tu as de la difficulté à t'affirmer. Le problème a surtout un lien avec ce que tu veux faire comparativement à ce que tu te fais imposer.

Il se peut que tu t'en veuilles en plus d'accepter certaines responsabilités qui sont au-delà de tes limites. Tu reçois donc le message de t'affirmer davantage, d'exprimer ce que tu vis, d'exprimer tes limites et tes peurs et de faire tes demandes. Tu dis

166

possiblement oui trop vite alors que tu pourrais dire non ou apprendre à déléguer.

CAUSES MENTALES (peurs et croyances)

Il est important de réaliser que tu as droit à ton opinion et que si tu laisses tes peurs diriger ta vie, tu continueras à t'en laisser imposer. De plus, comme toute douleur indique qu'une personne veut se punir pour quelque chose, il est fort probable que tu te sentes coupable d'avoir des pensées de révolte et que tu t'accuses en plus de ne pas avoir le courage de faire ce que tu veux.

Même si tu t'en es laissé imposer étant jeune parce que tu craignais un de tes parents, cela ne veut pas dire que tu dois continuer ainsi toute ta vie. Réfère-toi en plus à OS et à ACCIDENT si ton problème à la clavicule a été causé par un accident.

BESOIN ET MESSAGE SPIRITUEL

Ton grand besoin est de t'AIMER, d'accepter tes peurs du moment. Prends le temps de trouver ce dont tu as PEUR POUR TOI dans cette situation. Ton Dieu intérieur t'invite à accueillir cette peur qui te pousse à agir ainsi, en te rappelant que tout est temporaire. Il te dit d'accueillir tes limites actuelles et de reconnaître davantage ta propre valeur. Ce n'est qu'après t'être accueilli dans tes peurs et tes limites que tu pourras te diriger vers ce que tu veux vraiment. Souviens-toi que cette partie en toi qui a peur est convaincue de te protéger. Si tu te sens capable d'assumer les conséquences de vivre selon les besoins de ton être, rassure-la.

CLOU

Te référer à FURONCLES.

COCCYX (Problèmes au)

BLOCAGE PHYSIQUE

Le coccyx est la partie terminale de la colonne vertébrale. Cet os, qui vient de la fusion des cinq premières vertèbres coccygiennes, est d'une extrême sensibilité. Le problème qui y est relié le plus souvent est la douleur ressentie en position assise. Les fractures du coccyx se consolident en général très bien.

CAUSES ÉMOTIONNELLES (désirs bloqués)

Le coccyx, étant la base de la colonne, représente nos besoins de base. Si tu en souffres, c'est que tu t'inquiètes au sujet de tes besoins de base, qui peuvent même représenter ta survie, et que tu ne fais pas assez confiance à l'Univers pour t'aider. Tu voudrais bien que quelqu'un d'autre s'occupe de toi, mais tu ne veux pas t'avouer dépendant.

Si le coccyx ne fait mal qu'en position assise, c'est que tu te sens coupable de *t'asseoir sur ton derrière* et de vouloir que quelqu'un d'autre s'occupe de toi ou de tes tâches. Tu préfères donc te montrer très actif plutôt que de montrer ta dépendance. Ainsi, tu n'accomplis pas tes tâches avec amour, mais plutôt en étant en réaction.

Il se peut aussi que tu te sentes coupable d'être assis pendant que quelqu'un travaille à tes côtés ou simplement pour te faire plaisir, comme aller au cinéma seul ou suivre un atelier. Comme tu es une personne dépendante, même si tu ne veux pas l'avouer, tu es convaincu que les autres dépendent aussi de toi. Tu reçois comme message de te donner le droit d'être une personne dépendante et d'avoir des inquiétudes face à ta survie, en te disant que c'est une situation temporaire, car comme tout change dans la vie, cette attitude changera aussi. C'est cela l'amour de soi.

CAUSES MENTALES (peurs et croyances)

La première étape consiste à devenir plus conscient de tes pensées et à reconnaître que tu veux que quelqu'un s'occupe de toi parce que tu ne te fais pas assez confiance, ni à toi, ni à l'Univers. Pourquoi est-ce mal d'avouer que, pour le moment, tu veux qu'on s'occupe de toi ou qu'on t'aide? Cela ne veut pas dire que tu demeureras ainsi toute ta vie. Plus tu renieras que tu es une personne dépendante, plus tu le deviendras. De plus, au lieu de décider que les autres dépendent de toi et que tu ne peux te faire plaisir sans la présence ou l'accord de ceux que tu aimes, vérifie si c'est vrai. Que la réponse soit positive ou négative, cette démarche permettra à chacun d'exprimer ses propres besoins. Pour une fracture du coccyx, réfère-toi en plus à FRACTURE.

BESOIN ET MESSAGE SPIRITUEL

Ton grand besoin est de t'AIMER, d'accepter tes peurs du moment. Prends le temps de trouver ce dont tu as PEUR POUR TOI dans cette situation.

Ton Dieu intérieur t'invite à accueillir cette peur qui te pousse à agir ainsi, en te rappelant que tout est temporaire. Il te dit d'accueillir tes limites actuelles et de reconnaître davantage ta propre valeur. Ce n'est qu'après t'être accueilli dans tes peurs et tes limites que tu pourras te diriger vers ce que tu veux vraiment. Souviens-toi que cette partie en toi qui a peur est convaincue de te protéger. Si tu te sens capable d'assumer les conséquences de vivre selon les besoins de ton être, rassure-la.

CŒUR (Problèmes du)

BLOCAGE PHYSIQUE

Le cœur est le moteur de la circulation sanguine, fonctionnant comme une pompe aspirante et foulante. Les maladies du cœur occupent actuellement la première place dans les causes de mortalité dans plusieurs pays. Il est intéressant aussi de remarquer que cet organe vital par excellence est situé en plein centre du corps humain.

CAUSES ÉMOTIONNELLES (désirs bloqués)

Lorsque nous parlons d'une personne *centrée*, nous parlons de celle qui laisse son cœur décider, c'est-à-dire qui vit dans l'harmonie, la joie et l'amour. Elle est le symbole de l'amour de soi. Tout problème de cœur indique une attitude contraire, c'est-à-dire que tu prends la vie beaucoup *trop à cœur* et que tu t'oublies. Tes efforts vont au-delà de tes limites émotionnelles, ce qui t'incite à trop en faire physiquement. Le plus grand message de ton problème au cœur est : *AIME-TOI!* Donne-toi le droit d'être ce que tu veux être à chaque instant au lieu de toujours essayer d'être ce que tu penses que les autres attendent de toi. Lorsque tu sauras combien tu es une personne spéciale et que tu auras plus d'estime pour toi, ce sera toujours présent en toi. Je te suggère de te faire au moins dix compliments par jour pour t'aider à reprendre contact avec ton cœur. Lorsque ce sera fait intérieurement, ton cœur physique se portera mieux.

CAUSES MENTALES (peurs et croyances)

Tu es du genre à oublier tes propres besoins et tu veux trop en faire pour te sentir aimé des autres. Comme tu ne t'aimes pas assez, tu recherches l'amour des autres par ce que tu fais. Tu es probablement du genre à croire que si tu t'occupes de tes besoins en premier, tu seras une personne égoïste. Je te rappelle qu'une personne égoïste est celle qui veut que les autres pensent à elle en premier avant d'écouter leurs propres besoins. C'est à l'opposé de ce que tu crois en ce moment.

Ce genre de problème t'indique l'urgence de changer ta perception de toi-même. Au lieu de croire que l'amour ne peut venir que des autres, il serait beaucoup plus sage pour toi de te le donner toi-même. Ainsi, cet amour sera toujours présent en toi; tu n'auras pas à sans cesse recommencer pour en ravoir. Lorsque quelqu'un dépend des autres pour quelque chose, c'est toujours à refaire. L'état de ton cœur physique est l'expression de ta façon de traiter ton cœur au plan psychologique.

171

Un cœur en bon état sait supporter les déceptions amoureuses et affectives; il ne craint plus de ne pas être aimé. Cela ne veut pas dire que tu ne feras plus rien pour les autres; au contraire, tu continueras à en faire mais avec une motivation différente. Tu le feras pour le plaisir de le faire et non pour acheter l'amour des autres ou pour prouver que tu es aimable.

BESOIN ET MESSAGE SPIRITUEL

Ton grand besoin est de t'AIMER, d'accepter tes peurs du moment. Prends le temps de trouver ce dont tu as PEUR POUR TOI dans cette situation. Ton Dieu intérieur t'invite à accueillir cette peur qui te pousse à agir ainsi, en te rappelant que tout est temporaire. Il te dit d'accueillir tes limites actuelles et de reconnaître davantage ta propre valeur. Ce n'est qu'après t'être accueilli dans tes peurs et tes limites que tu pourras te diriger vers ce que tu veux vraiment. Souviens-toi que cette partie en toi qui a peur est convaincue de te protéger. Si tu te sens capable d'assumer les conséquences de vivre selon les besoins de ton être, rassure-la.

CŒUR (Mal au)

Réfère-toi à NAUSÉES.

172

COLIQUE

Une colique est une douleur abdominale provoquant un fond douloureux permanent. Cette douleur peut être diffuse à tout l'abdomen ou, au contraire, localisée. (Ne pas confondre avec une colite qui est une inflammation du côlon). La colique s'accompagne généralement d'une envie d'aller à la selle. Lorsqu'elle est plus intense, elle devient franchement douloureuse et s'accompagne de diarrhée. Réfère-toi à DIARRHÉE et à INTESTINS.

COLITE

La colite est une inflammation du côlon, la portion la plus longue et la plus importante du gros intestin. Elle provoque de vives douleurs abdominales, une diarrhée alternant avec de la constipation, une grande fatigue générale et parfois une fièvre irrégulière. Réfère-toi à DIARRHÉE, à CONSTIPATION et à INTESTINS ainsi qu'à INFLAMMATION.

CÔLON (Problèmes du)

Le côlon ou gros intestin est une partie de l'appareil digestif, situé entre l'intestin grêle (le petit intestin) et le rectum. Il est un réservoir où s'accumulent les résidus de la nourriture digérée; comme il a la capacité de réabsorber l'eau à travers sa muqueuse, il a pour conséquence une solidification des selles pour mieux les passer dans le rectum. Réfère-toi à IN-TESTINS.

CÔLON IRRITABLE (Syndrome du)

Un côlon irritable est une perturbation du fonctionnement colique avec douleurs et flatulences, en l'absence de lésions organiques du côlon. Réfère-toi à INTESTINS en y ajoutant ce qui suit.

Ton corps te dit qu'à cause de ta grande sensibilité, tu te laisses irriter facilement, surtout par les membres de ta famille. Tu as intérêt à apprendre à devenir plus observateur de ce qui se passe plutôt que de vouloir te changer et changer les autres selon tes croyances ou valeurs. Regarde surtout quelles sont les peurs que tu vis pour toi, quelles insécurités tu vis en ce moment. Accepte-les comme étant là temporairement et exprime ce que tu vis aux personnes concernées en sachant que tes peurs viennent de ta perception et de ta grande sensibilité mal gérée.

COLONNE VERTÉBRALE (Problème à la)

Réfère-toi à DOS.

COLOSTOMIE

Une colostomie est la création d'un anus artificiel par abouchement d'une portion du côlon à la peau de la paroi abdominale. Cet anus artificiel est généralement créé suite à un cancer de l'intestin. Réfère-toi à ANUS, à INTESTINS et à CANCER.

COMA

BLOCAGE PHYSIQUE

Un coma est un trouble prolongé de la conscience et de la vie de relation, avec perturbations végétatives et métaboliques plus ou moins importantes. La personne qui en souffre semble endormie, mais se trouve incapable de répondre de façon adéquate aux divers stimuli externes ou aux besoins internes. Au niveau énergétique, on dit que la corde d'argent, qui relie le corps énergétique au corps physique à trois endroits, est partiellement rompue. Comme un coma se produit en général suite à un accident, je te réfère à ACCIDENT en y ajoutant ce qui suit.

CAUSES ÉMOTIONNELLES (désirs bloqués)

La personne se trouvant dans un état comateux a peur de faire face à la vie et à la mort. Elle préfère se réfugier dans un état entre les deux, fuir la réalité. Soit qu'elle éprouve des difficultés à prendre une décision importante dans sa vie actuelle, soit qu'elle ait peur de l'inconnu face à la mort. Elle peut aussi avoir de la difficulté à lâcher prise sur les gens qu'elle aime ou les biens qu'elle a accumulés.

CAUSES MENTALES (peurs et croyances)

Cette personne doit réaliser qu'elle seule peut prendre les décisions qui la concernent. Si tu connais

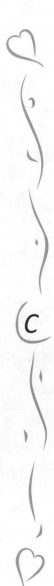

une personne vivant cette situation en ce moment, tu peux lui lire ces passages car même si une personne est dans le coma, elle entend tout ce qui se passe ou se vit autour d'elle. Dis-lui que c'est humain d'avoir peur surtout lorsque nous devons faire face à l'inconnu. Elle a toujours le pouvoir de choisir : elle peut décider de continuer à vivre ou elle peut décider de quitter cette planète, tout en sachant que la vie continue, que son âme ne meure pas et qu'elle reviendra plus tard pour continuer ce qui lui reste à faire. Elle n'a aucun compte à rendre à personne, sa vie – son corps et son âme – lui appartient.

Dis à cette personne que la partie la plus importante de ce message est la suivante.

BESOIN ET MESSAGE SPIRITUEL

Ton grand besoin est de t'AIMER, d'accepter tes peurs du moment. Prends le temps de trouver ce dont tu as PEUR POUR TOI dans cette situation. Ton Dieu intérieur t'invite à accueillir cette peur qui te pousse à agir ainsi, en te rappelant que tout est temporaire. Il te dit d'accueillir tes limites actuelles et de reconnaître davantage ta propre valeur. Ce n'est qu'après t'être accueilli dans tes peurs et tes limites que tu pourras te diriger vers ce que tu veux vraiment. Souviens-toi que cette partie en toi qui a peur est convaincue de te protéger. Si tu te sens capable d'assumer les conséquences de vivre selon les besoins de ton être, rassure-la.

COMÉDON

Réfère-toi à BOUTONS.

COMMOTION CÉRÉBRALE

Elle résulte de l'ébranlement en masse du cerveau lors d'un traumatisme crânien. Une commotion, en général, provient d'un accident ou d'un coup à la tête. Réfère-toi à ACCIDENT et à CERVEAU en y ajoutant que cette commotion est due à une violente émotion, un choc, un bouleversement.

CONGÉNITALE (Maladie)

L'origine d'une maladie congénitale se situe pendant la vie intra-utérine. Elle est présente à la naissance. Réfère-toi aux explications additionnelles au début de ce livre.

CONJONCTIVITE

Une conjonctivite est une inflammation de la conjonctive, membrane qui tapisse l'intérieur de la paupière et du globe oculaire. Elle se traduit par trois symptômes : en premier, la personne qui en souffre a de la difficulté à ouvrir les yeux, le matin au réveil, à cause des cils qui sont englués dans une sécrétion. Le deuxième est le gonflement des paupières et le troisième est l'œil rouge et gonflé. C'est une atteinte superficielle et la vision reste habituellement normale.

Réfère-toi à YEUX en y ajoutant de la colère suite à quelque chose que tu as vu et qui te pousse à te fermer les yeux de peur de revoir la même chose. Tu as intérêt à voir avec les yeux du cœur au lieu de juger ce que tu vois comme étant bien ou mal. Tes yeux veulent que tu retrouves ton enthousiasme naturel.

Réfère-toi en plus à INFLAMMATION.

CONN (Syndrome de)

Cette maladie est une hypersécrétion d'une hormone des glandes surrénales. Réfère-toi à SURRÉNALES.

CONSTIPATION

BLOCAGE PHYSIQUE

Une personne souffre de constipation lorsque ses selles séjournent trop longtemps dans l'intestin et que le rythme de l'évacuation intestinale est ralenti de façon variable, avec des selles dures et sèches. Pour qu'il y ait constipation, il doit y avoir une évacuation difficile accompagnée de selles dures et sèches. S'il y a un rythme ralenti mais que les selles sont normales, ce n'est pas de la constipation.

CAUSES ÉMOTIONNELLES (désirs bloqués)

Comme la fonction du gros intestin est d'évacuer ce qui n'est plus utile au corps, la constipation a un lien direct avec lâcher prise des vieilles pensées qui ne sont plus utiles. Voici les différentes attitudes qui peuvent te concerner.

- Le fait de retenir tes selles indique que tu te retiens souvent de faire quelque chose par peur de déplaire ou de ne pas être correct, ou par peur de perdre quelqu'un ou quelque chose.

- Tu vis souvent du stress causé par ta difficulté à te détacher du passé, ce qui peut engendrer des soucis, des idées noires, de la fureur, de la peur d'être humilié et même de la jalousie. Toutes ces émotions doivent être traitées comme des déchets du plan mental et évacuées.

- Il se peut aussi que tu sois une personne mesquine qui s'attache trop à ses biens et que tu aies de la difficulté à laisser aller ce dont tu n'as plus besoin au cas où tu en aurais besoin un jour, ce qui est peu probable.

- La constipation peut se produire également au moment où tu te sens forcé à donner quelque chose, tel que donner de ton temps, de ta personne ou de l'argent. Quand tu donnes, c'est pour ne pas te sentir coupable.

CAUSES MENTALES (peurs et croyances)

Le fait de croire que tu dois toujours te retenir par peur de perdre quelqu'un ou quelque chose n'est pas bon pour toi. Il vaudrait mieux pour toi de vérifier si tu serais réellement perdant en te permettant de faire ce que tu veux. Voilà une nouvelle attitude qui te sera sûrement plus bénéfique. Tu as grand intérêt à apprendre le détachement matériel. Cela ne veut pas dire de ne pas aimer tes possessions, mais bien de savoir qu'elles sont seulement de passage dans ta vie pour t'aider à cheminer. Au lieu de t'inquiéter, rappelle-toi que ce que tu as pu créer et amasser jusqu'à maintenant est toujours disponible. Ton pouvoir de créer demeurera en toi pour le reste de tes jours.

Ton corps te dit qu'il est grand temps que tu laisses aller les vieilles croyances qui ne te sont plus bénéfiques. Fais de la place pour du nouveau. Physiquement, ton corps te dit qu'il a besoin de laisser l'intestin évacuer comme il se doit si tu veux ingérer de la nouvelle nourriture. Il en est ainsi pour tes pensées.

Si tu entretiens des idées fixes sur un incident du passé, il est fort probable que ce dernier soit de plus en plus dramatisé. Cette difficulté à lâcher prise est une indication que tu as une rancune, voire même de la haine face à cet incident. Tu aurais intérêt à mettre en application la méthode de réconciliation et de pardon expliquée à la fin de ce livre.

BESOIN ET MESSAGE SPIRITUEL

Ton grand besoin est de t'AIMER, d'accepter tes peurs du moment. Prends le temps de trouver ce dont tu as PEUR POUR TOI dans cette situation. Ton Dieu intérieur t'invite à accueillir cette peur qui

te pousse à agir ainsi, en te rappelant que tout est temporaire. Il te dit d'accueillir tes limites actuelles et de reconnaître davantage ta propre valeur. Ce n'est qu'après t'être accueilli dans tes peurs et tes limites que tu pourras te diriger vers ce que tu veux vraiment. Souviens-toi que cette partie en toi qui a peur est convaincue de te protéger. Si tu te sens capable d'assumer les conséquences de vivre selon les besoins de ton être, rassure-la.

CONTUSION

Il est question de contusion lorsqu'il y a une lésion produite par la pression ou le choc d'un corps arrondi, non pénétrant, sans déchirure de la peau. Réfère-toi à ACCIDENT et à PEAU en y ajoutant que les contusions surviennent dans les moments de grande fatigue et de faiblesse et lorsque tu te sens blessé par la vie; c'est une trace physique d'une meurtrissure intérieure.

CONVULSIONS

BLOCAGE PHYSIQUE

On dit d'une personne qu'elle souffre de convulsions lorsqu'elle est affectée par des mouvements involontaires et saccadés, accompagnés généralement d'une perte de conscience. Elles se manifestent surtout chez les enfants. Une personne en état de convulsions fait violence à son corps.

CAUSES ÉMOTIONNELLES (désirs bloqués)

Le fait de faire violence ainsi à ton corps indique que tu te fais aussi violence aux plans émotionnel et mental. Tu dois vivre beaucoup d'agitation intérieure. Il est fort probable que tu te sois beaucoup retenu face à quelqu'un d'autre et cette violence que tu ne peux plus te permettre de retenir se retourne contre toi.

Tu reçois comme message de ne plus te forcer à être toujours agréable pour répondre aux attentes des autres ou pour faire plaisir à quelqu'un, ou encore pour te faire aimer davantage. Tu te dois de respecter tes limites et de ne plus accumuler tes émotions, car c'est toi que tu fais souffrir sinon. Aime-toi et les autres t'aimeront. De plus en canalisant bien cette violence, c'est-à-dire en te permettant de *te lancer dans la vie* comme tu le désires, l'énergie de cette violence retenue sera à ton service.

Si ce problème se manifeste chez un enfant, tu ne dois pas penser qu'il est invraisemblable qu'un enfant ait de la violence refoulée en lui. Tu dois te souvenir que ce jeune enfant est une âme qui a beaucoup de mémoires imprimées dans ses corps émotionnel et mental. Il reçoit le même message. Je te suggère de lui lire lentement cette définition, en lui expliquant que tout maladie ou malaise vient de l'intérieur de soi. Ensuite, permets-lui d'en faire ce qu'il veut.

CAUSES MENTALES (peurs et croyances)

Si tu souffres de convulsions, ton corps te dit que tu ne peux plus retenir cette violence intérieure. Il te dit que ce n'est plus bénéfique pour toi de croire que tu n'as pas le droit de vivre de la colère et de l'exprimer. Cette colère est souvent vécue parce que tu ne te permets pas de faire ce que tu veux dans ta vie.

Si c'est un enfant qui vit ce problème et que tu crois qu'il est trop jeune pour comprendre ce genre de message, sache que les enfants ne comprennent pas ces choses d'une façon mentale; ça se passe plutôt au niveau du senti et au niveau énergétique. Ils intègrent ainsi très rapidement. En général, les processus intérieurs se font plus facilement chez les enfants que chez les adultes.

BESOIN ET MESSAGE SPIRITUEL

Ton grand besoin est de t'AIMER, d'accepter tes peurs du moment. Prends le temps de trouver ce dont tu as PEUR POUR TOI dans cette situation. Ton Dieu intérieur t'invite à accueillir cette peur qui te pousse à agir ainsi, en te rappelant que tout est temporaire. Il te dit d'accueillir tes limites actuelles et de reconnaître davantage ta propre valeur. Ce n'est qu'après t'être accueilli dans tes peurs et tes limites que tu pourras te diriger vers ce que tu veux vraiment. Souviens-toi que cette partie en toi qui a peur est convaincue de te protéger. Si tu te sens capable d'assumer les conséquences de vivre selon les besoins de ton être, rassure-la.

COQUELUCHE

C'est une maladie infectieuse d'origine bactérienne. Elle se caractérise par des accès de toux et elle atteint surtout les enfants de moins de cinq ans. Réfère-toi à MALADIES INFANTILES en y ajoutant que l'enfant ne se sent plus la *coqueluche* de son entourage et cette toux est une façon d'attirer l'attention.

COR AU PIED ou À LA MAIN

BLOCAGE PHYSIQUE

Un cor ou DURILLON apparaît généralement au niveau des pieds (plantes ou orteils) et au niveau des mains. Cette formation cornée apparaît surtout sur des zones soumises à une pression ou à des frottements continus ou répétés. Ils correspondent à un épaississement considérable de la couche de l'épiderme.

CAUSES ÉMOTIONNELLES (désirs bloqués)

Souffrir d'un cor au pied signifie que tu vis trop d'appréhension dans ta façon de faire face à l'avenir. Tu freines ton élan naturel et tu bloques ainsi des désirs concernant ton avenir. Si le cor se manifeste à la main, la signification est la même, à l'exception que l'appréhension se rapporte au moment présent plutôt qu'à l'avenir.

CAUSES MENTALES (peurs et croyances)

Le fait de souffrir d'un cor au pied ou à la main te dit d'arrêter de croire que tu ne peux pas faire ce que tu veux vraiment. Découvre la peur qui ralentit tes élans naturels. Est-ce par peur de déplaire à quelqu'un que tu aimes et, par conséquent, d'être moins aimé? Est-ce par peur de ne pas réussir parce que tu es trop exigeant envers toi-même? Ton corps te dit d'utiliser toutes tes capacités, d'arrêter de les contraindre.

BESOIN ET MESSAGE SPIRITUEL

Ton grand besoin est de t'AIMER, d'accepter tes peurs du moment. Prends le temps de trouver ce dont tu as PEUR POUR TOI dans cette situation. Ton Dieu intérieur t'invite à accueillir cette peur qui te pousse à agir ainsi, en te rappelant que tout est temporaire. Il te dit d'accueillir tes limites actuelles et de reconnaître davantage ta propre valeur. Ce n'est qu'après t'être accueilli dans tes peurs et tes limites que tu pourras te diriger vers ce que tu veux vraiment. Souviens-toi que cette partie en toi qui a peur est convaincue de te protéger. Si tu te sens capable d'assumer les conséquences de vivre selon les besoins de ton être, rassure-la.

CORNÉE (Ulcération de la)

Réfère-toi à YEUX en y ajoutant que la réalité, telle que tu la vois, est trop blessante. Tu vois la vie d'une façon trop sombre.

CORYZA

Réfère-toi à RHUME.

CÔTE (Fracture d'une)

Réfère-toi à FRACTURE en y ajoutant que tu as l'impression de te faire enlever ton armure. Tu crois que tu ne peux pas te défendre, te protéger, alors que c'est faux.

COU (Mal de)

BLOCAGE PHYSIQUE

Le cou est une partie du corps très importante qui joint la tête au reste du corps et au sens métaphysique, le spirituel au matériel. Le mal de cou crée une douleur plus ou moins intense lorsqu'une personne bouge la tête dans une certaine direction. Pour une raideur intense au cou, réfère-toi à TORTICOLIS.

CAUSES ÉMOTIONNELLES (désirs bloqués)

Comme le cou est l'une des parties flexibles du corps, tout problème au cou dénote de l'inflexibilité. Si tu en souffres, tu as de la difficulté à faire face à une situation parce que tu ne peux pas la contrôler comme tu le voudrais. Il est fort probable que tu aies peur de voir ou d'entendre ce qui se passe dans ton dos, tout comme la raideur dans ton cou t'empêche de pouvoir tourner ta tête vers l'arrière. Tu préfères faire semblant que la situation ne te dérange pas, mais en réalité, tu vis beaucoup d'émotions à ce sujet.

CAUSES MENTALES (peurs et croyances)

Ce mal est là pour t'indiquer que la raison pour laquelle tu ne veux pas faire face à la situation n'est pas bonne pour toi. Cette attitude mentale t'amène à te raidir et ne t'aide pas à trouver une solution. Si tu as peur de ce qui peut se passer dans ton dos, réalise que cette peur est beaucoup plus le fruit de ton imagination que la réalité. Je te suggère de vérifier avec la ou les personnes concernées et de leur exprimer à la fois ce que tu crois et ce que tu crains.

Pour t'aider davantage, vérifie si la raideur de ton cou t'empêche de faire le signe de *oui* ou *non*. Si c'est *oui* qui est difficile, la raison pour laquelle tu t'empêches de le dire à quelqu'un ou à une situation n'est pas la bonne. Découvre la peur qui t'empêche de dire *oui*. Vérifie ensuite avec la personne concernée si ta peur est vraiment justifiée. En résumé, si ton mal t'empêche de dire *oui,* ton corps te dit qu'il serait plus bénéfique pour toi de dire *oui.* Il te dit que ton entêtement, ton inflexibilité, te nuisent beaucoup plus qu'ils ne t'aident dans ce que tu vis. Si c'est le *non* qui est difficile, fais le même processus, mais avec *non* au lieu du *oui.*

Tu reçois comme message de lâcher prise, d'accepter le fait qu'il est impossible de tout contrôler et que si tu oses regarder tous les aspects d'une situation, sans peur, tu pourras beaucoup plus facilement y faire face.

Ton grand besoin est de t'AIMER, d'accepter tes peurs du moment. Prends le temps de trouver ce dont tu as PEUR POUR TOI dans cette situation. Ton Dieu intérieur t'invite à accueillir cette peur qui te pousse à agir ainsi, en te rappelant que tout est temporaire. Il te dit d'accueillir tes limites actuelles et de reconnaître davantage ta propre valeur. Ce n'est qu'après t'être accueilli dans tes peurs et tes limites que tu pourras te diriger vers ce que tu veux vraiment. Souviens-toi que cette partie en toi qui a peur est convaincue de te protéger. Si tu te sens capable d'assumer les conséquences de vivre selon les besoins de ton être, rassure-la.

COUDE (Mal au)

Le coude étant l'une des parties flexibles du bras, je te suggère de vérifier la signification de BRAS et d'y ajouter ce qui suit. L'expression *avoir les coudées franches* veut dire avoir la liberté d'agir et le mot *coudée* est aussi une ancienne mesure de longueur. Le mal de coude signifie donc que tu ne prends pas assez d'espace pour agir librement. Tu te retiens, tu te raidis, par peur d'être coincé. Tu dois lâcher prise et te respecter en prenant ton espace, ce qui aura pour conséquence que les autres le respecteront aussi. Si c'est une fracture du coude, réfère-toi en plus à FRACTURE.

COUPEROSE

La couperose est une maladie bénigne de la peau, due à une dilatation ou à une distension permanente des petits vaisseaux superficiels; elle s'observe surtout sur le visage ou les épaules. Sur les jambes, on l'appelle VARICOSITÉ. Réfère-toi à PEAU en y ajoutant un léger manque de joie de vivre tel qu'indiqué dans la description de ARTÈRES.

COUPURE

Réfère-toi à ACCIDENT ainsi qu'à ARTÈRES en y ajoutant que tu te sens ou tu te crois coupé de quelqu'un ou de quelque chose et que tu t'en accuses.

CRACHEMENT

BLOCAGE PHYSIQUE

Un crachement est l'action de projeter de la salive, des mucosités de la bouche.

CAUSES ÉMOTIONNELLES (désirs bloqués)

Si tu as un problème de crachement trop fréquent, c'est que tu vis un violent mépris de quelqu'un ou d'une situation. Tu voudrais pouvoir cracher sur cette situation ou sur cette personne. Tu t'empêches ainsi « d'avaler » cette situation et de l'utiliser pour évoluer. Tu rejettes ce qui est bon pour toi au lieu de l'intégrer.

189

CAUSES MENTALES (peurs et croyances)

Il est temps pour toi de vérifier quelles sont les peurs qui t'empêchent de lâcher prise et d'avoir de la compassion et de la compréhension pour cette personne ou cette situation dans ta vie. Réalise que ce que tu crois est le fruit de ton ego et non de ton cœur. Accepte l'idée qu'il n'y a pas de hasard pourquoi cette situation se manifeste dans ta vie. Continuer à mépriser te fait plus de mal à toi qu'à la personne que tu méprises. Ces peurs qui te dirigent ne te sont plus nécessaires. Tu laisses ton ego contrôler ta vie alors que ce que tu désires vraiment, c'est avoir de la compassion, c'est vivre dans l'amour de toi-même et des autres.

BESOIN ET MESSAGE SPIRITUEL

Ton grand besoin est de t'AIMER, d'accepter tes peurs du moment. Prends le temps de trouver ce dont tu as PEUR POUR TOI dans cette situation. Ton Dieu intérieur t'invite à accueillir cette peur qui te pousse à agir ainsi, en te rappelant que tout est temporaire. Il te dit d'accueillir tes limites actuelles et de reconnaître davantage ta propre valeur. Ce n'est qu'après t'être accueilli dans tes peurs et tes limites que tu pourras te diriger vers ce que tu veux vraiment. Souviens-toi que cette partie en toi qui a peur est convaincue de te protéger. Si tu te sens capable d'assumer les conséquences de vivre selon les besoins de ton être, rassure-la.

CRAMPE

BLOCAGE PHYSIQUE

Une crampe est une contraction involontaire, brusque et douloureuse d'un ou de plusieurs muscles. Elle se manifeste surtout aux membres inférieurs (pieds et jambes). Il y a aussi la crampe d'estomac, la crampe intestinale et parfois la crampe aux mains.

CAUSES ÉMOTIONNELLES (désirs bloqués)

Une crampe est là pour t'indiquer que tu vis de la peur, de la tension, et que tu t'accroches à quelque chose ou à quelqu'un.

CAUSES MENTALES (peurs et croyances)

Lorsque tu souffres d'une crampe, regarde dans quelle partie du corps elle s'est installée et à quoi sert cette partie. Par exemple, une crampe dans la jambe peut indiquer que tu as peur d'aller de l'avant dans un projet ou d'aller à ton travail. À quoi ou à qui veux-tu t'accrocher? La peur ou la tension intérieure que tu vis en ce moment te fait te raidir. Ton corps te dit que tu as besoin de lâcher prise et de faire ce que tu as à faire dans la joie.

Je te suggère, de plus, de vérifier les autres significations selon l'endroit où la crampe s'est logée.

BESOIN ET MESSAGE SPIRITUEL

Ton grand besoin est de t'AIMER, d'accepter tes peurs du moment. Prends le temps de trouver ce

dont tu as PEUR POUR TOI dans cette situation. Ton Dieu intérieur t'invite à accueillir cette peur qui te pousse à agir ainsi, en te rappelant que tout est temporaire. Il te dit d'accueillir tes limites actuelles et de reconnaître davantage ta propre valeur. Ce n'est qu'après t'être accueilli dans tes peurs et tes limites que tu pourras te diriger vers ce que tu veux vraiment. Souviens-toi que cette partie en toi qui a peur est convaincue de te protéger. Si tu te sens capable d'assumer les conséquences de vivre selon les besoins de ton être, rassure-la.

CROHN (Maladie de)

Cette maladie, aussi appelée ILÉITE, est une inflammation de la dernière partie de l'intestin grêle. Le début de la maladie peut être brutal, simulant une appendicite, mais le plus souvent, il est lent et insidieux: il se traduit par une diarrhée continue ou intermittente, associée à des douleurs abdominales. L'évolution de cette maladie est chronique et peut apporter plusieurs complications. Je te suggère de te référer d'abord à INTESTINS ainsi qu'à DIARRHÉE en y ajoutant que tu reçois un message urgent de lâcher prise et d'arrêter de te sentir rejeté et de vouloir tout rejeter. La grande peur que tu alimentes de ne pas être à la hauteur des attentes de ceux que tu aimes ne t'est plus bénéfique ni nécessaire.

CROUP

Le CROUP est le nom usuel de la LARYNGITE DIPHTÉRIQUE. Il s'observe surtout chez les jeunes enfants. Cette maladie se caractérise au début par des troubles de la voix et de la toux; la voix s'enroue, devient rauque, puis s'éteint. La toux, d'abord quinteuse, nettement rauque au début, se voile peu à peu et s'éteint. Par la suite, la respiration se fait de plus en plus difficile et l'inspiration est sifflante ou bruyante. Réfère-toi à LARYNGITE, ANGINE et TOUX.

CUISSE (Douleur à la)

BLOCAGE PHYSIQUE

En général, lorsqu'une personne se plaint d'avoir mal à une cuisse, il est assez difficile de diagnostiquer la cause physique réelle. Si c'est une crampe à la cuisse, réfère-toi en plus à CRAMPE.

CAUSES ÉMOTIONNELLES (désirs bloqués)

La cuisse est le lien entre la jambe (qui nous amène vers l'avant) et le bassin; sa signification métaphysique est liée aux désirs et aux sensations face à l'avenir.

Tu as sans doute de la difficulté à intégrer ton plaisir à tes projets futurs puisqu'une partie en toi est trop sérieuse et te retient de vivre davantage dans la joie. Cette partie t'incite plutôt à prouver ta valeur aux autres et surtout ta force.

CAUSES MENTALES (peurs et croyances)

Tu n'as plus à croire qu'il te faut écouter l'adulte en toi (qui est l'écho de la voix de maman ou papa). Tu es maintenant ton propre maître.

La cuisse est aussi parcourue par d'importants vaisseaux artériels et veineux afin d'assurer la vascularisation des jambes. Comme les vaisseaux sanguins ont un lien avec laisser circuler la joie, le message que tu reçois de tes cuisses est de te permettre de réaliser davantage les désirs de l'enfant en toi qui veut jouer, s'amuser. Cela ne veut pas nécessairement dire que tu dois oublier ton côté sérieux, mais plutôt d'apprendre à mieux équilibrer les besoins de l'adulte et de l'enfant en toi.

Réalise que même si tu prends du temps pour t'amuser, ta valeur ne diminue pas et tu peux quand même être considéré comme étant une personne forte.

BESOIN ET MESSAGE SPIRITUEL

Ton grand besoin est de t'AIMER, d'accepter tes peurs du moment. Prends le temps de trouver ce dont tu as PEUR POUR TOI dans cette situation. Ton Dieu intérieur t'invite à accueillir cette peur qui te pousse à agir ainsi, en te rappelant que tout est temporaire. Il te dit d'accueillir tes limites actuelles et de reconnaître davantage ta propre valeur. Ce n'est qu'après t'être accueilli dans tes peurs et tes limites que tu pourras te diriger vers ce que tu veux

vraiment. Souviens-toi que cette partie en toi qui a peur est convaincue de te protéger. Si tu te sens capable d'assumer les conséquences de vivre selon les besoins de ton être, rassure-la.

CUSHING (Syndrome de)

Cette maladie est une affection liée à une hypersécrétion de cortisol, une hormone sécrétée par les glandes corticosurrénales. Réfère-toi à SURRÉNALES (hyperfonctionnement).

CUTICULES

Les cuticules sont des peaux très fines qui recouvrent en général la base et le tour de l'ongle. Lorsque ces cuticules deviennent irritantes, elles affectent surtout le bout des doigts. Réfère-toi à DOIGTS.

CYPHOSE

BLOCAGE PHYSIQUE

Cette maladie, caractérisée par une exagération de la convexité normale de la colonne vertébrale, atteint surtout les enfants et les adolescents, notamment les garçons. Cette maladie provoque un dos rond.

CAUSES ÉMOTIONNELLES (désirs bloqués)

Si tu es atteint de cette maladie, tu dois avoir l'impression que tu as tout le monde sur ton dos. Il est fort probable que tu vives dans une famille qui a de grandes aspirations pour toi. Le fait d'avoir à te préparer un avenir digne d'un homme te pèse sur le dos et t'effraie.

CAUSES MENTALES (peurs et croyances)

Au lieu de désirer que tout le monde s'enlève de ton dos, il serait bon de te rappeler que tout ce qui provient de l'extérieur n'est qu'une expression de ce qui se passe en toi. C'est donc toi qui es si exigeant envers toi-même.

Il est fort possible que ce soit toi qui crois que ta famille a beaucoup d'attentes. Il serait bon de vérifier avec eux. Lorsqu'il sera clair en toi que tu peux arriver à ce que tu veux par toi-même sans tout te mettre sur le dos, les autres se feront un plaisir de te laisser t'occuper toi-même de ton avenir.

Tu reçois avec cette maladie le message qu'il est grand temps que tu deviennes conscient de ce que tu veux vraiment pour ton avenir, en respectant tes limites. De plus, tu dois réaliser que tes parents (ou ceux qui t'entourent), qui semblent avoir beaucoup d'attentes envers toi, ne veulent que ton bien.

Voir aussi DOS.

BESOIN et MESSAGE SPIRITUEL

Ton grand besoin est de t'AIMER, d'accepter tes peurs du moment. Prends le temps de trouver ce dont tu as PEUR POUR TOI dans cette situation. Ton Dieu intérieur t'invite à accueillir cette peur qui te pousse à agir ainsi, en te rappelant que tout est temporaire. Il te dit d'accueillir tes limites actuelles et de reconnaître davantage ta propre valeur. Ce n'est qu'après t'être accueilli dans tes peurs et tes limites que tu pourras te diriger vers ce que tu veux vraiment. Souviens-toi que cette partie en toi qui a peur est convaincue de te protéger. Si tu te sens capable d'assumer les conséquences de vivre selon les besoins de ton être, rassure-la.

CYSTITE

BLOCAGE PHYSIQUE

Cette maladie est une infection urinaire avec ou sans fièvre, mais avec une sensation de brûlure, caractérisée par une envie fréquente et impérieuse d'uriner, même si très peu d'urine est émise à chaque miction.

CAUSES ÉMOTIONNELLES (désirs bloqués)

Si tu souffres d'infection urinaire, c'est signe que tu vis beaucoup de frustration face aux émotions que tu vis. Ces émotions ont un lien avec ce que tu considères « ton territoire ». Tout problème qui affecte l'urine a ce lien, car on sait tous que les animaux utilisent leur urine pour délimiter leur territoire.

Ça te *brûle* que les autres ne s'aperçoivent pas de ce qu'ils te font vivre. Tu assimiles mal les événements extérieurs et tu manifestes ta volonté de façon désordonnée et contrôlante. Tu attends trop après les autres. C'est ta colère intérieure qui te *brûle* ainsi. Cette façon de penser ne peut te faire vivre que des frustrations et des émotions, car personne n'est responsable du bonheur des autres. Le bonheur ne peut venir que de l'intérieur de soi.

CAUSES MENTALES (peurs et croyances)

Souviens-toi que lorsque tu vis une émotion, c'est parce que tu as accusé quelqu'un d'autre ou toi-même de quelque chose. Si tu as des attentes face aux autres, c'est signe que tu crois qu'ils sont responsables de ton bonheur et que tu es, toi aussi, responsable du bonheur des autres. Si tu t'accuses toi-même, c'est signe que tu es trop exigeant. Pour t'aider à trouver la source de ce problème, demande-toi quel « liquide » tu as peur de laisser aller (ex. : argent liquide ou pleurs…).

Ton corps t'envoie le message qu'il est temps que tu prennes tes responsabilités par rapport à ce que tu vis. Si tu attends que les autres t'apportent du bonheur, tu pourrais attendre de nombreuses années. Toi seul peux voir à ton bonheur en exprimant ce que tu vis aux personnes concernées.

Réfère-toi en plus à VESSIE et à INFLAMMATION.

BESOIN ET MESSAGE SPIRITUEL

Ton grand besoin est de t'AIMER, d'accepter tes peurs du moment. Prends le temps de trouver ce dont tu as PEUR POUR TOI dans cette situation. Ton Dieu intérieur t'invite à accueillir cette peur qui te pousse à agir ainsi, en te rappelant que tout est temporaire. Il te dit d'accueillir tes limites actuelles et de reconnaître davantage ta propre valeur. Ce n'est qu'après t'être accueilli dans tes peurs et tes limites que tu pourras te diriger vers ce que tu veux vraiment. Souviens-toi que cette partie en toi qui a peur est convaincue de te protéger. Si tu te sens capable d'assumer les conséquences de vivre selon les besoins de ton être, rassure-la.

CYSTOCÈLE

Réfère-toi à PROLAPSUS.

DÉFICIT D'ATTENTION

BLOCAGE PHYSIQUE

Le déficit d'attention chez le jeune s'exprime par une tendance excessive à la distraction. Il se manifeste souvent de manière insidieuse, déroutante, sélective et occasionnelle. Il apparaît davantage avec les contraintes pédagogiques et éducatives, à mesure que l'enfant grandit et avance en âge. La tendance à la distraction passe parfois pour de la mauvaise volonté, un manque d'intérêt et de motivation, une certaine paresse intellectuelle, un (faux) état dépressif ou pire encore, pour une psychose.

CAUSES ÉMOTIONNELLES (désirs bloqués)

Le déficit d'attention est causé en grande partie par la blessure du rejet. Un jeune enfant qui souffre de rejet est porté à rejeter tout ce qui ne l'intéresse pas et a une grande facilité à fuir dans son monde imaginaire. On dit alors qu'il est « dans la lune » ou « parti dans l'astral ». Il peut fuir ainsi de nombreuses fois par jour, pendant quelques secondes ou beaucoup plus longtemps.

Si tu vis ce genre de problème, c'est que tu fuis car tu te sens rejeté dans ce que tu es ou que tu te rejettes beaucoup toi-même. Ta blessure de rejet est vécue avec ton parent du même sexe.

CAUSES MENTALES (peurs et croyances)

Si tu souffres de la blessure du rejet, tu crois que tu ne vaux rien et que tu es nul. Il t'est difficile de croire à ton droit d'existence, de croire que tu fais une différence autour de toi. Tu crois probablement que personne ne s'en soucierait si tu disparaissais de la maison, de l'école ou même de la planète et cela te fait beaucoup souffrir. Cette souffrance t'amène à fuir ta vie normale par différents moyens. Tu es convaincu que la fuite t'aide à moins souffrir, ce qui est faux. C'est plutôt du reniement de la réalité, laquelle te rattrapera tôt ou tard. Il vaudrait mieux pour toi de t'en occuper le plus tôt possible.

Tu reçois le message de reconnaître et d'accepter que ce parent fait tout ce qu'il peut avec et pour toi selon ce qu'il est. Sache qu'il a vécu le même genre de rejet avec son parent du même sexe. Il lui est donc impossible de donner ce qu'il n'a pas reçu. Tu dois aussi reconnaître et accepter le fait que tu rejettes toi aussi ce parent. Vous êtes ensemble sur cette terre pour apprendre à avoir plus de compassion l'un envers l'autre. Quand vous vous rejetez ainsi mutuellement, ce n'est pas par méchanceté, mais par souffrance.

BESOIN ET MESSAGE SPIRITUEL

Ton grand besoin est de t'AIMER, d'accepter tes peurs du moment. Prends le temps de trouver ce dont tu as PEUR POUR TOI dans cette situation. Ton Dieu intérieur t'invite à accueillir cette peur qui te pousse à agir ainsi, en te rappelant que tout est temporaire. Il te dit d'accueillir tes limites actuelles

et de reconnaître davantage ta propre valeur. Ce n'est qu'après t'être accueilli dans tes peurs et tes limites que tu pourras te diriger vers ce que tu veux vraiment. Souviens-toi que cette partie en toi qui a peur est convaincue de te protéger. Si tu te sens capable d'assumer les conséquences de vivre selon les besoins de ton être, rassure-la.

DÉLIRE

Réfère-toi à FOLIE.

DÉMANGEAISON

BLOCAGE PHYSIQUE

Une démangeaison est une sensation au niveau de l'épiderme, incitant à se gratter. C'est une sensation plus ou moins irritante, selon le degré de la démangeaison.

CAUSES ÉMOTIONNELLES (désirs bloqués)

Une démangeaison t'indique que tu as extrêmement envie de quelque chose, mais que tu ne te le permets pas ou que tu te sens bloqué par quelqu'un d'autre ou par les circonstances. Tu es alors très préoccupé et cela te fait vivre de l'impatience, de l'exaspération et de l'irritation.

CAUSES MENTALES (peurs et croyances)

Lorsque tu souffres de démangeaison, l'endroit où elle est localisée est une bonne indication du domaine dans lequel tu te sens bloqué et dont tu as envie. Regarde l'utilité de cette partie de ton corps. Ensuite, réfère-toi à cette partie du corps, telle que décrite dans ce livre. Comme la démangeaison affecte la peau et que la peau a un lien avec la personnalité, il est fort probable que tu te refuses cette envie, par peur de blesser quelqu'un d'autre ou par peur de ce que quelqu'un d'autre puisse penser de toi.

Tu entretiens peut-être des attentes face aux autres en croyant qu'ils doivent faire de la télépathie et deviner tes désirs en t'aidant à les satisfaire.

Tu reçois comme message que si ton désir te *démange* à t'en arracher la peau, il serait plus sage de vérifier s'il est réaliste ou si ce n'est pas tout simplement un caprice. Si c'est un caprice, permets-toi de le combler plus tard en lâchant prise et en arrêtant de tout vouloir contrôler à ta façon. Si cette envie est réalisable, ose affronter tes peurs en faisant tes demandes et en passant à l'action.

BESOIN ET MESSAGE SPIRITUEL

Ton grand besoin est de t'AIMER, d'accepter tes peurs du moment. Prends le temps de trouver ce dont tu as PEUR POUR TOI dans cette situation. Ton Dieu intérieur t'invite à accueillir cette peur qui te pousse à agir ainsi, en te rappelant que tout est temporaire. Il te dit d'accueillir tes limites actuelles

et de reconnaître davantage ta propre valeur. Ce n'est qu'après t'être accueilli dans tes peurs et tes limites que tu pourras te diriger vers ce que tu veux vraiment. Souviens-toi que cette partie en toi qui a peur est convaincue de te protéger. Si tu te sens capable d'assumer les conséquences de vivre selon les besoins de ton être, rassure-la.

DÉMENCE

Réfère-toi à FOLIE.

DÉMENCE SÉNILE

Réfère-toi à ALZHEIMER.

DENTS (Problèmes aux)

BLOCAGE PHYSIQUE

On considère comme un problème aux dents, toute douleur causée par une *carie dentaire* (te référer directement à CARIE DENTAIRE), par une *dent cassée* ou une *perte d'émail*. Il arrive fréquemment que les personnes avec des dents mal alignées disent avoir des problèmes alors qu'en réalité, ce souci n'est que d'ordre ESTHÉTIQUE. Un *grincement de dents* est aussi considéré comme étant un problème.

CAUSES ÉMOTIONNELLES (désirs bloqués)

Comme les dents servent à broyer la nourriture, elles ont donc un lien avec ta capacité de broyer des nouvelles idées ou circonstances afin de bien les assimiler. Ton mal aux dents est souvent signe que tu as de la difficulté à te décider, faute de bien analyser les situations. Comme les dents servent aussi à mordre, un problème à ce niveau peut aussi t'indiquer que tu te sens impuissant et incapable de mordre dans la vie pour te défendre.

Voici, à ce sujet, le fruit de plusieurs années de recherche de Mme Michèle Caffin, chirurgienne-dentiste de France :

« Les huit dents du côté supérieur droit ont un lien avec le désir de manifester ce qu'une personne veut à l'extérieur; un problème à l'une de ces dents exprime une difficulté à trouver sa place à l'extérieur. Les huit dents du côté supérieur gauche ont un lien avec le désir de manifester ce qu'une personne porte en elle; un problème à l'une de ces dents exprime donc la difficulté à réaliser son désir d'être. Les huit dents du côté inférieur droit ont un lien avec la concrétisation de quelque chose, tel le travail; un problème à l'une de ces dents exprime donc une difficulté de construire sa vie de façon concrète. Les huit dents du côté inférieur gauche ont un lien avec la concrétisation de la sensibilité d'une personne, de tout ce qu'elle porte en elle; un problème à l'une de ces dents exprime un sentiment de non-reconnaissance affective du milieu familial. Les dents mal alignées ont aussi un lien avec les messages précités. » Pour avoir plus de détails au sujet de chaque dent, je te suggère de lire le livre de Mme Caffin. Tu peux consulter la liste des livres recommandés à la fin de ce livre.

CAUSES MENTALES (peurs et croyances)

Comme le côté droit du corps est directement relié à notre relation avec notre père, des problèmes aux dents du côté droit t'indiquent qu'il y a encore des conflits à résoudre avec lui, c'est-à-dire que tu aurais intérêt à avoir une réaction différente avec lui, en le percevant avec plus d'acceptation. Si c'est du côté gauche, c'est la même chose, mais avec ta mère.

De plus, les quatre incisives supérieures (dents du milieu) représentent la place que tu veux prendre auprès de tes parents et les quatre incisives inférieures représentent la place qu'occupent tes parents.

Si tu souffres d'un problème *d'usure* des dents et que l'émail disparaît graduellement, il est fort possible que tu te laisses *user* par des proches. Généralement, la personne qui se laisse avoir par les autres est celle qui critique beaucoup intérieurement et ne s'affirme pas extérieurement. Elle voudrait que ce soit les autres qui changent. La meilleure protection que tu puisses avoir pour ne plus te faire *user* est l'amour véritable envers tes proches.

Si tu souffres de *grincement* de dents – qui se manifeste surtout lorsque tu dors – cela t'indique que tu as retenu de la rage et de la tension durant la journée. Le corps, dans son intelligence, utilise fréquemment les moments de sommeil pour nous aider à nous libérer des tensions vécues à l'état d'éveil. Par contre, cette libération est temporaire. Tu dois décider de t'occuper de cette rage contenue avant qu'elle ne t'occasionne beaucoup plus de problèmes qu'un grincement de dents. Je te suggère, pour y arriver, de mettre en pratique les étapes du pardon suggérées à la fin de ce livre.

Le message principal d'un problème de dents est de passer à l'action, à la concrétisation de tes désirs. Apprends à voir les situations telles qu'elles sont. Si nécessaire, accepte de te faire aider pour avoir un meilleur discernement. Au lieu de garder une *dent* contre quelqu'un, occupe-toi de ton **JE VEUX**. Reprends contact avec ta puissance et permets-toi de te défendre.

BESOIN ET MESSAGE SPIRITUEL

Ton grand besoin est de t'AIMER, d'accepter tes peurs du moment. Prends le temps de trouver ce dont tu as PEUR POUR TOI dans cette situation. Ton Dieu intérieur t'invite à accueillir cette peur qui te pousse à agir ainsi, en te rappelant que tout est temporaire. Il te dit d'accueillir tes limites actuelles et de reconnaître davantage ta propre valeur. Ce n'est qu'après t'être accueilli dans tes peurs et tes limites que tu pourras te diriger vers ce que tu veux vraiment. Souviens-toi que cette partie en toi qui a peur est convaincue de te protéger. Si tu te sens capable d'assumer les conséquences de vivre selon les besoins de ton être, rassure-la.

DÉPRESSION

BLOCAGE PHYSIQUE

La description suivante s'adresse surtout aux personnes souffrant de *dépression psychotique* et non aux personnes vivant des moments dépressifs passagers ou réactionnels à un événement difficile à accepter.

Pour ces derniers, la description de l'AGORAPHOBIE, l'ANGOISSE ou l'ANXIÉTÉ sera plus appropriée.

Les symptômes majeurs de la dépression sont la perte d'intérêt ou de plaisir lors des activités habituelles, un sentiment de désespoir ou d'abattement, associé à de la fatigue ou à une diminution d'énergie, une diminution de la concentration, de l'indifférence, un désintérêt, du découragement, un repli sur soi et la rumination mentale. En général, l'individu qui en souffre ne veut pas se faire aider; il préfère que ce soit les autres qui changent. Il dort mal, même avec l'aide de somnifères. Il s'exprime peu et a plutôt tendance à fuir le monde. Il peut même avoir des idées suicidaires. Il arrive fréquemment que la dépression soit confondue avec le *burnout*.

Vérifie la description du BURNOUT pour bien faire la différence.

CAUSES ÉMOTIONNELLES (désirs bloqués)

Voici plusieurs des causes probables d'une dépression.

- Tu utilises ce moyen pour ne plus avoir à vivre de *pression*, surtout affective. Tu n'en peux plus, tu as atteint ta limite.

- Selon mes observations échelonnées sur plusieurs années, la personne ayant des tendances dépressives a des conflits à régler avec son parent du sexe opposé. C'est ce qui explique que, très souvent, tu es porté à t'en prendre à ton conjoint sur qui tu fais du transfert.

- Ce que tu fais vivre à ton conjoint, c'est ce que tu aurais voulu faire vivre à ce parent, mais tu t'es retenu.

- En refusant de te faire aider, tu continues malheureusement à alimenter la rancune ou la haine que tu vis face à ce parent et tu t'enfonces dans ta douleur.

Plus l'état dépressif est grave, plus tes blessures ont été vécues fortement étant jeune. Ce sont surtout les blessures de *rejet* et d'*abandon* vécues dans l'enfance et l'adolescence qui peuvent causer autant de souffrance.

De plus, pour causer un si grand débalancement mental, telles que la dépression et la psychose maniaco-dépressive, il a fallu que la douleur soit vécue dans l'isolement, c'est-à-dire que tu n'avais personne à qui en parler ou tu as préféré nier ce que tu vivais en taisant tes émotions.

CAUSES MENTALES (peurs et croyances)

Tu crois depuis très longtemps que personne n'est intéressé à entendre parler de ce que tu vis ou as vécu et surtout à t'aider à apaiser ton anxiété. Tu as donc décidé de passer ta douleur sous silence et de tout faire pour ne rien sentir. Tu as souvent dû utiliser la fuite pour y parvenir. Tu n'as donc pas appris à te fier aux autres; tu as bloqué tes désirs et tu t'es finalement replié sur toi-même, tout en développant de la rancune ou de la haine.

La chose la plus importante que tu dois accepter, c'est que ton état dépressif est causé par la grande douleur subie, au niveau de ton *ÊTRE*, étant jeune. *Tu refuses ce que tu es.*

De plus, si tu as des idées suicidaires, il est fort possible que quelque chose en toi veuille mourir pour pouvoir faire de la place à du nouveau. Tu mélanges alors la partie en toi qui veut mourir avec toi-même.

Tu reçois un message important au niveau de l'âme de te diriger vers l'amour plutôt que de laisser ton ego prendre le dessus et alimenter ta haine. Tu dois te rendre à l'évidence que même si tu as été rejeté étant jeune, cela ne veut pas nécessairement dire que ton parent ne t'aimait pas. Le parent qui rejette son enfant a été lui-même rejeté quand il était jeune et se rejette encore. C'est en ayant de la compassion pour ce parent et en lui pardonnant que tu amorceras les étapes de la guérison.

Ensuite, pardonne-toi d'en avoir autant voulu à ce parent. C'est l'étape la plus importante. Puis, il ne te restera qu'à exprimer ce que tu as vécu à ce parent, sans l'accuser. Réfère-toi aux étapes du pardon à la fin de ce livre pour te guider davantage. Prends conscience qu'il est tout à fait normal qu'un enfant développe de la rancune ou de la haine lorsqu'il souffre intensément dans l'isolement. Je te suggère de plus de commencer à reconnaître ta propre valeur. Si tu éprouves de la difficulté, tu peux demander à ceux qui te connaissent bien de te dire ce qu'ils voient en toi.

NOTE : comme la personne dépressive ne veut généralement pas s'aider ou se faire aider, ce sont les personnes qui l'entourent qui essaient de l'aider dans son problème. Si tu es une de ces personnes, je te suggère d'être très ferme avec la personne dépressive et de lui dire que personne ne peut la sortir de sa dépression de façon définitive sauf elle-même. Tu peux aussi lui faire lire cette définition. Si elle ne veut pas la lire, tu peux lui en donner une copie et ensuite lâcher prise. Une personne en dépression doit DÉCIDER elle-même qu'elle veut s'en sortir. Autrement, personne d'autre ne peut l'aider.

BESOIN ET MESSAGE SPIRITUEL

Ton grand besoin est de t'AIMER, d'accepter tes peurs du moment. Prends le temps de trouver ce dont tu as PEUR POUR TOI dans cette situation. Ton Dieu intérieur t'invite à accueillir cette peur qui te pousse à agir ainsi, en te rappelant que tout est temporaire. Il te dit d'accueillir tes limites actuelles et de reconnaître davantage ta propre valeur. Ce n'est qu'après t'être accueilli dans tes peurs et tes limites que tu pourras te diriger vers ce que tu veux

vraiment. Souviens-toi que cette partie en toi qui a peur est convaincue de te protéger. Si tu te sens capable d'assumer les conséquences de vivre selon les besoins de ton être, rassure-la.

DESCENTE DE VESSIE

Réfère-toi à PROLAPSUS.

DÉSHYDRATATION

BLOCAGE PHYSIQUE

La déshydratation s'observe lorsque l'individu perd plus d'eau qu'il n'en reçoit. Ces pertes peuvent se faire par les urines, la peau ou le tube digestif (comme la diarrhée). Les signes de déshydratation sont les suivants : la peau a perdu son élasticité normale; les yeux, creusés, sont entourés d'un cerne important, le pouls est rapide et la tension artérielle basse.

CAUSES ÉMOTIONNELLES (désirs bloqués)

Comme l'eau a un lien direct avec le corps émotionnel, le fait de souffrir de déshydratation est signe que tu te coupes de tes sentiments et surtout des sentiments agréables pour toi. Tu te laisses vider par ce qui se passe autour de toi et en toi, souvent par des idées obsessionnelles.

CAUSES MENTALES (peurs et croyances)

Souffrir de déshydratation est un message important que ton corps te donne, car l'eau est le deuxième plus grand besoin du corps humain, après l'air. En plus d'apprendre à boire plus d'eau dans ton quotidien, tu devras apprendre à te sentir bien avec toi-même, à avoir de bons sentiments d'amour pour toi. De plus, prends le temps de te ressourcer davantage en t'entourant de personnes qui sont un exemple ou par de bonnes lectures.

Je te suggère aussi de lire la définition du mot OB-SESSION.

BESOIN ET MESSAGE SPIRITUEL

Ton grand besoin est de t'AIMER, d'accepter tes peurs du moment. Prends le temps de trouver ce dont tu as PEUR POUR TOI dans cette situation. Ton Dieu intérieur t'invite à accueillir cette peur qui te pousse à agir ainsi, en te rappelant que tout est temporaire. Il te dit d'accueillir tes limites actuelles et de reconnaître davantage ta propre valeur. Ce n'est qu'après t'être accueilli dans tes peurs et tes limites que tu pourras te diriger vers ce que tu veux vraiment. Souviens-toi que cette partie en toi qui a peur est convaincue de te protéger. Si tu te sens capable d'assumer les conséquences de vivre selon les besoins de ton être, rassure-la.

DIABÈTE

BLOCAGE PHYSIQUE

Le diabète est une maladie du pancréas, une glande importante du corps humain et aux multiples fonctions. Une de ces fonctions est de produire de l'insuline, l'hormone nécessaire pour garder un taux normal de glucose dans le sang. Ce qui entraîne le diabète est une déficience de la fonction endocrine du pancréas qui se traduit par un déficit en insuline. Certains cas de diabète sont toutefois causés par une résistance à l'action de l'insuline, dans certains cas d'obésité par exemple.

CAUSES ÉMOTIONNELLES (désirs bloqués)

Le pancréas est la glande reliée au centre d'énergie du plexus solaire. Un problème à cette glande indique un trouble au niveau des émotions. En effet, ce centre d'énergie gère les émotions, les désirs et le mental (l'intellect).

Si tu souffres de diabète, voici la ou les attitudes qui peuvent en être la cause. Regarde ce qui te concerne.

- Tu es une personne très émotive et tu as beaucoup de désirs. Ceux-ci sont non seulement pour toi-même, mais aussi pour tous tes proches. Tu veux que chacun puisse avoir sa part du gâteau.

- Tu es certainement une personne très dévouée, mais avec trop d'attentes. Tu es porté à agir en mère avec tous – même si tu es un homme.

- Tu te culpabilises facilement si tes désirs pour les autres ne se manifestent pas et tu te culpabilises lorsque les tiens se manifestent.

- On peut dénoter chez toi une grande activité mentale due à une recherche intensive de moyens pour répondre à toutes tes attentes.

- Le fait d'entretenir d'aussi nombreux désirs masque une tristesse intérieure qui vient en général d'un important désir de tendresse et d'amour qui n'a jamais été comblé selon tes attentes.

Le diabète chez un enfant se manifeste lorsque celui-ci ne se sent pas assez reconnu. La tristesse lui cause un vide intérieur qui cherche une compensation. Il va ainsi chercher de l'attention.

CAUSES MENTALES (peurs et croyances)

Tu n'as plus à croire que ta mission est d'organiser le bonheur de tout un chacun. Tu es du genre à te faire arriver ce que tu veux, mais ceux qui t'entourent ne le désirent pas nécessairement autant que toi ou peut-être pas les mêmes choses. Jusqu'à maintenant, tu as préféré croire que ce que tu désires est toujours pour les autres. Accepte l'idée que ces désirs sont d'abord et avant tout les tiens et ensuite, reconnais tout ce que tu as pu obtenir jusqu'à maintenant. Sache qu'on n'a jamais peur pour les autres et que tout ce que nous faisons pour les autres est en réalité pour soi-même. Il est temps d'arrêter de croire que tu dois être aussi dur envers toi, que tu n'as pas le droit de vivre ta vie dans la joie et de te faire plaisir.

Ces croyances créent une peur en toi que les autres soient jaloux ou envieux si tu en as plus qu'eux. Voilà pourquoi il t'est difficile d'admettre que tu reçois plus que tu ne le crois.

Accepte de plus que, même si un grand désir ne s'est pas manifesté par le passé, cela ne t'empêche pas de bien apprécier les plus petits désirs qui se manifestent maintenant.

Ce problème de diabète est là pour t'avertir de lâcher prise et de prendre ton temps pour laisser venir les choses, plutôt que de vouloir tout contrôler. Comme toute maladie reliée au SANG est indicative d'un manque de joie, tu reçois le message d'être plus attentif à tous tes petits bonheurs quotidiens au lieu d'être en attente d'autre chose. Profite des *douceurs* de ta vie en ce moment plutôt que d'être distrait par ce que tu veux pour demain. Tu n'auras plus autant besoin de compenser avec du sucre pour recevoir ces douceurs.

Pour l'enfant diabétique, il est grand temps que tu arrêtes de croire que tu es l'enfant perdu de la famille. C'est à toi de trouver ta place.

BESOIN ET MESSAGE SPIRITUEL

Ton grand besoin est de t'AIMER, d'accepter tes peurs du moment. Prends le temps de trouver ce dont tu as PEUR POUR TOI dans cette situation.

Ton Dieu intérieur t'invite à accueillir cette peur qui te pousse à agir ainsi, en te rappelant que tout est temporaire. Il te dit d'accueillir tes limites actuelles et de reconnaître davantage ta propre valeur. Ce n'est qu'après t'être accueilli dans tes peurs et tes limites que tu pourras te diriger vers ce que tu veux vraiment. Souviens-toi que cette partie en toi qui a peur est convaincue de te protéger. Si tu te sens capable d'assumer les conséquences de vivre selon les besoins de ton être, rassure-la.

DIARRHÉE

BLOCAGE PHYSIQUE

La diarrhée est un symptôme de perturbation du transit intestinal. Elle est caractérisée par l'émission de selles liquides ou semi-liquides. Elle est souvent accompagnée de douleurs abdominales du type coliques. Les diarrhées les plus fréquentes sont dues à un dysfonctionnement de l'appareil digestif.

CAUSES ÉMOTIONNELLES (désirs bloqués)

Comme la diarrhée représente le fait de rejeter la nourriture avant que le corps n'ait pu assimiler ce dont il avait besoin, ce problème t'indique que tu fais la même chose aux plans émotionnel et mental.

Voici la ou les attitudes qui peuvent te concerner.

• Tu es porté à rejeter trop vite ce qui peut être bon pour toi, surtout quand cette situation est hors de ton contrôle.

- Il peut y avoir une situation désagréable que tu trouves difficile à assimiler.

- Ton corps te dit d'en voir l'utilité au lieu de vouloir la fuir et de jouir de la vie pleinement, avec davantage de reconnaissance.

- Tu vis du rejet et de la culpabilité face à toi ou à quelqu'un d'autre plutôt que de voir les bons côtés de ta vie. Le rejet que tu vis est plus souvent lié au monde du *avoir* et du *faire* plutôt qu'à celui du *être*.

- Tu as peur de perdre quelque chose ou quelqu'un que tu crois posséder.

- Ta grande sensibilité est mal gérée. Tu tends alors à rejeter trop rapidement une situation quand tu es confronté à tes peurs, plutôt que de les vivre et de les accueillir.

CAUSES MENTALES (peurs et croyances)

Souffrir de diarrhée t'aide à réaliser que tu ne t'estimes pas assez et que tu crois ne pas mériter ce qui est bon pour toi. Si tu ne peux te nourrir de bonnes pensées pour toi-même, il est difficile pour les autres de le faire. Tu peux attendre longtemps! De plus, souviens-toi que ce qui vient des autres n'est que temporaire.

Ton corps te dit que ça fait assez longtemps que tu nies une situation ou une de tes attitudes. Demande-toi quelle attitude t'appartient que tu essaies par tous les moyens de rejeter, que tu n'aimes pas de toi. Quelle attitude te *fait chier?*

Cette perte de contrôle de tes selles est une bonne indication que tu veux trop tout contrôler dans ta vie et que maintenant tu es rendu à ta limite. Voilà pourquoi apprendre le lâcher-prise serait bénéfique pour toi.

BESOIN ET MESSAGE SPIRITUEL

Ton grand besoin est de t'AIMER, d'accepter tes peurs du moment. Prends le temps de trouver ce dont tu as PEUR POUR TOI dans cette situation. Ton Dieu intérieur t'invite à accueillir cette peur qui te pousse à agir ainsi, en te rappelant que tout est temporaire. Il te dit d'accueillir tes limites actuelles et de reconnaître davantage ta propre valeur. Ce n'est qu'après t'être accueilli dans tes peurs et tes limites que tu pourras te diriger vers ce que tu veux vraiment. Souviens-toi que cette partie en toi qui a peur est convaincue de te protéger. Si tu te sens capable d'assumer les conséquences de vivre selon les besoins de ton être, rassure-la.

DIGESTION (Problèmes de)

La digestion est l'ensemble des transformations subies par les aliments dans le tube digestif. Comme l'estomac représente le premier organe du tube digestif à recevoir le bol alimentaire, si tu souffres de problèmes de digestion, tu es prié de te référer à ESTOMAC. Il est aussi suggéré de vérifier le FOIE et les INTESTINS qui font également partie du tube digestif.

DIPHTÉRIE

La diphtérie est une maladie contagieuse caractérisée par la présence de fausses membranes blanchâtres sur les muqueuses de la gorge et du larynx. Les angines diphtériques sont les manifestations les plus fréquentes de cette maladie. Réfère-toi à GORGE et à LARYNGITE.

DISQUE DÉPLACÉ

BLOCAGE PHYSIQUE

La colonne vertébrale est composée de trente-trois vertèbres et sa souplesse est due à l'interposition, entre chaque vertèbre, d'un disque en forme de lentille biconvexe, appelé un disque intervertébral. Un disque qui se déplace affecte immédiatement la souplesse de la colonne et force souvent le sujet à ne plus pouvoir bouger. La douleur est, en général, assez intense.

CAUSES ÉMOTIONNELLES (désirs bloqués)

On utilise souvent l'expression *barrée* lorsqu'une personne se déplace un disque. Cet incident t'indique que tu entretiens des pensées qui te *barrent*, qui t'empêchent d'aller de l'avant dans ce que tu avais planifié ou dans ce qui serait bon pour toi. Tu as de la difficulté à prendre une ou des décisions. Tu attends d'être plus supporté par la vie ou par les autres avant de te décider. Tu vis donc de la culpabilité et possiblement de la colère.

CAUSES MENTALES (peurs et croyances)

Si tu es une de ces personnes, tu dois arrêter de croire que les autres ont été mis sur ta route pour t'assister. Ta blessure d'abandon qui exige le soutien des autres ne t'aide plus. Elle t'empêche de te décider plus vite, de passer à l'action. Deviens ton propre soutien plutôt que d'attendre après les autres. Il ne sert à rien d'attendre que toutes les circonstances soient parfaites. Cela est impossible. Et puis il n'y a que toi qui puisses faire en sorte que les circonstances se manifestent.

Le mot disque est aussi utilisé à la place du mot microsillon, objet servant à enregistrer un ou des refrains. Il est peut-être temps que tu changes de *refrain* dans ta vie.

Tu reçois le message de te faire davantage confiance, de foncer droit devant toi tout en étant plus souple face à tes limites. Donne-toi le droit de vivre des expériences et d'apprendre de celles-ci.

BESOIN ET MESSAGE SPIRITUEL

Ton grand besoin est de t'AIMER, d'accepter tes peurs du moment. Prends le temps de trouver ce dont tu as PEUR POUR TOI dans cette situation. Ton Dieu intérieur t'invite à accueillir cette peur qui te pousse à agir ainsi, en te rappelant que tout est temporaire. Il te dit d'accueillir tes limites actuelles et de reconnaître davantage ta propre valeur. Ce n'est qu'après t'être accueilli dans tes peurs et tes limites que tu pourras te diriger vers ce que tu veux vraiment. Souviens-toi que cette partie en toi qui a

peur est convaincue de te protéger. Si tu te sens capable d'assumer les conséquences de vivre selon les besoins de ton être, rassure-la.

DIVERTICULITE

BLOCAGE PHYSIQUE

Une diverticulite est l'inflammation d'un diverticule (une petite hernie de la muqueuse intestinale). Les signes cliniques de cette inflammation sont une douleur au bas de l'abdomen accompagnée de fièvre ainsi qu'une possibilité de saignements. Les hommes en sont plus souvent affectés. Les symptômes sont très semblables à l'appendicite. Il y a parfois confusion.

Réfère-toi à INTESTINS et à INFLAMMATION en y ajoutant de la colère refoulée.

DOIGTS (Problèmes aux)

BLOCAGE PHYSIQUE

Les doigts sont les éléments mobiles à l'extrémité des mains qui permettent de nombreux mouvements pouvant atteindre une précision remarquable. On considère comme problèmes aux doigts toute *douleur, raideur* ou *fracture* pouvant empêcher ou affecter cette précision.

CAUSES ÉMOTIONNELLES (désirs bloqués)

Les doigts représentent les détails du moment présent. Comme ils nous aident à être précis, lorsque tu as un problème à un ou plusieurs doigts, tu reçois les messages suivants.

- Ta recherche de précision n'est pas motivée par la bonne raison. Cela ne veut pas dire de ne plus t'occuper d'aucuns détail, mais de le faire plutôt d'une façon différente.

- Ça peut survenir lorsque tu *te mords les doigts* (tu regrettes) quelque chose.

- Quand tu as l'impression de te *faire taper sur les doigts* (te faire réprimander).

- Quand tu t'accuses de *ne rien faire de tes dix doigts* (être paresseux, nonchalant).

- Il se peut que tu essaies d'aller trop vite, que tu veuilles en faire trop à la fois.

Ce qui suit est la signification métaphysique de chaque doigt :

Le POUCE : Ce doigt est aussi appelé le *maître doigt,* car il dirige les autres doigts. Il représente ta partie volontaire, ton pouvoir. Il est le doigt qui t'aide le plus à *pousser, à mettre de la pression.* Un malaise au pouce indique que tu veux trop donner un *coup de pouce* à quelqu'un d'autre et que tu t'en fais trop avec certains détails. Il se peut aussi que tu te sentes poussé, que tu te pousses trop à réaliser quelque chose ou que tu cherches trop à pousser

224

quelqu'un d'autre. Pousser ainsi signifie que ta partie contrôlante prend le dessus.

L'INDEX : Ce doigt est celui qui marque ta force de caractère, ta puissance de décision, ton autorité. C'est le doigt utilisé pour *montrer du doigt*, donner des ordres, menacer ou essayer de faire comprendre quelque chose à quelqu'un d'autre. Avec qui es-tu trop autoritaire? Le fait de vouloir trop montrer ton autorité aux autres est indicatif que ton ego prend le dessus et que tu as peur. Tu as certainement aussi peur de l'autorité des autres. Il se peut que tu te sentes trop pointé du doigt par une personne représentant l'autorité.

Le MAJEUR : Ce doigt est surtout relié au plaisir et à la sexualité. Si tu en souffres, tu recherches certainement trop la perfection dans ce domaine et tu te sens rejeté facilement dans ton intimité ou tu te sens coupable de rechercher le plaisir sexuel.

L'ANNULAIRE : Ce doigt agit très peu sans l'assentiment des autres doigts. Il représente *l'union,* l'idéal rêvé dans une relation de couple et la dépendance d'une autre personne pour arriver à cet idéal. En souffrir représente avoir du chagrin face à ta vie intime. Si tu en es affecté, c'est souvent signe que tu oublies de voir une vision globale des choses. Ton habitude de ne voir que certains détails, surtout ceux que tu préfères, ne t'est pas bénéfique.

L'AURICULAIRE : Ce petit doigt reflète la facilité de communication dans la famille. L'aisance avec laquelle il se détache des autres doigts montre ton besoin de souplesse et ta curiosité naturelle. Il re-

présente aussi ton intuition d'où vient l'expression :
« *Mon petit doigt me l'a dit.* »

Tu te laisses probablement déranger par ce que les
autres pensent de toi. Tu n'oses pas prendre ta place,
te respecter en utilisant ton intuition, car tu veux
trop te distinguer. Il se peut aussi que tu t'accuses de
ne pas *lever le petit doigt* (ne pas intervenir, ne pas
faire le moindre effort) pour quelqu'un de ta famille.

S'il y a FRACTURE, t'y référer en plus.

CAUSES MENTALES (peurs et croyances)

Ton perfectionnisme est souvent mal utilisé. C'est
bien que tu sois une personne qui voit aux détails,
mais tu dois apprendre à rechercher cette perfection
seulement au niveau de ce que tu es, c'est-à-dire que
ce que tu choisis de *faire* ou *avoir* doit t'aider à *être*
en harmonie.

Apprends à faire la différence entre les détails qui
sont nécessaires et ceux qui ne le sont pas.

Il t'est recommandé de vérifier si ta recherche de la
perfection n'est pas plutôt de l'idéalisme. Si c'est le
cas, sache qu'il n'est pas bénéfique de rechercher
un idéal qui est à l'opposé du mot *réalité*. Si tu es
trop idéaliste, cela signifie que tu n'es pas réaliste et
que tu seras toujours un éternel insatisfait. Tu crois
que la perfection existe dans le monde matériel
alors que c'est faux.

De plus, tu n'as plus à croire que tes doigts doivent être utilisés pour les autres, au détriment de tes besoins.

BESOIN ET MESSAGE SPIRITUEL

Ton grand besoin est de t'AIMER, d'accepter tes peurs du moment. Prends le temps de trouver ce dont tu as PEUR POUR TOI dans cette situation. Ton Dieu intérieur t'invite à accueillir cette peur qui te pousse à agir ainsi, en te rappelant que tout est temporaire. Il te dit d'accueillir tes limites actuelles et de reconnaître davantage ta propre valeur. Ce n'est qu'après t'être accueilli dans tes peurs et tes limites que tu pourras te diriger vers ce que tu veux vraiment. Souviens-toi que cette partie en toi qui a peur est convaincue de te protéger. Si tu te sens capable d'assumer les conséquences de vivre selon les besoins de ton être, rassure-la.

DOS (Mal de)

BLOCAGE PHYSIQUE

Le dos comporte de nombreux muscles, mais lorsque nous parlons de mal de dos, nous parlons surtout de la colonne vertébrale qui est une longue tige osseuse flexible, depuis la tête, qu'elle supporte, jusqu'au bassin qui la soutient. La colonne vertébrale est un empilement de trente-trois (33) vertèbres qui se répartissent comme suit : les cervicales, dorsales, lombaires, sacrées et coccygiennes. La description du mal de dos qui suit couvre les régions sacrée, lombaire et dorsale. Pour la région coccy-gienne, réfère-toi à COCCYX. Pour les cervicales, à COU.

CAUSES ÉMOTIONNELLES (désirs bloqués)

Si tu as mal au BAS DU DOS, dans la région du SACRUM, la partie la plus basse du dos, tu es cer-tainement le genre de personne pour qui la liberté est sacrée. Tu as par contre de la difficulté à garder ta liberté quand les autres ont besoin de ton aide ou quand tu juges que tu en as trop à faire. As-tu peur de dire non? As-tu un trop grand sens de devoir?

Si tu éprouves une douleur au MILIEU DU DOS, c'est-à-dire du bas du dos jusqu'à la taille, cela in-dique que tu vis de l'insécurité matérielle. En effet, le dos étant le soutien du corps humain, tout mal de dos a un lien avec *ne pas se sentir assez soutenu.* Le bas du dos est relié au domaine du *avoir,* comme avoir des biens matériels, avoir de l'argent, avoir un conjoint, avoir une maison, avoir des enfants, avoir un bon métier, avoir des diplômes, etc.

Voici donc différentes attitudes qui peuvent te concerner.

- Tu as besoin d'*avoir* pour te sentir soutenu, mais tu n'oses pas te l'avouer ou l'admettre aux autres.

- Tu t'en mets donc *plein le dos,* car tu cherches à tout faire toi-même, tout en te plaignant de ne pas être soutenu par les autres.

- Tu es très actif dans le domaine physique, car ta peur du manque se manifeste surtout au niveau matériel, ce qui pour toi représente un bon soutien.

- Tu as de la difficulté à demander de l'aide aux autres et lorsque tu te décides enfin à en demander et que tu ne la reçois pas, tu te sens encore plus coincé et le mal de dos empire.

Si tu as mal dans le HAUT DU DOS, c'est-à-dire de la dorsale dix jusqu'aux cervicales, de la taille jusqu'au cou, cela t'indique que tu souffres d'insécurité affective. Voici plusieurs attitudes qui peuvent te concerner.

- Le *faire* est très important pour toi car c'est ce qui te sécurise. Par conséquent, lorsque quelqu'un *fait* quelque chose pour toi, tu te sens aimé.

- Tu confonds *aimer* avec *plaire*. Tu es très déçu et tu vis beaucoup de peine quand ceux que tu aimes ne te plaisent pas. Toi-même, d'ailleurs, tu manifestes ton amour pour les autres en essayant de leur faire plaisir.

- Il se peut que tu sois rendu à ta limite et que tu aies suffisamment mal au dos pour arrêter de tout faire afin de te faire aider, mais tu t'en sens coupable inconsciemment.

- Il se peut aussi que ton mal de dos indique que tu te sens surveillé dans ce que tu fais, comme si tu avais *quelqu'un sur ton dos*.

CAUSES MENTALES (peurs et croyances)

Si tu as mal dans le BAS DU DOS, au lieu de croire que tu vas perdre ta liberté en aidant quelqu'un d'autre ou en faisant certaines tâches, deviens conscient de tes limites. Exprime-les à la personne concernée, celle à qui tu as de la difficulté à dire non. Souviens-toi que tu es toujours libre de dire *oui ou non*. Si tu juges que tu en as trop à faire et que tu décides de tout faire quand même, sois conscient que c'est ta décision et que tu l'as prise en toute liberté. Si tu veux récolter de l'aide, tu dois d'abord en semer. Il se peut que tu aies vécu, par le passé, l'expérience de sentir que tu te faisais avoir en voulant aider, mais cette peur de revivre la même expérience t'empêche de donner, ce qui t'aiderait à recevoir davantage. Si tu as peur pour ta survie, réalise que c'est seulement la partie dépendante affective en toi qui croit que tu ne peux survivre seul. Tu as tout ce qu'il faut pour y arriver.

En ce qui concerne le mal au MILIEU DU DOS, il s'agit d'accepter que tu as le droit d'aimer *avoir* des biens matériels ou d'avoir quoi que ce soit pour te sentir en sécurité et soutenu. Tu en retireras ainsi beaucoup plus de plaisir. Même si au plus profond de toi, tu te sens coupable de trop aimer le matériel, tu devras commencer par te donner le droit d'en avoir, pour ensuite être capable de te sentir soutenu même sans tous ces *avoirs*.

Au lieu d'avoir peur de faire tes demandes, accepte le fait que ce n'est pas parce que tu demandes quelque chose que les autres se doivent d'y répondre. Comme certaines personnes ont moins besoin d'*avoir* des choses, il se peut qu'on ne comprenne pas tes besoins. En te donnant le droit d'avoir ces besoins, il sera plus facile pour toi de le leur expliquer et de faire tes demandes sans avoir d'attentes.

Pour le mal dans le HAUT DU DOS, de la taille au cou, tu dois arrêter de croire que tu dois tout faire pour assurer le bonheur des autres. Tu seras toujours du genre à aimer faire des choses pour les autres, mais c'est ta motivation qui doit changer. Lorsque tu veux faire quelque chose pour quelqu'un que tu aimes, fais-le avec amour, pour le plaisir de le faire, et non par devoir ou pour recevoir en retour. Tu n'as plus besoin d'être le soutien affectif de tout le monde.

Il est important que tu fasses la différence entre *plaire* et *aimer*. Plaire, c'est vouloir faire plaisir aux autres, c'est dans le domaine du matériel. Aimer, c'est accepter l'autre comme il est, avec ses différences, sans le juger ou vouloir le changer. C'est du domaine spirituel. Quelqu'un peut t'aimer beaucoup sans avoir envie de te plaire à chaque instant ou sans vouloir répondre à tes attentes. Il en va ainsi pour toi avec les autres.

Tu dois aussi être plus conscient de la notion de responsabilité. Être responsable signifie être conscient que chacun de nous créons toujours notre vie selon nos décisions et que c'est à chacun de nous d'en assumer les conséquences. Vouloir assumer celles des autres est à l'opposé d'être responsable et c'est signe que tu as peur de ne pas être aimé. Donne aux autres l'occasion de prendre leur propre responsabilité. Ça t'enlèvera du poids sur ton dos.

231

BESOIN ET MESSAGE SPIRITUEL

Ton grand besoin est de t'AIMER, d'accepter tes peurs du moment. Prends le temps de trouver ce dont tu as PEUR POUR TOI dans cette situation. Ton Dieu intérieur t'invite à accueillir cette peur qui te pousse à agir ainsi, en te rappelant que tout est temporaire. Il te dit d'accueillir tes limites actuelles et de reconnaître davantage ta propre valeur. Ce n'est qu'après t'être accueilli dans tes peurs et tes limites que tu pourras te diriger vers ce que tu veux vraiment. Souviens-toi que cette partie en toi qui a peur est convaincue de te protéger. Si tu te sens capable d'assumer les conséquences de vivre selon les besoins de ton être, rassure-la.

DOULEUR SOUDAINE

BLOCAGE PHYSIQUE

Une douleur soudaine est caractérisée par un mal inexpliqué qui peut surgir soudainement à tout endroit du corps.

CAUSES ÉMOTIONNELLES (désirs bloqués)

Tout comme le système pénal décrète que lorsqu'une personne est coupable, elle doit payer une amende ou être emprisonnée, l'être humain, lorsqu'il se déclare coupable, insiste à se punir. Par contre, tout cela se passe inconsciemment. Une douleur soudaine est donc l'une des façons que tu utilises pour te punir: tu te fais mal. La douleur a été utilisée depuis le début des temps comme moyen de punition.

Cette douleur est donc une indication que tu viens de te déclarer coupable pour quelque chose que tu as fait ou non, ou veux faire ou non, sans même vérifier si tu es véritablement coupable. En notant à quoi sert la partie du corps affectée, tu sauras dans quel domaine tu vis de la culpabilité.

CAUSES MENTALES (peurs et croyances)

Si tu es du genre à t'accuser facilement et à te déclarer coupable, tu es certainement du genre à croire qu'en te punissant, tu neutraliseras ainsi ta culpabilité. Malheureusement, cela ne règle rien car plus tu te crois coupable, plus tu te promets de ne plus recommencer et plus tu répètes le même comportement. Les douleurs ressenties ont beaucoup plus de chances de disparaître si tu t'arrêtes pour vérifier si tu es vraiment coupable.

La grande majorité des individus qui s'accusent facilement sont rarement coupables. Être coupable signifie que tu as ou que tu veux faire du mal intentionnellement, à quelqu'un d'autre ou à toi-même. C'est une petite voix dans ta tête – une partie de ton ego – qui dit que tu es coupable et non ton cœur, ton **DIEU** intérieur. Cette petite voix est l'écho de la voix de quelqu'un d'autre (un parent très souvent) que tu as enregistrée et que tu as décidé de croire.

Te sentir coupable lorsque tu ne l'es pas signifie que tu as besoin de réviser ton système de valeurs, tes croyances, qui représentent ton ego. En arrêtant de laisser celui-ci décider pour toi et te faire sentir coupable si tu ne l'écoutes pas, tu éviteras de te sentir coupable inutilement et tu deviendras une personne responsable, c'est-à-dire que tu te permettras de ne pas toujours être ce que tu veux être en sachant que toi seul devras en assumer les conséquences.

Si tu souffres de plusieurs douleurs musculaires d'une façon incessante, réfère-toi à LYME (maladie de).

BESOIN ET MESSAGE SPIRITUEL

Ton grand besoin est de t'AIMER, d'accepter tes peurs du moment. Prends le temps de trouver ce dont tu as PEUR POUR TOI dans cette situation. Ton Dieu intérieur t'invite à accueillir cette peur qui te pousse à agir ainsi, en te rappelant que tout est temporaire. Il te dit d'accueillir tes limites actuelles et de reconnaître davantage ta propre valeur. Ce n'est qu'après t'être accueilli dans tes peurs et tes limites que tu pourras te diriger vers ce que tu veux vraiment. Souviens-toi que cette partie en toi qui a peur est convaincue de te protéger. Si tu te sens capable d'assumer les conséquences de vivre selon les besoins de ton être, rassure-la.

DUODÉNAL (ULCÈRE)

L'ulcère duodénal est une perte du revêtement muqueux dans la première partie du duodénum qui est encore en contact avec le suc gastrique acide de l'estomac. En effet, le duodénum est le premier segment de l'intestin grêle. C'est dans la partie moyenne du duodénum que débouchent les conduits venant du foie et du pancréas. C'est un organe important du système digestif. Cet ulcère est quatre fois plus fréquent que l'ulcère d'estomac et le facteur le plus constant est l'hypersécrétion de suc gastrique venant de l'estomac.

Réfère-toi à ESTOMAC en y ajoutant que si tu en souffres, tu es du genre à ruminer à l'intérieur de toi à tel point que tu te ronges, tu te manges de l'intérieur. Quelque chose t'est *resté sur l'estomac et ne passe pas*. Tu es facilement irritable au point d'en vivre un sentiment d'impuissance et de révolte. Tu aurais intérêt à exprimer ce que tu vis, tout en admettant ta difficulté à accepter ce qui est.

DUODÉNITE

La duodénite est une affection inflammatoire du duodénum. Elle est souvent confondue avec la gastrite ou l'entérite. Réfère-toi à DUODÉNAL (ulcère) et à INFLAMMATION en y ajoutant de la colère refoulée.

DURILLON

Réfère-toi à COR AU PIED ou à MAIN.

DYSLEXIE

BLOCAGE PHYSIQUE

La dyslexie est un trouble d'apprentissage de la lecture. On ne doit pas confondre la dyslexie avec le problème d'apprentissage de la lecture, provoqué par des situations stressantes ou émotionnelles que peut vivre l'enfant d'une façon temporaire. L'enfant ou l'adulte dyslexique a de la difficulté à organiser l'espace; les erreurs spécifiques qu'il fait en lisant persistent ou s'aggravent.

CAUSES ÉMOTIONNELLES (désirs bloqués)

Ce trouble commence généralement chez un enfant qui s'est senti poussé ou forcé à performer intellectuellement. Il éprouve des difficultés à utiliser simultanément les deux hémisphères du cerveau. Au plan métaphysique, cela veut dire que cet enfant a de la difficulté à harmoniser son principe féminin et son principe masculin. Son âme peut être indécise, confuse, face au sexe choisi dans cette vie. Ce trouble est profond et inconscient. Son cerveau éprouve les mêmes difficultés à harmoniser les échanges entre ses deux hémisphères.

CAUSES MENTALES (peurs et croyances)

Si tu souffres de dyslexie, tu reçois le message de décider une fois pour toutes que le sexe que tu as choisi avant de naître est celui dont tu as besoin pour avancer dans cette vie-ci et celui dont ton âme a besoin. Tu dois décider de t'incarner définitivement. C'est une décision que tu dois prendre avec fermeté, au plus profond de toi.

Je te suggère de consulter un édu-kinésiologue qui te fera pratiquer certains exercices pouvant t'aider à rétablir l'équilibre entre ton cerveau gauche et ton cerveau droit. Le fait de s'aider physiquement a toujours un effet bénéfique au plan psychologique.

De plus, tu n'as pas à te créer ce problème physique pour te donner une excuse de ne pas être parfait intellectuellement. Ça ne t'empêche pas d'être une personne intelligente et remplie de talents. Quand tu seras moins exigeant face à toi-même, les autres ne le seront plus.

BESOIN ET MESSAGE SPIRITUEL

Ton grand besoin est de t'AIMER, d'accepter tes peurs du moment. Prends le temps de trouver ce dont tu as PEUR POUR TOI dans cette situation. Ton Dieu intérieur t'invite à accueillir cette peur qui te pousse à agir ainsi, en te rappelant que tout est temporaire. Il te dit d'accueillir tes limites actuelles et de reconnaître davantage ta propre valeur. Ce n'est qu'après t'être accueilli dans tes peurs et tes limites que tu pourras te diriger vers ce que tu veux vraiment. Souviens-toi que cette partie en toi qui a peur est convaincue de te protéger. Si tu te sens capable d'assumer les conséquences de vivre selon les besoins de ton être, rassure-la.

DYSPEPSIE

La dyspepsie est un terme désignant toutes les formes de digestions difficiles et parmi lesquelles on distingue deux grands types : la dyspepsie gastrique (voir ESTOMAC) et la dyspepsie intestinale (voir INTESTINS).

DYSPNÉE

La dyspnée, étant un problème de la respiration, réfère-toi à POUMONS.

DYSTROPHIE MUSCULAIRE

BLOCAGE PHYSIQUE

Une dystrophie désigne un trouble de la nutrition d'un organe ou de tout un territoire anatomique, toutes modifications apportées aboutissant souvent à une atrophie (diminution notable de son volume et son poids normal) ou à une hypertrophie (augmentation de volume).

CAUSES ÉMOTIONNELLES (désirs bloqués)

Voici les différentes attitudes qui peuvent être la cause de ce problème.

• Comme il y a perte de contrôle des muscles avec cette maladie, cette dernière est une indication que tu t'es tellement contrôlé par le passé que tu en es rendu à ne plus pouvoir le faire. Tu as atteint tes limites.

- Tu es porté aussi à vouloir beaucoup contrôler les autres, mais d'une façon très subtile, en te montrant faible ou très doux par exemple.

- Il est aussi probable que tu sois une personne avec des idées d'autodestruction inconscientes et que tu joues souvent à la victime pour avoir de l'attention.

- Par contre, tu as beaucoup cherché à contrôler et à cacher cet aspect de toi-même que tu n'acceptes pas.

- Tu te dévalorises trop facilement et tu as de la difficulté à te nourrir de belles pensées d'amour envers toi-même. C'est pourquoi tu deviens de plus en plus dépendant des autres pour ton bonheur.

CAUSES MENTALES (peurs et croyances)

Jusqu'à maintenant, tu as cru qu'en étant malade ou en ayant des problèmes, tu aurais plus d'attention et d'amour. Mais de là à croire qu'un plus gros problème t'apportera encore plus d'amour n'est pas la solution idéale pour toi. Es-tu vraiment prêt à payer le prix de devenir tout à fait dépendant des autres et du système pour avoir plus d'attention? Il serait beaucoup plus sage pour toi de devenir conscient de toutes tes capacités et talents, de les faire valoir et d'aller chercher de l'attention ainsi, plutôt qu'avec une maladie.

Réfère-toi en plus à MUSCULAIRES (problèmes).

BESOIN ET MESSAGE SPIRITUEL

Ton grand besoin est de t'AIMER, d'accepter tes peurs du moment. Prends le temps de trouver ce dont tu as PEUR POUR TOI dans cette situation. Ton Dieu intérieur t'invite à accueillir cette peur qui te pousse à agir ainsi, en te rappelant que tout est temporaire. Il te dit d'accueillir tes limites actuelles et de reconnaître davantage ta propre valeur. Ce n'est qu'après t'être accueilli dans tes peurs et tes limites que tu pourras te diriger vers ce que tu veux vraiment. Souviens-toi que cette partie en toi qui a peur est convaincue de te protéger. Si tu te sens capable d'assumer les conséquences de vivre selon les besoins de ton être, rassure-la.

ECCHYMOSE

Une ecchymose est un épanchement diffus de sang au travers des tissus. Elle présente d'abord une tache rouge livide; puis passe successivement par les teintes noire, bleue et verdâtre. Elle vire ensuite au jaune pour enfin disparaître une vingtaine de jours plus tard. Elles sont le plus souvent la conséquence d'une contusion. Réfère-toi à ACCIDENT et à SANG en y ajoutant que tu te sens coupable d'être faible ou fragile dans certaines situations. Tu peux aussi manquer de douceur dans tes mouvements à cause d'une trop grande impulsivité.

ECZÉMA

L'eczéma est une affection de la peau extrêmement fréquente. Par définition, on appelle eczéma une maladie de peau évoluant par poussées, avec une phase aiguë et plus ou moins d'enflure et une phase chronique caractérisée par un épaississement et un quadrillage de la peau. L'eczéma peut provenir de causes internes ou externes. Chez les enfants ou les bébés, il est souvent accompagné d'asthme ou d'autres allergies.

Réfère-toi à PEAU, en y ajoutant qu'il est fort probable que tu vives de l'anxiété et des peurs pour toi-même. Par manque de confiance en toi, tu es anxieux face à ton avenir, voire même désespéré, ne sachant où la vie va te conduire. Tu as intérêt à t'exprimer davantage et à accepter tes peurs pour le moment.

S'il y a des démangeaisons, réfère-toi à DÉMAN-GEAISONS. Si l'eczéma est causé par l'usage de produits externes, tels que des produits chimiques, des produits de nettoyage, etc., y ajouter que tu es du genre à te laisser facilement influencer par ce qui se passe autour de toi.

ÉJACULATION (Impossibilité d')

Réfère-toi à IMPUISSANCE.

EMBOLIE PULMONAIRE

BLOCAGE PHYSIQUE

L'embolie pulmonaire résulte de l'oblitération brusque, partielle ou totale, de l'artère pulmonaire ou de l'une de ses branches, par un corps étranger en circulation, habituellement un caillot sanguin. Elle est fréquemment le résultat d'une phlébite.

CAUSES ÉMOTIONNELLES (désirs bloqués)

Comme une embolie débute d'une façon assez brutale, elle signifie que tu as vécu une émotion très forte, comme un coup de poignard. Il est question de vie ou de mort. Pour une certaine chose que tu as faite ou non, tu vis beaucoup de culpabilité, au point d'avoir le goût d'en mourir.

CAUSES MENTALES (peurs et croyances)

Cette embolie est pour toi un message urgent d'arrêter de croire que tu peux être coupable à ce point. Personne ne peut être responsable pour la vie ou la mort de quelqu'un d'autre ou pour les décisions des autres. Tu dois te rendre à l'évidence que tu as fait au meilleur de ta connaissance et que tu ne mérites pas de te punir à ce point. Ton corps te dit d'être plus doux avec toi-même, de te permettre d'avoir des peurs et des limites. Peu à peu, tu deviendras moins brusque et moins brutal avec toi-même.

BESOIN ET MESSAGE SPIRITUEL

Ton grand besoin est de t'AIMER, d'accepter tes peurs du moment. Prends le temps de trouver ce dont tu as PEUR POUR TOI dans cette situation. Ton Dieu intérieur t'invite à accueillir cette peur qui te pousse à agir ainsi, en te rappelant que tout est temporaire. Il te dit d'accueillir tes limites actuelles et de reconnaître davantage ta propre valeur. Ce n'est qu'après t'être accueilli dans tes peurs et tes limites que tu pourras te diriger vers ce que tu veux vraiment. Souviens-toi que cette partie en toi qui a peur est convaincue de te protéger. Si tu te sens capable d'assumer les conséquences de vivre selon les besoins de ton être, rassure-la.

EMBONPOINT

Réfère-toi à OBÉSITÉ.

EMPHYSÈME PULMONAIRE

L'emphysème pulmonaire est une affection des voies respiratoires due à une dilatation des voies aériennes dans la partie très profonde des bronches. Il fait suite, en général, à une bronchite chronique, à l'exception que la personne qui en souffre a une grande difficulté à respirer. Elle a l'impression de toujours manquer d'air.

Réfère-toi à BRONCHITE, en y ajoutant que ce malaise indique une plus grande urgence de t'en occuper. Les poumons ayant un lien métaphysique direct avec la capacité d'aspirer la vie, le fait de souffrir d'emphysème t'apporte le message qu'il est temps que tu reprennes ton espace.

EMPOISONNEMENT

Réfère-toi à INTOXICATION.

ENDOCARDITE

Maladie inflammatoire ou infectieuse de l'endocarde qui est la tunique interne du cœur. Réfère-toi à CŒUR et à INFLAMMATION.

ENDOMÉTRIOSE

BLOCAGE PHYSIQUE

L'endométriose est une affection gynécologique très fréquente chez la femme jusqu'à sa ménopause. Elle se définit par la présence anormale de muqueuse utérine sur l'appareil génital, en des endroits inhabituels. Cette muqueuse reconstitue en miniature un véritable utérus.

CAUSES ÉMOTIONNELLES (désirs bloqués)

Le plus grand blocage émotionnel de cette maladie est de ne pas pouvoir enfanter. Le fait d'en souffrir est indicatif que tu es du genre à vouloir tout diriger pour te donner l'impression d'*enfanter* dans d'autres domaines. Tu veux avoir un enfant, bien que tu aies très peur des conséquences de l'enfantement. Par exemple, mourir ou souffrir beaucoup en donnant naissance, tel que ta mère l'a vécu. Il est intéressant de constater que cette maladie crée l'apparence d'un autre utérus. C'est une forte indication de ton grand désir d'avoir un enfant.

CAUSES MENTALES (peurs et croyances)

Le message que tu reçois avec cette maladie est de réaliser que la croyance qui t'habite, voulant que tout accouchement soit nécessairement laborieux et dangereux, est assez forte pour créer un obstacle physique, t'empêchant de devenir enceinte. Dans certains cas, la peur extrême d'enfanter vient d'une vie précédente.

J'ai pu remarquer de plus que la croyance entretenue par la majorité des femmes souffrant d'endométriose concerne surtout l'accouchement et non ses conséquences, c'est-à-dire avoir à s'occuper de l'éducation d'un enfant. Il est temps pour toi de réaliser que tu as cru assez longtemps à ce qui te faisait peur, maintenant tu as le droit de satisfaire ce grand désir d'enfanter.

Tu n'as plus à croire que tu dois être invincible, que tu dois toujours rendre tous tes projets à terme. Tu te permettras ainsi de donner naissance à de nouveaux projets.

BESOIN ET MESSAGE SPIRITUEL

Ton grand besoin est de t'AIMER, d'accepter tes peurs du moment. Prends le temps de trouver ce dont tu as PEUR POUR TOI dans cette situation. Ton Dieu intérieur t'invite à accueillir cette peur qui te pousse à agir ainsi, en te rappelant que tout est temporaire. Il te dit d'accueillir tes limites actuelles et de reconnaître davantage ta propre valeur. Ce n'est qu'après t'être accueilli dans tes peurs et tes limites que tu pourras te diriger vers ce que tu veux vraiment. Souviens-toi que cette partie en toi qui a peur est convaincue de te protéger. Si tu te sens capable d'assumer les conséquences de vivre selon les besoins de ton être, rassure-la.

ENFLURE

Réfère-toi à ŒDÈME.

ENGOURDISSEMENT

BLOCAGE PHYSIQUE

Un engourdissement est une sensation de paralysie passagère, peu douloureuse, ressentie essentiellement au niveau des membres.

CAUSES ÉMOTIONNELLES (désirs bloqués)

Comme l'engourdissement se produit en général au niveau des jambes, des mains ou des bras, il a un lien avec le *faire*. Si tu en souffres, c'est signe que tu es une personne anxieuse, mais qui ne veut pas sentir. Soit que tu cherches à cacher ta sensibilité face aux autres dans ce que tu fais ou projettes de faire en voulant être trop parfait, soit que tu t'en demandes trop dans ce que tu fais et que tu ne veux pas sentir ce que tu vis. Tu te prives donc d'être la personne sensible que tu es en réalité en te laissant plutôt envahir par ton anxiété.

CAUSES MENTALES (peurs et croyances)

Lorsqu'un de tes membres s'engourdit, le message de ton corps est le suivant : « *Arrête de te faire croire que ce qui se passe ne te fait rien, que tu es insensible.* » Cette attitude te ralentit dans ce que tu veux faire. Regarde plutôt de quoi tu aurais peur si tu osais t'avouer, ou avouer à quelqu'un d'autre, ce que tu ressens. Vérifie si ton anxiété est bien fondée. Donne-toi le droit de prendre des décisions différentes dans ce que tu fais (mains ou bras) ou ce que tu projettes de faire dans l'avenir (pieds ou jambes), même s'il y a une possibilité que tu te trompes. Écoute davantage ton besoin d'être vulnérable, d'avoir des limites et des imperfections. Le fait de sentir va te permettre de voir la vie autrement, avec plus de joie et d'enthousiasme.

Si l'engourdissement se produit dans une autre partie du corps, regarde à quoi sert cette partie et cela te dira dans quel domaine tu veux cacher ta sensibilité.

BESOIN ET MESSAGE SPIRITUEL

Ton grand besoin est de t'AIMER, d'accepter tes peurs du moment. Prends le temps de trouver ce dont tu as PEUR POUR TOI dans cette situation. Ton Dieu intérieur t'invite à accueillir cette peur qui te pousse à agir ainsi, en te rappelant que tout est temporaire. Il te dit d'accueillir tes limites actuelles et de reconnaître davantage ta propre valeur. Ce n'est qu'après t'être accueilli dans tes peurs et tes limites que tu pourras te diriger vers ce que tu veux vraiment. Souviens-toi que cette partie en toi qui a peur est convaincue de te protéger. Si tu te sens capable d'assumer les conséquences de vivre selon les besoins de ton être, rassure-la.

ENROUEMENT

Réfère-toi à LARYNGITE.

ENTORSE

BLOCAGE PHYSIQUE

Une entorse est une lésion à une articulation causée par l'exécution brutale de mouvements, au-delà de leurs limites physiologiques, sans déplacement permanent. Elle se traduit par une douleur vive intermittente. Les articulations les plus atteintes sont la cheville, le genou et le poignet.

CAUSES ÉMOTIONNELLES (désirs bloqués)

Le fait de te faire arriver une entorse est signe que tu t'es senti obligé d'aller dans une certaine direction (jambes) ou de faire quelque chose (mains) qui était contraire à ce que tu voulais vraiment. Tu te sens obligé d'être une bonne personne, tu vas au-delà de tes limites et tu t'en veux de ne pas pouvoir dire *non* aux autres. Tu as peur de *faire une entorse à*, c'est-à-dire de ne pas respecter certains règlements. Ton entorse te donne l'excuse nécessaire pour arrêter alors que tu n'aurais qu'à écouter tes besoins en étant plus flexible.

CAUSES MENTALES (peurs et croyances)

Le fait de souffrir d'une entorse t'indique le degré de souffrance que tu te fais vivre en insistant pour continuer à voir les choses à ta façon, c'est-à-dire selon tes règlements et surtout tes exigences. Tu aurais intérêt à être plus flexible, car les articulations de ton corps représentent tes parties flexibles. Au lieu de croire qu'on t'impose quelque chose de contraire à ce que tu veux, je te suggère de t'informer de la motivation des autres.

Il se peut, par la suite, que tu acceptes la version de l'autre ou il se peut que tu deviennes conscient que tu ne peux pas répondre à ses attentes parce que c'est au-delà de tes limites. Tu dois alors le faire savoir à la personne concernée. Si tu t'imposes toi-même une certaine direction, alors vérifie en toi quelle peur te motive et si cette peur est encore vraie pour toi. En étant plus flexible envers toi-même et les autres, il te sera plus facile de répondre à tes besoins.

BESOIN ET MESSAGE SPIRITUEL

Ton grand besoin est de t'AIMER, d'accepter tes peurs du moment. Prends le temps de trouver ce dont tu as PEUR POUR TOI dans cette situation. Ton Dieu intérieur t'invite à accueillir cette peur qui te pousse à agir ainsi, en te rappelant que tout est temporaire. Il te dit d'accueillir tes limites actuelles et de reconnaître davantage ta propre valeur. Ce n'est qu'après t'être accueilli dans tes peurs et tes limites que tu pourras te diriger vers ce que tu veux vraiment. Souviens-toi que cette partie en toi qui a peur est convaincue de te protéger. Si tu te sens capable d'assumer les conséquences de vivre selon les besoins de ton être, rassure-la.

ÉNURÉSIE

BLOCAGE PHYSIQUE

Le « pipi au lit » ou énurésie atteint environ 10 % des enfants, et plus fréquemment les garçons que les filles. L'énurésie est une miction active, complète, inconsciente, involontaire, se produisant pendant le sommeil. On ne peut parler d'énurésie qu'à partir de cinq ans, car c'est l'âge auquel le contrôle physiologique du sphincter vésical (de la vessie) est acquis. Il ne s'agit pas ici d'un enfant qui mouille le lit seulement à l'occasion, après un cauchemar ou une forte émotion.

CAUSES ÉMOTIONNELLES (désirs bloqués)

Si c'est ton enfant qui vit ce problème, il est important de lui lire ce qui suit. Qu'il ait n'importe quel âge, tout enfant comprend ce genre de message d'une façon vibratoire.

C'est le genre d'enfant qui craint beaucoup l'autorité, surtout celle du père ou la personne jouant le rôle de père. Cela ne veut pas nécessairement dire que cet enfant a une peur physique de son père. Il a plutôt peur de lui déplaire, de ne pas être à la hauteur de ses attentes. Pour cet enfant, déplaire à ce parent serait aussi honteux que la honte qu'il vit à mouiller son lit. .

CAUSES MENTALES (peurs et croyances)

Le fait de mouiller son lit de façon incontrôlée la nuit indique que cet enfant s'est trop retenu le jour, parce qu'il avait peur, et que la nuit il ne parvient plus à se contrôler. Il serait recommandé à cet enfant de vérifier si ce qu'il croit au sujet des attentes de ses parents (surtout du père) est vraiment fondé. Ce dont cet enfant a le plus besoin, c'est d'encouragement stable. Pour cet enfant qui s'en demande déjà beaucoup, le fait de lui dire qu'il est bon, de valoriser ses talents et de lui répéter que ses parents vont l'aimer même s'il fait des erreurs, l'aidera à croire en ses capacités et à relâcher son contrôle le jour.

BESOIN ET MESSAGE SPIRITUEL

Le plus grand besoin de cet enfant est de s'AIMER, d'accepter ses peurs du moment. Si l'enfant est assez âgé pour en parler, encourage-le à trouver ce dont il a PEUR POUR LUI dans cette situation. Son Dieu intérieur l'invite à accueillir cette peur qui le pousse à agir ainsi, en lui rappelant que tout est temporaire. Il lui dit d'accueillir ses limites actuelles et de reconnaître davantage sa propre valeur. Ce n'est qu'après s'être accueilli dans ses peurs et ses limites qu'il pourra se diriger vers ce qu'il veut vraiment.

ÉPAULE (Mal à l')

BLOCAGE PHYSIQUE

L'épaule, reliant le bras au tronc, est un complexe articulaire extrêmement mobile qui permet d'effectuer dans toutes les directions, des mouvements à la fois amples et précis. La description qui suit concerne une douleur à l'épaule. Pour une fracture, te référer en plus à ACCIDENT.

CAUSES ÉMOTIONNELLES (désirs bloqués)

Si tu as mal sur le dessus des épaules, voici plusieurs causes possibles à ce mal.

- Tu souffres d'en avoir trop sur les épaules. Comme les épaules relient les bras au tronc, ce mal a un lien avec *trop vouloir en faire* pour les autres.

- Tu t'empêches donc d'aller vers ce que tu veux, car tu te crois obligé de t'occuper du bonheur ou de la réussite des autres en premier.

- Tu es certainement une personne qui a la capacité d'en faire beaucoup et tu en abuses parfois.

- Si le mal d'épaule t'empêche de bouger les bras, ton message est que tu as de la difficulté à embrasser une personne ou une nouvelle situation.

Il est temps de réviser tes limites et tes besoins et de ne prendre sur tes épaules que ce qui correspond à ce que tu veux. Donne-toi le droit de t'aimer et de t'occuper de toi-même.

CAUSES MENTALES (peurs et croyances)

Ton mal d'épaule t'indique que tu t'imposes des tâches non nécessaires pour toi. Vouloir trop en faire pour les autres te fait prendre sur tes épaules des poids qui ne t'appartiennent pas. Pendant ce temps, les autres ne peuvent pas apprendre à s'occuper de leur vie eux-mêmes. Je te suggère de vérifier tes engagements. As-tu déjà promis à ces personnes que tu t'occuperais de tout? Ou crois-tu que cela te revienne automatiquement?

Réalise que ce que tu t'imposes vient de toi seulement, et que les autres respecteront tes besoins lorsque tu les respecteras toi-même. Ton message n'est pas d'arrêter de faire différentes choses dans ta vie, mais plutôt de les faire par amour plutôt que par obligation.

De plus, donne-toi le droit d'être plus flexible et d'embrasser qui ou ce que tu veux, sans avoir peur que les conséquences soient difficiles. Au lieu de te créer des peurs avec ce qui pourrait arriver, aie confiance que tu sauras assumer les conséquences au fur et à mesure qu'elles se présenteront.

BESOIN ET MESSAGE SPIRITUEL

Ton grand besoin est de t'AIMER, d'accepter tes peurs du moment. Prends le temps de trouver ce dont tu as PEUR POUR TOI dans cette situation. Ton Dieu intérieur t'invite à accueillir cette peur qui te pousse à agir ainsi, en te rappelant que tout est temporaire. Il te dit d'accueillir tes limites actuelles et de reconnaître davantage ta propre valeur. Ce n'est qu'après t'être accueilli dans tes peurs et tes limites que tu pourras te diriger vers ce que tu veux vraiment. Souviens-toi que cette partie en toi qui a peur est convaincue de te protéger. Si tu te sens capable d'assumer les conséquences de vivre selon les besoins de ton être, rassure-la.

ÉPIDÉMIE

Réfère-toi à la section « *Voici quelques questions récurrentes de ce livre* » au début de cet ouvrage et lis la réponse donnée concernant les épidémies.

ÉPILEPSIE

BLOCAGE PHYSIQUE

L'épilepsie est une affection nerveuse chronique, caractérisée par la répétition plus ou moins fréquente de crises convulsives, générales ou localisées, au déroulement stéréotypé. Son apparition est imprévisible et généralement de courte durée. Elle est appelée le GRAND MAL ou le PETIT MAL selon la cause et la gravité de la maladie.

CAUSES ÉMOTIONNELLES (désirs bloqués)

Si tu souffres de cette maladie, voici plusieurs attitudes qui peuvent te concerner.

- Tu es du genre à ne pas te pardonner un faux pas, un *lapsus*.

- Tu tentes par tous les moyens de cacher tes erreurs.

- Tu t'accuses beaucoup trop souvent, manquant ainsi d'amour pour toi-même.

- Pour compenser, tu tentes de faire combler ce manque par les autres.

- Tu as des désirs de violence intérieure qui se retournent contre toi-même. Avec une crise d'épilepsie, tu te fais violence. Cette dernière se manifeste quand tu n'en peux plus de te contrôler. En effet, comme tu n'acceptes pas cette partie violente en toi, tu essaies par tous les moyens de la cacher.

- Il est fort possible que tes premières crises durant l'enfance t'aient permis de recevoir de l'attention, de l'affection ou de détourner l'attention de l'un de tes faux pas.

- Il se peut aussi que cette maladie ait servi rapprocher tes parents qui arrêtaient de se disputer pour s'occuper de toi. Tu faisais alors une crise quand tu avais trop peur.

Tu reçois le message d'écouter ton besoin de douceur envers toi-même plutôt que d'être violent à ton égard. Ose en plus permettre à ta partie douce de s'exprimer devant les autres.

CAUSES MENTALES (peurs et croyances)

Si tu souffres de cette *affection*, ton corps te dit qu'il est grand temps de réaliser que, pour recevoir de l'*affection* ou pour sentir que tu affectes les autres, tu n'as qu'à semer cette *affection* et tu en récolteras. Tu n'as plus à te faire souffrir pour en recevoir. Tu en as déjà beaucoup plus que tu ne le crois, mais tu ne le vois pas ainsi.

Tu aurais intérêt à vérifier auprès de ceux que tu aimes afin de savoir ce que tu représentes pour eux. Tu peux te donner le droit de faire des erreurs, des faux pas, sans te culpabiliser et sans croire que les autres ne t'aimeront plus. Ça t'évitera de continuer à vivre de la rage et des sentiments violents à l'intérieur de toi et tu pourras ainsi exprimer toute la douceur qui t'habite. Tu découvriras ainsi la vraie personne que tu es et que tu veux être.

Réfère-toi en plus à CONVULSIONS.

BESOIN ET MESSAGE SPIRITUEL

Ton grand besoin est de t'AIMER, d'accepter tes peurs du moment. Prends le temps de trouver ce dont tu as PEUR POUR TOI dans cette situation. Ton Dieu intérieur t'invite à accueillir cette peur qui te pousse à agir ainsi, en te rappelant que tout est temporaire. Il te dit d'accueillir tes limites actuelles et de reconnaître davantage ta propre valeur. Ce n'est qu'après t'être accueilli dans tes peurs et tes limites que tu pourras te diriger vers ce que tu veux vraiment. Souviens-toi que cette partie en toi qui a peur est convaincue de te protéger. Si tu te sens capable d'assumer les conséquences de vivre selon les besoins de ton être, rassure-la.

ÉPINE DE LENOIR

BLOCAGE PHYSIQUE

Une épine est une saillie osseuse plus ou moins important. L'épine de Lenoir est une épine qui se loge sous le talon ou tout près du talon. La douleur qu'elle cause se manifeste surtout lorsqu'il y a pression sur cette saillie osseuse.

CAUSES ÉMOTIONNELLES (désirs bloqués)

Comme cette épine t'empêche d'être debout trop longtemps, de mettre de la pression sur ton pied, elle est là pour t'indiquer que tu t'empêches aussi de te tenir debout dans ce que tu veux faire pour ton avenir. Tu t'empêches d'avancer par crainte de déplaire à quelqu'un d'autre, très souvent quelqu'un qui représente l'autorité pour toi. Il est de plus possible que tu aies une attitude défaitiste face à ton avenir.

CAUSES MENTALES (peurs et croyances)

L'attitude mentale que tu entretiens face à ton avenir te fait aussi mal, au niveau de ce que tu es, que l'épine que tu as sous le pied. La pression que tu te mets pour aller dans une direction contraire à celle qui répond à tes besoins te fait très mal.

Tu n'as plus besoin de croire que les autres autour de toi doivent tous être d'accord avec tes plans d'avenir. Ils ont leurs propres peurs et limites. Cela ne t'empêche pas de persévérer et de savoir que tout ce que tu as fait et tout ce que tu feras ne seront pas inutiles et que ces différentes expériences te mèneront à de nouvelles expériences. Ton corps te dit d'avoir davantage confiance en toi, de risquer davantage, que tu as ce qu'il faut pour aller de l'avant.

BESOIN ET MESSAGE SPIRITUEL

Ton grand besoin est de t'AIMER, d'accepter tes peurs du moment. Prends le temps de trouver ce dont tu as PEUR POUR TOI dans cette situation.

Ton Dieu intérieur t'invite à accueillir cette peur qui te pousse à agir ainsi, en te rappelant que tout est temporaire. Il te dit d'accueillir tes limites actuelles et de reconnaître davantage ta propre valeur. Ce n'est qu'après t'être accueilli dans tes peurs et tes limites que tu pourras te diriger vers ce que tu veux vraiment. Souviens-toi que cette partie en toi qui a peur est convaincue de te protéger. Si tu te sens capable d'assumer les conséquences de vivre selon les besoins de ton être, rassure-la.

ÉPIPHYSE (Problèmes de l')

BLOCAGE PHYSIQUE

L'épiphyse cérébrale (ou glande pinéale) est une glande de la grosseur d'un pois située en avant du cerveau, et qui est couramment appelée le troisième œil. La nature exacte et le rôle de l'épiphyse font encore l'objet de bien des controverses.

CAUSES ÉMOTIONNELLES (désirs bloqués)

Si tu souffres d'un problème à cette glande, il est fort probable que tu possèdes des dons psychiques, mais que tu aies peur de les utiliser. Est-il possible que tu aies vécu une mauvaise expérience étant plus jeune? Il se peut même que cette mauvaise expérience ait eu lieu dans une vie précédente. Tu reçois donc le message de te donner le droit de voir au-delà de ce que la moyenne des gens peuvent voir. Tu as besoin d'apprendre à utiliser avec amour et respect tes dons psychiques pour t'aider à aider les autres. Tout don, qu'il soit physique ou psychique, doit toujours être utilisé pour aider et non pour profiter des autres ou pour alimenter l'ego. Ce problème peut aussi t'indiquer que tu forces trop ou que tu as trop forcé pour développer tes dons psychiques.

CAUSES MENTALES (peurs et croyances)

Tu ne dois plus laisser le passé influencer ton présent en te bloquant. Il est possible que tu ne sois pas conscient de ta croyance qu'il va t'arriver la même chose que par le passé si tu utilises tes dons psychiques. Si par contre tu souffres de la glande épiphyse parce que tu veux trop développer certains dons psychiques, il est urgent pour toi d'arrêter, car les forces psychiques peuvent être très dangereuses pour une personne non encore prête. Donne-toi le temps, tu verras qu'avec beaucoup d'amour pour toi-même et les autres, ces dons se développeront par eux-mêmes et d'une façon très harmonieuse.

BESOIN ET MESSAGE SPIRITUEL

Ton grand besoin est de t'AIMER, d'accepter tes peurs du moment. Prends le temps de trouver ce dont tu as PEUR POUR TOI dans cette situation. Ton Dieu intérieur t'invite à accueillir cette peur qui te pousse à agir ainsi, en te rappelant que tout est temporaire. Il te dit d'accueillir tes limites actuelles et de reconnaître davantage ta propre valeur. Ce n'est qu'après t'être accueilli dans tes peurs et tes limites que tu pourras te diriger vers ce que tu veux vraiment. Souviens-toi que cette partie en toi qui a peur est convaincue de te protéger. Si tu te sens

capable d'assumer les conséquences de vivre selon les besoins de ton être, rassure-la.

ÉPIPHYSITE

Réfère-toi à SCHEUERMANN ainsi qu'à IN-FLAMMATION.

ÉPUISEMENT PROFESSIONNEL

Réfère-toi à BURNOUT.

ÉRECTION (Problèmes d')

Réfère-toi à IMPUISSANCE.

ÉRUCTATION

BLOCAGE PHYSIQUE

Une éructation, communément appelée un rot, est une émission sonore, par la bouche, de gaz venant de l'estomac. Si les éructations se produisent par séries après les repas, et même à jeun, réfère-toi à AÉROPHAGIE.

CAUSES ÉMOTIONNELLES (désirs bloqués)

La personne qui émet souvent des éructations avale trop d'air, ce qui produit des gaz. Le fait d'avaler de l'air plutôt que de le respirer est généralement dû à une peur subite. Cette peur peut être causée par un événement soudain ou par une pensée. Comme les éructations se produisent en général après l'ingestion de liquide ou de nourriture, il est possible que tu vives une certaine peur face à ta façon de te nourrir, de t'alimenter (soit en trop grande quantité ou trop rapidement).

Il s'est peut-être passé quelque chose qui a éveillé des peurs en toi durant l'heure du repas.

Se peut-il que tu aies de la difficulté à recevoir de belles pensées, des gestes ou des compliments qui aideraient à nourrir ton estime personnelle et que tu les rejettes à la place?

CAUSES MENTALES (peurs et croyances)

Si tu renvoies ou rejettes ce qui est bon pour toi, il se peut que tu interprètes mal les bonnes intentions des autres, ce qui te cause des peurs soudaines.

Il est donc fort possible que tu crois ne pas mériter plus d'estime de toi-même, alors que c'est ce dont tu as vraiment besoin. Tu dois en plus avoir de la difficulté à te faire des compliments, à voir les bons et les beaux aspects de toi.

Ces éructations sont là pour t'aider à accepter ce que tu es, à te sentir à l'aise de recevoir des compliments même si tu n'es pas d'accord. Permets-toi d'accepter ce que les autres t'offrent, en voyant davantage ce qu'ils apprécient de toi.

BESOIN ET MESSAGE SPIRITUEL

Ton grand besoin est de t'AIMER, d'accepter tes peurs du moment. Prends le temps de trouver ce dont tu as PEUR POUR TOI dans cette situation. Ton Dieu intérieur t'invite à accueillir cette peur qui te pousse à agir ainsi, en te rappelant que tout est temporaire. Il te dit d'accueillir tes limites actuelles et de reconnaître davantage ta propre valeur. Ce n'est qu'après t'être accueilli dans tes peurs et tes limites que tu pourras te diriger vers ce que tu veux vraiment. Souviens-toi que cette partie en toi qui a peur est convaincue de te protéger. Si tu te sens capable d'assumer les conséquences de vivre selon les besoins de ton être, rassure-la.

ESTOMAC (Problèmes d')

BLOCAGE PHYSIQUE

L'estomac est un organe important de la digestion, situé entre l'œsophage et l'intestin grêle. Grâce aux sucs gastriques qu'il sécrète, il transforme les aliments en liquide. Les problèmes d'estomac les plus courants sont les *ulcères*, les *gastrites* (brûlements), les *hémorragies* gastriques, les *cancers* et les problèmes de *digestion* (vomissements, indigestions, etc.) Vérifie la description individuelle du problème en question, en plus de la description qui suit.

CAUSES ÉMOTIONNELLES (désirs bloqués)

Tous les problèmes d'estomac ont un lien direct avec la difficulté d'accepter ou de bien digérer une personne ou un événement. Le fait d'en souffrir indique une ou plusieurs des attitudes suivantes.

- Tu vis de l'intolérance et de la peur face à *ce qui n'est pas à ton goût.*

- Tu résistes aux idées nouvelles, surtout celles qui ne viennent pas de toi.

- Tu as de la difficulté à t'ajuster à quelqu'un ou quelque chose qui vient contredire tes plans, tes habitudes ou ta façon de vivre.

- Tu laisses trop souvent ton « critiqueur inté-rieur » t'influencer, ce qui t'empêche de lâcher prise et de laisser parler ton cœur qui, lui, ne veut qu'accepter inconditionnellement.

- Il se peut que tu sois du genre à t'accuser de *manquer d'estomac,* c'est-à-dire de manquer d'audace.

CAUSES MENTALES (peurs et croyances)

Que crois-tu qu'il t'arriverait si tu arrêtais de résis-ter aux idées des autres? Crois-tu que tu passerais pour un vulnérable, un faible? Au lieu de croire que tu es impuissant parce que tu ne peux pas changer les autres ou une situation, deviens conscient de ta propre puissance pour créer ta vie.

Tu n'as pas besoin de dire à ton corps comment être un corps et comment faire son travail de digestion. Il en est ainsi pour ton entourage. Tout un chacun a une façon différente de voir la vie. Ce n'est pas pour rien que l'estomac est placé dans la région du cœur.

Nous devons tous accepter avec amour, c'est-à-dire accepter la différence de tout un chacun. Les pensées du genre « *c'est injuste* » ou « *pas correct* » ou « *idiot* », etc. que tu alimentes ne sont plus bénéfiques pour toi. Elles bloquent ton évolution comme ton estomac bloque la digestion de ta nourriture. En devenant plus tolérant face aux autres, tu deviendras plus tolérant face aux aliments que tu absorbes.

Ton estomac t'envoie le message d'arrêter de vouloir tout contrôler. Tu as besoin de faire davantage confiance aux autres, tout comme tu dois faire confiance en la capacité de ton estomac de digérer tes aliments.

BESOIN ET MESSAGE SPIRITUEL

Ton grand besoin est de t'AIMER, d'accepter tes peurs du moment. Prends le temps de trouver ce dont tu as PEUR POUR TOI dans cette situation. Ton Dieu intérieur t'invite à accueillir cette peur qui te pousse à agir ainsi, en te rappelant que tout est temporaire. Il te dit d'accueillir tes limites actuelles et de reconnaître davantage ta propre valeur. Ce n'est qu'après t'être accueilli dans tes peurs et tes limites que tu pourras te diriger vers ce que tu veux vraiment. Souviens-toi que cette partie en toi qui a peur est convaincue de te protéger. Si tu te sens capable d'assumer les conséquences de vivre selon les besoins de ton être, rassure-la.

ESTOMAC (Ulcères à l')

L'ulcère est un trou correspondant à une érosion plus ou moins profonde de la paroi gastrique. Il correspond à une réduction de la défense naturelle de la paroi de l'estomac à l'agression acide. Il est causé par un manque de mucus sur la paroi de l'estomac, lequel doit protéger l'estomac de se digérer lui-même, sous l'effet de ses propres sécrétions. L'ulcère donne des douleurs de type crampiforme.

Réfère-toi à ESTOMAC en y ajoutant que tu te sens facilement agressé par les autres et que tu ne crois pas pouvoir te défendre par toi-même. Tu vis donc un sentiment d'impuissance. Tu as intérêt à reprendre contact avec tes défenses naturelles, en sachant qu'en changeant ta perception des événements et des personnes, tu y arriveras.

ÉTERNUEMENT

BLOCAGE PHYSIQUE

L'éternuement est constitué par une inspiration brusque et involontaire, immédiatement suivie d'une expiration violente avec rejet de liquide par le nez et la bouche. Il aide à chasser des muqueuses nasales une sécrétion trop abondante, provoquée par des poussières, des odeurs ou des variations brusques de température. L'éternuement devient un problème lorsqu'il se répète avec une trop grande fréquence.

CAUSES ÉMOTIONNELLES (désirs bloqués)

Comme un éternuement a pour fonction de chasser quelque chose des muqueuses du nez, si tu éternues trop souvent ou d'une façon répétée, c'est que tu te sens ennuyé ou contrarié par quelqu'un ou une situation dont tu voudrais te débarrasser. Tu peux être conscient ou non de ces émotions. Tu reçois le message d'être plus tolérant, plus compatissant face à toi-même ou face aux autres et surtout d'accepter la différence de chacun.

CAUSES MENTALES (peurs et croyances)

Au moment où tu éternues, prends le temps de vérifier à quoi tu pensais quelques secondes ou quelques minutes avant d'éternuer. Tu découvriras que quelque chose t'ennuyait et que tu étais sûrement en train de critiquer. Au lieu de garder tes critiques à l'intérieur de toi et de vouloir chasser ce qui se passe ou ce que tu entends ou une personne près de toi, regarde plutôt ce qui pourrait être bon pour toi et accepte-le. Si ce qui se passe n'est vraiment pas bénéfique pour toi, par exemple être parmi un groupe en train de parler contre une autre personne et que cela t'ennuie et t'irrite, tu dois exprimer ce que tu vis et choisir de partir plutôt que de vouloir rejeter les autres.

BESOIN ET MESSAGE SPIRITUEL

Ton grand besoin est de t'AIMER, d'accepter tes peurs du moment. Prends le temps de trouver ce dont tu as PEUR POUR TOI dans cette situation. Ton Dieu intérieur t'invite à accueillir cette peur qui

te pousse à agir ainsi, en te rappelant que tout est temporaire. Il te dit d'accueillir tes limites actuelles et de reconnaître davantage ta propre valeur. Ce n'est qu'après t'être accueilli dans tes peurs et tes limites que tu pourras te diriger vers ce que tu veux vraiment. Souviens-toi que cette partie en toi qui a peur est convaincue de te protéger. Si tu te sens capable d'assumer les conséquences de vivre selon les besoins de ton être, rassure-la.

ÉTOUFFEMENT

Réfère-toi à POUMONS.

ÉTOURDISSEMENT

BLOCAGE PHYSIQUE

Un étourdissement est un trouble caractérisé par une sensation de tournoiement, d'engourdissement, qui peut faire perdre à demi connaissance, affectant la vue et l'ouïe.

CAUSES ÉMOTIONNELLES (désirs bloqués)

Quand tu souffres d'étourdissement, c'est que tu veux fuir quelque chose ou quelqu'un car cette situation te fait revivre une vieille blessure non guérie. Il se peut aussi que ce soit lorsque tu te traites *d'étourdi,* c'est-à-dire que tu viens d'agir sans réfléchir, ou que tu as été distrait ou pas assez organisé selon toi.

CAUSES MENTALES (peurs et croyances)

Si tu vis souvent des étourdissements, remarque aussitôt ce qui vient de se dire, de se passer ou ce que tu crois qu'il pourrait arriver dans l'instant qui suit. Sache que ces étourdissements sont dus à une imagination très fertile et que tu t'en demandes trop. Il se peut que tu aies tendance à exagérer ce qui se passe, à cause d'une grande peur ou souffrance vécue étant plus jeune, mais que tu n'as pas encore réglée. Tu reçois le message d'être plus doux avec toi-même, de t'accueillir dans ce que tu es maintenant, en te donnant le droit d'être humain.

BESOIN ET MESSAGE SPIRITUEL

Ton grand besoin est de t'AIMER, d'accepter tes peurs du moment. Prends le temps de trouver ce dont tu as PEUR POUR TOI dans cette situation. Ton Dieu intérieur t'invite à accueillir cette peur qui te pousse à agir ainsi, en te rappelant que tout est temporaire. Il te dit d'accueillir tes limites actuelles et de reconnaître davantage ta propre valeur. Ce n'est qu'après t'être accueilli dans tes peurs et tes limites que tu pourras te diriger vers ce que tu veux vraiment. Souviens-toi que cette partie en toi qui a peur est convaincue de te protéger. Si tu te sens capable d'assumer les conséquences de vivre selon les besoins de ton être, rassure-la.

ÉVANOUISSEMENT

BLOCAGE PHYSIQUE

Un évanouissement est une perte de conscience qui est généralement d'apparition brutale et de courte durée. La vision baisse tandis qu'apparaissent des points ou des taches lumineuses; l'individu est livide, couvert d'une sueur froide et la perte de conscience devient totale.

CAUSES ÉMOTIONNELLES (désirs bloqués)

L'évanouissement est une forme de fuite pour quelqu'un qui ne veut pas faire face à une certaine situation. Quand cette dernière dure depuis un certain temps, au point de te décourager et de t'angoisser, et que tu te sens impuissant à changer cette situation, l'évanouissement devient un moyen pour la fuir.

CAUSES MENTALES (peurs et croyances)

Au lieu d'alimenter tes peurs, tu aurais intérêt à parler de ce que tu vis et à te faire aider pour voir la situation différemment. C'est ta façon de penser qui dit que tu ne peux pas y faire face et qui t'incite à fuir. Cette situation est là pour t'aider à évoluer. Tu dois donc devenir plus conscient de ce qu'elle peut t'apprendre plutôt que de faire le contraire, c'est-à-dire te rendre davantage inconscient en t'évanouissant. Il est temps que tu reprennes contact avec ta force intérieure.

BESOIN ET MESSAGE SPIRITUEL

Ton grand besoin est de t'AIMER, d'accepter tes peurs du moment. Prends le temps de trouver ce dont tu as PEUR POUR TOI dans cette situation. Ton Dieu intérieur t'invite à accueillir cette peur qui te pousse à agir ainsi, en te rappelant que tout est temporaire. Il te dit d'accueillir tes limites actuelles et de reconnaître davantage ta propre valeur. Ce n'est qu'après t'être accueilli dans tes peurs et tes limites que tu pourras te diriger vers ce que tu veux vraiment. Souviens-toi que cette partie en toi qui a peur est convaincue de te protéger. Si tu te sens capable d'assumer les conséquences de vivre selon les besoins de ton être, rassure-la.

EXCROISSANCE

BLOCAGE PHYSIQUE

Une excroissance est une petite tumeur bénigne de la peau.

CAUSES ÉMOTIONNELLES (désirs bloqués)

Toute forme d'excroissance est une fabrication de tissus non nécessaires dans le corps. Elle t'indique que tu rumines un chagrin depuis trop longtemps. Tu t'empêches de bien vivre ton moment présent car tu vis trop dans le passé ou dans le regret. De plus, comme trop d'excroissances sur le corps ne sont pas esthétiques, tu reçois un message important qu'il est temps que tu vois la beauté en toi. Pour savoir dans quel domaine tu vis ce problème, vérifie à quoi sert la partie affectée par ces excroissances.

CAUSES MENTALES (peurs et croyances)

D'où vient cette croyance que tu n'as pas le droit de voir le beau en toi? Que peut-il t'arriver de désagréable? Sache que ce que tu as cru jusqu'à maintenant à ce sujet n'est plus vrai pour toi. Tu dois de plus décider de *croître* dans ta vie selon tes besoins, plutôt que de continuer à ruminer le passé. Arrête de croire que tu n'es pas une bonne personne si tu fais ce que tu veux. Tourne la page, décide de te pardonner ainsi qu'aux autres et fonce vers ce que tu veux (voir les étapes du pardon à la fin de ce livre).

Il est suggéré de plus de vérifier la description de PEAU.

Pour les VERRUES, réfère-toi à leur description.

BESOIN ET MESSAGE SPIRITUEL

Ton grand besoin est de t'AIMER, d'accepter tes peurs du moment. Prends le temps de trouver ce dont tu as PEUR POUR TOI dans cette situation. Ton Dieu intérieur t'invite à accueillir cette peur qui te pousse à agir ainsi, en te rappelant que tout est temporaire. Il te dit d'accueillir tes limites actuelles et de reconnaître davantage ta propre valeur. Ce n'est qu'après t'être accueilli dans tes peurs et tes limites que tu pourras te diriger vers ce que tu veux vraiment. Souviens-toi que cette partie en toi qui a peur est convaincue de te protéger. Si tu te sens capable d'assumer les conséquences de vivre selon les besoins de ton être, rassure-la.

FACIAL (Problème)

Réfère-toi à VISAGE.

FAIBLESSE

BLOCAGE PHYSIQUE

Une faiblesse est un manque de force, de vigueur physique. La définition de ce problème s'adresse aux personnes qui souffrent de faiblesse générale depuis un bon moment.

CAUSES ÉMOTIONNELLES (désirs bloqués)

Si tu as ce problème, il est fort probable que tu trouves toutes sortes de raisons pour ne pas te montrer fort et mordre dans la vie à pleines dents. Est-il possible que tu souffres en même temps de malaises au niveau des DENTS, comme bien d'autres qui se plaignent d'un grand manque d'énergie? Si tu te compares aux autres, tu entretiens ton problème de faiblesse et tu passes ainsi à côté de merveilleuses occasions. Si cette faiblesse touche une partie du corps seulement, regarde à quoi sert cette partie pour savoir dans quel domaine de ta vie le problème est vécu.

CAUSES MENTALES (peurs et croyances)

Il est important pour toi de vérifier pourquoi tu ne crois pas en tes forces et pourquoi tu t'empêches de vivre pleinement, tout en te dirigeant vers ce qui te

277

rendrait joyeux. Ton corps te dit : « *Au secours! Arrête de croire que tu es une personne faible. Ta grande force intérieure va éclater comme une bombe si tu ne l'utilises pas!* » Cet éclatement peut se manifester par la maladie, car l'énergie non utilisée doit finir par servir à quelque chose. Tu as besoin de te trouver des buts qui t'enthousiasment et d'accepter que tu as tout en toi pour y arriver.

Je suggère, de plus, de te référer à BURNOUT au cas où ce serait plus qu'une faiblesse générale.

BESOIN ET MESSAGE SPIRITUEL

Ton grand besoin est de t'AIMER, d'accepter tes peurs du moment. Prends le temps de trouver ce dont tu as PEUR POUR TOI dans cette situation. Ton Dieu intérieur t'invite à accueillir cette peur qui te pousse à agir ainsi, en te rappelant que tout est temporaire. Il te dit d'accueillir tes limites actuelles et de reconnaître davantage ta propre valeur. Ce n'est qu'après t'être accueilli dans tes peurs et tes limites que tu pourras te diriger vers ce que tu veux vraiment. Souviens-toi que cette partie en toi qui a peur est convaincue de te protéger. Si tu te sens capable d'assumer les conséquences de vivre selon les besoins de ton être, rassure-la.

FATIGUE (Syndrome de fatigue chronique)

BLOCAGE PHYSIQUE

Ce syndrome existe si la fatigue existe depuis plus de six mois et n'est pas soulagée par le repos, qu'elle réduit les activités quotidiennes d'au moins 50 % et si au moins quatre des symptômes suivants sont présent : douleur de la gorge; gonflement des ganglions du cou et des aisselles; douleurs articulaires; douleurs musculaires; troubles de mémoire; maux de tête; sommeil non réparateur; malaises après l'effort durant plus de 24 heures.

CAUSES ÉMOTIONNELLES (désirs bloqués)

Voici les différentes attitudes qui peuvent te concerner.

- Si tu souffres de ce syndrome, tu as certainement beaucoup de difficulté à te faire plaisir, à avoir des buts qui te remplissent de joie.

- Il est fort possible que tu sois trop perfectionniste et trop exigeant envers toi-même, n'étant pas capable de respecter tes limites.

- La fatigue dont tu souffres peut alors devenir une excuse de ne pas passer à l'action.

- Une grande fatigue peut aussi être due à une rancune importante que tu entretiens depuis longtemps et qui te vide de ton énergie.

CAUSES MENTALES (peurs et croyances)

Si tu vis ce problème de fatigue, il se peut fort bien que tu crois ne pas mériter certaines choses ou que tu prennes la vie trop au sérieux. Ton activité mentale prend trop de place comparée à ton activité physique.

Si tu continues à entretenir une rancune (en général envers un de tes parents), cette fatigue est là pour attirer ton attention sur le mal que tu te fais. Ce n'est qu'après une réconciliation avec l'autre et surtout avec le pardon de toi-même que ton énergie pourra circuler à nouveau.

Tu reçois ainsi le message d'apprécier tout ce que tu as dans ta vie et de prendre le temps de sentir ce que tu vis d'agréable en ce moment. Ensuite, fais une liste de ce qui te ferait plaisir et fais un plan concret pour arriver à le manifester un jour. Le temps que tu mettras pour y arriver n'a pas d'importance. Ce qui importe, c'est que tu alimentes ton corps de désir tout en sachant que cela te donnera davantage le goût de vivre.

Ta fatigue peut également être un début de BUR-NOUT ou être causée par la maladie de LYME. Je te suggère de vérifier ces deux définitions.

BESOIN ET MESSAGE SPIRITUEL

Ton grand besoin est de t'AIMER, d'accepter tes peurs du moment. Prends le temps de trouver ce dont tu as PEUR POUR TOI dans cette situation. Ton Dieu intérieur t'invite à accueillir cette peur qui te pousse à agir ainsi, en te rappelant que tout est temporaire. Il te dit d'accueillir tes limites actuelles et de reconnaître davantage ta propre valeur. Ce n'est qu'après t'être accueilli dans tes peurs et tes limites que tu pourras te diriger vers ce que tu veux vraiment. Souviens-toi que cette partie en toi qui a peur est convaincue de te protéger. Si tu te sens capable d'assumer les conséquences de vivre selon les besoins de ton être, rassure-la.

FAUSSE COUCHE

Réfère-toi à AVORTEMENT.

FESSES (Mal aux)

BLOCAGE PHYSIQUE

La région fessière comporte des muscles jouant un rôle primordial dans la motricité des membres inférieurs et dans l'exercice de la marche. La définition qui suit concerne une douleur générale aux fesses. Si la douleur est vécue surtout en position assise, réfère-toi à COCCYX.

CAUSES ÉMOTIONNELLES (désirs bloqués)

Les fesses indiquent la place qu'on prend lorsqu'on s'assoit. Le fait d'avoir mal aux fesses est donc une indication que tu vis des émotions parce que tu ne peux pas contrôler une situation ou une personne et que tu as peur de perdre ta place. Tes problèmes touchent surtout des questions d'ordre physique comme l'argent, le travail ou les plans d'avenir. Se peut-il que tu sois une personne qui ait de la difficulté à ne pas toujours jouer le rôle primordial dans ce qui se déroule autour de toi, que tu veuilles contrôler pour éviter de recevoir une *fessée* des autres?

CAUSES MENTALES (peurs et croyances)

Tu n'as plus besoin de croire que les autres sont obligés d'adhérer à ton idée, même si tu es convaincu d'avoir raison ou qu'elle est la meilleure. Tu dois laisser les autres prendre leurs décisions et surtout leur donner le droit de ne pas te consulter dans leurs choix. Tu n'as plus à croire que tu dois te protéger des autres. Tu n'as qu'à lâcher prise et savoir que ta place est déjà là dans l'Univers.

BESOIN ET MESSAGE SPIRITUEL

Ton grand besoin est de t'AIMER, d'accepter tes peurs du moment. Prends le temps de trouver ce dont tu as PEUR POUR TOI dans cette situation. Ton Dieu intérieur t'invite à accueillir cette peur qui te pousse à agir ainsi, en te rappelant que tout est temporaire. Il te dit d'accueillir tes limites actuelles et de reconnaître davantage ta propre valeur. Ce n'est qu'après t'être accueilli dans tes peurs et tes limites que tu pourras te diriger vers ce que tu veux vraiment. Souviens-toi que cette partie en toi qui a peur est convaincue de te protéger. Si tu te sens capable d'assumer les conséquences de vivre selon les besoins de ton être, rassure-la.

FEU SAUVAGE

BLOCAGE PHYSIQUE

Un feu sauvage, nom commun de *l'herpès buccal*, est une éruption cutanée. C'est une maladie virale très fréquente qui atteint surtout la région de la bouche.

CAUSES ÉMOTIONNELLES (désirs bloqués)

Avoir un feu sauvage signifie porter un jugement trop sévère contre quelqu'un du sexe opposé, avec la tendance à porter ce jugement envers l'ensemble du sexe opposé. Tu considères certainement quelqu'un ou quelque chose comme étant *dégueulasse*.

C'est aussi un moyen que tu utilises pour éviter d'avoir à embrasser les autres, et peut-être une certaine personne en particulier envers qui tu vis de la colère car tu t'es senti humilié. Cette colère est venue tout près d'être exprimée mais a été retenue à la dernière minute. Elle est restée sur le bord de tes lèvres.

CAUSES MENTALES (peurs et croyances)

Si le feu sauvage revient souvent, le message est encore plus urgent pour toi. Il t'indique que ta façon de penser t'empêche de t'approcher du sexe opposé alors que c'est ton plus grand désir. Le fait de t'éloigner ne peut que te nuire, même si tu crois que c'est l'autre que tu punis ainsi. Ton feu sauvage est là pour t'indiquer qu'il est grand temps d'avoir des pensées d'amour envers le sexe opposé plutôt que de le critiquer.

BESOIN ET MESSAGE SPIRITUEL

Ton grand besoin est de t'AIMER, d'accepter tes peurs du moment. Prends le temps de trouver ce dont tu as PEUR POUR TOI dans cette situation. Ton Dieu intérieur t'invite à accueillir cette peur qui te pousse à agir ainsi, en te rappelant que tout est

temporaire. Il te dit d'accueillir tes limites actuelles et de reconnaître davantage ta propre valeur. Ce n'est qu'après t'être accueilli dans tes peurs et tes limites que tu pourras te diriger vers ce que tu veux vraiment. Souviens-toi que cette partie en toi qui a peur est convaincue de te protéger. Si tu te sens capable d'assumer les conséquences de vivre selon les besoins de ton être, rassure-la.

FIBROME UTÉRIN

BLOCAGE PHYSIQUE

Un fibrome est une tumeur bénigne, constituée exclusivement de tissus fibreux, qui se développe le plus souvent dans la région de l'utérus. Il est non douloureux, mais peut créer une pesanteur pelvienne ou des troubles urinaires. Cette tumeur peut demeurer très petite ou évoluer jusqu'à atteindre quelques kilos. Une femme peut même avoir un fibrome pendant plusieurs années, sans le savoir.

CAUSES ÉMOTIONNELLES (désirs bloqués)

Un fibrome crée une masse que l'on peut considérer comme étant un bébé psychologique. Voici certaines causes probables de ce problème. Vérifie ce qui s'applique à toi.

- Comme toute excroissance ou fabrication de tissus non nécessaires dans le corps a un lien direct avec *ruminer* trop longtemps un chagrin, le fibrome est l'indication que tu entretiens ce chagrin, pour la plupart du temps inconscient, suite à la perte d'un enfant. Cette perte peut être vécue à cause d'un avortement, d'une fausse couche ou encore, après avoir pris la décision de placer ton enfant en adoption ou dans un endroit spécialisé pour handicapés.

- Il se peut aussi que ce problème survienne parce que tu ne te donnes pas le droit de refuser de vouloir des enfants.

- Il est aussi possible que tu veuilles avoir un enfant bien que tu ne désires pas t'engager avec un homme; tu te crées donc un bébé psychologique.

CAUSES MENTALES (peurs et croyances)

Tu n'as plus à entretenir la croyance qu'une femme est véritablement une femme seulement lorsqu'elle a eu un enfant. Cette croyance n'est plus valable de nos jours. Toutes les femmes ont à vivre l'expérience d'une vie sans enfanter, pour être capables de s'aimer même si elles ne deviennent pas mères. Si tu désires un enfant mais que tu as peur des hommes, il serait sage de régler cette peur en l'acceptant avant de penser à avoir des enfants. Tu n'as plus besoin de croire que tous les hommes sont comme ton père ou un ex-conjoint. Lâche prise du passé et ouvre-toi à une nouvelle expérience en sachant que tu pourras assumer les conséquences.

Ton corps te dit de lâcher prise de ta peine face à l'enfant qui n'est pas là. Tu n'as plus à croire que tu es une meilleure personne si tu entretiens du chagrin. Tu n'as pas à craindre de passer pour une personne sans-cœur.

Si tu es de celles qui n'ont pas eu d'enfant ou qui ne veut pas en avoir, tu dois aussi te donner le droit d'avoir fait ce choix.

BESOIN ET MESSAGE SPIRITUEL

Ton grand besoin est de t'AIMER, d'accepter tes peurs du moment. Prends le temps de trouver ce dont tu as PEUR POUR TOI dans cette situation. Ton Dieu intérieur t'invite à accueillir cette peur qui te pousse à agir ainsi, en te rappelant que tout est temporaire. Il te dit d'accueillir tes limites actuelles et de reconnaître davantage ta propre valeur. Ce n'est qu'après t'être accueilli dans tes peurs et tes limites que tu pourras te diriger vers ce que tu veux vraiment. Souviens-toi que cette partie en toi qui a peur est convaincue de te protéger. Si tu te sens capable d'assumer les conséquences de vivre selon les besoins de ton être, rassure-la.

FIBROMYALGIE

BLOCAGE PHYSIQUE

La fibromyalgie est considérée comme un ensemble de pathologies et surtout des douleurs musculaires diffuses partout dans le corps et qui durent plus de trois mois. Cette affection est plus fréquente chez les femmes. Cette maladie est souvent confondue avec la maladie de LYME.

CAUSES ÉMOTIONNELLES (désirs bloqués)

Si tu es affecté par ce problème, tu vis probablement une ou plusieurs des situations suivantes.

- Un grand sentiment de culpabilité est possiblement présent en toi depuis ton jeune âge.

- Tu t'es senti brisé par une situation où tu te sentais coupable de vivre, d'exister. Par exemple, une petite fille qui se sent de trop et imagine que ses parents seraient mieux sans elle.

- Depuis ce temps, tu te sens facilement brisé au point d'avoir l'impression que tes os vont briser.

- Tu en deviens même rigide.

CAUSES MENTALES (peurs et croyances)

Ton corps te dit d'arrêter de croire que tu es de trop, qu'on ne veut pas s'occuper de toi. Tu n'as pas à te rendre malade pour qu'on s'occupe de toi. Accepte l'idée que les autres s'occupent beaucoup plus de toi que tu ne l'imagines. C'est ta façon de penser qui t'empêche de voir la réalité.

Tu as besoin de devenir plus flexible et plus confiant. Il te sera alors plus facile de réaliser l'amour que les autres ont pour toi, même s'ils ne l'expriment pas à ta façon, selon tes attentes. Comme ce problème te donne l'impression d'avoir mal partout, tu reçois le message qu'il est urgent que tu te diriges vers ce que tu veux vraiment plutôt que d'attendre après les autres. Cette façon de penser affecte ta vie à tous les niveaux, comme elle affecte ton corps entier.

Réfère-toi en plus à MUSCULAIRES (problèmes).

BESOIN ET MESSAGE SPIRITUEL

Ton grand besoin est de t'AIMER, d'accepter tes peurs du moment. Prends le temps de trouver ce dont tu as PEUR POUR TOI dans cette situation. Ton Dieu intérieur t'invite à accueillir cette peur qui te pousse à agir ainsi, en te rappelant que tout est temporaire. Il te dit d'accueillir tes limites actuelles et de reconnaître davantage ta propre valeur. Ce n'est qu'après t'être accueilli dans tes peurs et tes limites que tu pourras te diriger vers ce que tu veux vraiment. Souviens-toi que cette partie en toi qui a peur est convaincue de te protéger. Si tu te sens capable d'assumer les conséquences de vivre selon les besoins de ton être, rassure-la.

FIBROSE KYSTIQUE

BLOCAGE PHYSIQUE

Une fibrose est un processus aboutissant au durcissement des fibres du tissu conjonctif altéré par un état pathologique. Les *poumons* et le *pancréas* sont souvent affectés par cette maladie. Si c'est le cas, réfère-toi à leur description.

CAUSES ÉMOTIONNELLES (désirs bloqués)

Si tu es atteint de cette maladie, tu t'es trop endurci face à toi-même, aux autres, et surtout face à la vie.

Tu es plutôt défaitiste, même si tu essaies de donner l'impression du contraire. Il est fort possible que tu en sois venu à développer une attitude de victime, c'est-à-dire que tu utilises ta maladie pour avoir de l'attention et te permettre enfin de devenir dépendant des autres.

CAUSES MENTALES (peurs et croyances)

Cacher ton attitude défaitiste t'a exigé beaucoup d'énergie et c'est au moment où tu as atteint tes limites que la maladie est apparue, faute de force pour continuer à te contrôler et à te faire passer pour une personne douce alors que c'est l'opposé qui se passait en toi. Ce problème te donne maintenant une excuse subtile pour contrôler les autres.

Cette attitude de victime ou de dépendance est tout à fait contraire à ton plan de vie car cette maladie, pouvant te rendre invalide, crée ainsi l'impossibilité de passer à l'action dans ta vie. Ton âme crie : *« Au secours, je veux vivre »*.

Tu reçois l'important message qu'il est temps de prendre ta vie en main, de reconnaître ton grand pouvoir de créer ta vie toi-même et d'être plus doux envers toi et les autres. Tu pourras alors utiliser tes jambes et tes bras à leur pleine capacité.

BESOIN ET MESSAGE SPIRITUEL

Ton grand besoin est de t'AIMER, d'accepter tes peurs du moment. Prends le temps de trouver ce dont tu as PEUR POUR TOI dans cette situation. Ton Dieu intérieur t'invite à accueillir cette peur qui te pousse à agir ainsi, en te rappelant que tout est

temporaire. Il te dit d'accueillir tes limites actuelles et de reconnaître davantage ta propre valeur. Ce n'est qu'après t'être accueilli dans tes peurs et tes limites que tu pourras te diriger vers ce que tu veux vraiment. Souviens-toi que cette partie en toi qui a peur est convaincue de te protéger. Si tu te sens capable d'assumer les conséquences de vivre selon les besoins de ton être, rassure-la.

FIÈVRE

BLOCAGE PHYSIQUE

On appelle fièvre l'élévation de la température du corps, par dérèglement thermique d'origine anormale. On considère comme le signe d'un état maladif une température rectale de 38°C chez un sujet couché. En général, au début d'une fièvre, le sujet éprouve la sensation d'avoir froid. Quand la cause de la fièvre disparaît, le sujet a chaud. La fièvre peut aussi être accompagnée de frissons.

CAUSES ÉMOTIONNELLES (désirs bloqués)

La fièvre indique une colère accumulée. Tant que tu as froid, cela indique que tu entretiens toujours cette colère. Quand tu as chaud, c'est alors une indication de résolution de conflit du moment. Par exemple, un enfant d'âge scolaire s'est senti rejeté par sa mère suite à un incident. Le lendemain, il se réveille avec une forte fièvre. Il a froid, il frissonne. Sa mère le garde à la maison et s'en occupe. Le conflit du moment est réglé, car l'enfant reçoit l'attention désirée de sa mère. Il commence donc à avoir chaud. Voilà un signe que le corps est en train de se replacer.

Il se peut aussi que tu aies trop la *fièvre de quelque chose* c'est-à-dire que tu es trop passionné et que tu vives de la colère parce que ça ne se déroule pas comme tu le voudrais.

CAUSES MENTALES (peurs et croyances)

Il ne suffit pas seulement de régler temporairement la cause du conflit. Si tu es sujet à faire des fièvres, je te suggère plutôt de regarder la cause profonde de ta colère. Réalise que tout ce que tu vis vient de ta façon de réagir à ce qui se passe, réaction qui est influencée par ce que tu as vécu ou appris jusqu'à maintenant.

Si tu vis de la colère face à une autre personne, il est recommandé de vérifier avec cette personne si ta colère est justifiée. Réalise que c'est toujours ta perception de l'attitude de l'autre qui cause ta colère. Ensuite, réconcilie-toi avec cette personne (voir les étapes du pardon à la fin de ce livre). Sinon, à chaque fois que quelqu'un aura cette même attitude envers toi, tu revivras cette même colère.

Si tu as trop la *fièvre de quelque chose* et que cela t'excite au point d'aller au-delà de tes limites, regarde la peur qui te fait vivre cet état. Plus la fièvre est importante, plus le message est important. C'est une indication d'urgence afin de régler ce problème une fois pour toutes.

Tu reçois le message d'être plus tolérant face à toi et aux autres, de prendre le temps de vérifier l'intention derrière les actions. De plus, tu as intérêt à te souvenir que les autres sont là pour t'aider à te connaître davantage et à admettre que tu es ce que tu juges les autres d'être. Tu attires ces gens et surtout leur attitude face à toi pour devenir plus conscient.

BESOIN ET MESSAGE SPIRITUEL

Ton grand besoin est de t'AIMER, d'accepter tes peurs du moment. Prends le temps de trouver ce dont tu as PEUR POUR TOI dans cette situation. Ton Dieu intérieur t'invite à accueillir cette peur qui te pousse à agir ainsi, en te rappelant que tout est temporaire. Il te dit d'accueillir tes limites actuelles et de reconnaître davantage ta propre valeur. Ce n'est qu'après t'être accueilli dans tes peurs et tes limites que tu pourras te diriger vers ce que tu veux vraiment. Souviens-toi que cette partie en toi qui a peur est convaincue de te protéger. Si tu te sens capable d'assumer les conséquences de vivre selon les besoins de ton être, rassure-la.

FIÈVRE DES FOINS

Réfère-toi à RHUME DES FOINS.

FISSURE

BLOCAGE PHYSIQUE

Une fissure est une petite fente dans la peau. En plus de lire la définition qui suit, réfère-toi dans ce livre à l'endroit du corps concerné.

CAUSES ÉMOTIONNELLES (désirs bloqués)

Une fissure se produit lorsque tu te sens *fendu* en deux, que tu te sens partagé. Il se peut que tu te sentes pris entre deux personnes ou deux situations. Tu vis certainement de l'incertitude face à une décision. Plus la fissure brûle et plus cette situation te brûle, ce qui sous-entend que tu vis de la colère.

CAUSES MENTALES (peurs et croyances)

Il se peut que le fait de décider ce que tu veux pour toi-même ne fasse pas l'affaire de tous, mais il est préférable que tu apprennes à vivre ta propre vie plutôt que de tenter de vivre la vie que tu crois que les autres veulent pour toi. La colère que tu vis provient certainement d'une trop grande retenue. Il est temps que tu te permettes de manifester ton désaccord avant que ta colère n'explose.

Tu reçois le message de vérifier ce que tu veux vraiment et d'agir en conséquence au lieu de te sentir partagé.

BESOIN ET MESSAGE SPIRITUEL

Ton grand besoin est de t'AIMER, d'accepter tes peurs du moment. Prends le temps de trouver ce

dont tu as PEUR POUR TOI dans cette situation. Ton Dieu intérieur t'invite à accueillir cette peur qui te pousse à agir ainsi, en te rappelant que tout est temporaire. Il te dit d'accueillir tes limites actuelles et de reconnaître davantage ta propre valeur. Ce n'est qu'après t'être accueilli dans tes peurs et tes limites que tu pourras te diriger vers ce que tu veux vraiment. Souviens-toi que cette partie en toi qui a peur est convaincue de te protéger. Si tu te sens capable d'assumer les conséquences de vivre selon les besoins de ton être, rassure-la.

FISTULE

BLOCAGE PHYSIQUE

Une fistule est un canal anormal entre deux organes ou deux cavités naturelles de l'organisme et par lequel un liquide s'écoule, soit d'un organe à un autre, soit vers l'extérieur du corps.

CAUSES ÉMOTIONNELLES (désirs bloqués)

Une fistule se produit lorsque tu mélanges trop les choses. Tu te laisses trop facilement influencer, éprouvant ainsi de la difficulté à faire la part des choses. Cela te rend confus, agressif, voire même déprimé.

Il est important de vérifier quelle partie du corps est affectée pour savoir dans quel domaine cette attitude prédomine. Réfère-toi ensuite dans ce livre à la partie du corps concernée, en plus de lire ce qui suit.

CAUSES MENTALES (peurs et croyances)

Il est temps que tu cesses de croire que lorsque certaines personnes ne sont pas d'accord avec toi ou ne t'approuvent pas, c'est qu'elles veulent te nuire. Au contraire, elles ont sûrement une excellente motivation mais il est mieux pour toi, en ce moment, que tu prennes toi-même tes décisions. Commence à utiliser ton discernement davantage en te fiant à ce que tu veux et à ce que tu ressens. Fais tes propres expériences.

BESOIN ET MESSAGE SPIRITUEL

Ton grand besoin est de t'AIMER, d'accepter tes peurs du moment. Prends le temps de trouver ce dont tu as PEUR POUR TOI dans cette situation. Ton Dieu intérieur t'invite à accueillir cette peur qui te pousse à agir ainsi, en te rappelant que tout est temporaire. Il te dit d'accueillir tes limites actuelles et de reconnaître davantage ta propre valeur. Ce n'est qu'après t'être accueilli dans tes peurs et tes limites que tu pourras te diriger vers ce que tu veux vraiment. Souviens-toi que cette partie en toi qui a peur est convaincue de te protéger. Si tu te sens capable d'assumer les conséquences de vivre selon les besoins de ton être, rassure-la.

FLATULENCE

BLOCAGE PHYSIQUE

La flatulence est une production exagérée de gaz dans l'estomac et l'intestin, provoquant de la douleur, des éructations, un ballonnement et une tension abdominale, des coliques ou même des crampes localisées.

CAUSES ÉMOTIONNELLES (désirs bloqués)

Comme les gaz proviennent d'une déglutition anormale d'air pendant que tu t'alimentes ou parles, ils indiquent en général une peur de manquer de quelque chose qui te cause de l'inquiétude. Cette dernière s'accumule jusqu'au moment où tu n'en peux plus, puis elle sort.

CAUSES MENTALES (peurs et croyances)

Tes gaz sont une indication que tu t'inquiètes trop. Ta peur de manquer de quelque chose n'est pas justifiée. Deviens conscient de tout ce que tu as déjà, plutôt que de penser à ce dont tu pourrais manquer. Lâche prise, n'essaie plus de retenir tes possessions. Ton être veut que tu sois davantage reconnaissant pour tout ce que tu as et que tu dises merci plus souvent.

Réfère-toi à ÉRUCTATIONS (rots) si tu en as en plus des gaz.

BESOIN ET MESSAGE SPIRITUEL

Ton grand besoin est de t'AIMER, d'accepter tes peurs du moment. Prends le temps de trouver ce dont tu as PEUR POUR TOI dans cette situation. Ton Dieu intérieur t'invite à accueillir cette peur qui te pousse à agir ainsi, en te rappelant que tout est temporaire. Il te dit d'accueillir tes limites actuelles et de reconnaître davantage ta propre valeur. Ce

n'est qu'après t'être accueilli dans tes peurs et tes limites que tu pourras te diriger vers ce que tu veux vraiment. Souviens-toi que cette partie en toi qui a peur est convaincue de te protéger. Si tu te sens capable d'assumer les conséquences de vivre selon les besoins de ton être, rassure-la.

FOIE (Problèmes du)

BLOCAGE PHYSIQUE

Le foie constitue la glande la plus volumineuse du corps. Ses fonctions en font un des organes les plus importants et les plus complexes de l'organisme. Il déverse ses sécrétions (dont la bile) dans l'intestin, participant ainsi au processus de digestion. Il intervient activement dans le métabolisme des glucides (sucres), des protides (protéines) et des lipides (gras). Il aide à la coagulation sanguine et joue un rôle antitoxique. Lorsqu'une de ces fonctions est dérangée, c'est signe d'un problème au foie. En voici quelques-uns : *abcès*, *calculs biliaires* (pierres), *cirrhose*, *crise de foie*, *hépatite virale*, *jaunisse (ictère)* et *tumeur*.

CAUSES ÉMOTIONNELLES (désirs bloqués)

L'expression *se faire de la bile* explique bien les problèmes du foie. Voici plusieurs attitudes qui peuvent te concerner.

- Tu t'en fais trop, tu t'inquiètes pour ce qui se passe autour de toi plutôt que de bien digérer, c'est-à-dire bien t'ajuster à ce qui se passe.

- Tu voudrais tout contrôler car tu as peur des conséquences, mais surtout de manquer de quelque chose.

- Cette difficulté d'ajustement à une nouvelle situation te fait vivre beaucoup de colère et de mécontentement.

- Tu es du genre à critiquer intérieurement et à te plaindre ouvertement en espérant changer les autres.

- Ces problèmes sont aussi indicatifs d'une attitude déprimée, dont tu es inconscient parce qu'elle est refoulée.

- En métaphysique le foie est le foyer de la colère refoulée. Tu es probablement du genre à ne pas te mettre en colère souvent parce que tu te sens sans défense, démuni face aux offenses.

- Tu es en désaccord avec ceux qui se choquent, surtout ceux qui perdent le contrôle, car tu fais toi-même beaucoup d'efforts pour ne rien laisser paraître. Tu vis donc de l'amertume et de la tristesse.

- Lorsque ça fait trop longtemps que tu te retiens, au lieu de faire une crise de colère et te défouler, ton corps se libère en faisant une crise de foie.

CAUSES MENTALES (peurs et croyances)

Comme le foie joue un rôle vital de coordination des différentes fonctions du corps humain, un problème à cet organe t'indique que tu oublies de bien coordonner ce qui se passe dans ta vie. Au lieu de t'ajuster aux événements et aux personnes, tu les juges, tu veux les changer et tu te bloques à l'intérieur en écoutant trop ce qui se passe dans ta tête. Chaque colère intérieure est une indication que tu oublies de te placer dans les souliers de l'autre et que tu veux avoir raison. Tu es donc facilement offensé.

Il est temps d'arrêter de croire que tu dois tout retenir à l'intérieur de toi et qu'il est mal d'exprimer ta colère. Peu à peu, tu arriveras à exprimer ce que tu vis au fur et à mesure et tes colères seront de moins en moins intenses.

Tu reçois donc le message de prendre le temps d'évaluer ce qui se passe autour de toi avant de sauter aux conclusions. Ton corps te dit aussi que tu as tout ce qu'il faut pour te défendre.

BESOIN ET MESSAGE SPIRITUEL

Ton grand besoin est de t'AIMER, d'accepter tes peurs du moment. Prends le temps de trouver ce dont tu as PEUR POUR TOI dans cette situation. Ton Dieu intérieur t'invite à accueillir cette peur qui te pousse à agir ainsi, en te rappelant que tout est temporaire. Il te dit d'accueillir tes limites actuelles et de reconnaître davantage ta propre valeur. Ce n'est qu'après t'être accueilli dans tes peurs et tes limites que tu pourras te diriger vers ce que tu veux vraiment. Souviens-toi que cette partie en toi qui a peur est convaincue de te protéger. Si tu te sens

capable d'assumer les conséquences de vivre selon les besoins de ton être, rassure-la.

FOLIE

BLOCAGE PHYSIQUE

La folie est un trouble mental, un dérèglement, un égarement de l'esprit. Les différentes expressions de la folie, à des degrés plus ou moins importants, sont l'aliénation, le *délire*, la *démence*, l'*hallucination*, la *manie*, la *névrose*, la *paranoïa*, la *psychose* et la *schizophrénie*.

CAUSES ÉMOTIONNELLES (désirs bloqués)

Une maladie mentale a un lien direct avec le *JE SUIS* de la personne affectée. Si tu vis un des problèmes mentionnés ci-dessus, cela t'indique que tu vis un problème d'identité. Tu ne sais pas vraiment qui tu es. Tu te coupes de ton senti et tu compenses en t'acharnant à vouloir comprendre les choses et les gens plutôt que de t'ouvrir pour les ressentir. Parmi les troubles mentaux mentionnés, j'ai pu observer que dans la grande majorité des cas, la personne une rancune profonde depuis longtemps, voire même de la haine envers un parent, celui du sexe opposé dans la plupart des cas.

Pour trouver la cause de ce problème majeur, il faut que tu remontes à ta très jeune enfance, au cours de laquelle on t'a empêché d'être toi-même et tu as, par conséquent, commencé à te créer un monde intérieur dans lequel te réfugier. C'est pourquoi, devenu adulte, tu éprouves autant de difficultés à te retrouver dans le monde normal.

Se peut-il que tu sois très sujet à des obsessions de tous genres? C'est très fréquent chez les gens affectés par un trouble d'ordre mental. Le fait de fixer ton attention sur quelqu'un ou quelque chose te permet de t'évader, t'aidant ainsi à éviter de regarder en toi. Vient un jour où, ne pouvant plus fuir dans tes obsessions, tu fuis dans la folie, comme d'autres fuient dans l'alcool, les médicaments, la drogue.

CAUSES MENTALES (peurs et croyances)

Crois-tu, comme bien des gens atteints d'une forme de folie, à Dieu et à Satan, et qu'ils sont là pour te juger ou te condamner? Si c'est le cas, tu vis de grandes peurs. Ces peurs t'ont peut-être poussé à devenir obsédé par une religion et à vivre dans la peur de Satan, comme tu as vécu dans la peur d'un ou de tes deux parents. Pour pouvoir guérir, tu dois accepter une autre conception des mots Dieu et Satan, c'est-à-dire qu'ils ne sont pas des personnages, mais plutôt une énergie d'amour ou de haine à l'intérieur de toi, une énergie de création ou de destruction, un état d'être, sans plus.

Ton être t'implore d'écouter ton plus grand besoin qui est le pardon véritable. Les étapes du pardon sont bien expliquées à la fin de ce livre. C'est le seul moyen de t'en sortir. Si tu as peur de quitter ton refuge (la folie), il est important que tu trouves quelqu'un qui a beaucoup d'amour pour toi et qui aura la patience pour t'aider à te réconcilier avec un ou tes deux parents et à te pardonner.

BESOIN ET MESSAGE SPIRITUEL

Ton grand besoin est de t'AIMER, d'accepter tes peurs du moment. Prends le temps de trouver ce dont tu as PEUR POUR TOI dans cette situation. Ton Dieu intérieur t'invite à accueillir cette peur qui te pousse à agir ainsi, en te rappelant que tout est temporaire. Il te dit d'accueillir tes limites actuelles et de reconnaître davantage ta propre valeur. Ce n'est qu'après t'être accueilli dans tes peurs et tes limites que tu pourras te diriger vers ce que tu veux vraiment. Souviens-toi que cette partie en toi qui a peur est convaincue de te protéger. Si tu te sens capable d'assumer les conséquences de vivre selon les besoins de ton être, rassure-la.

FOULURE

Réfère-toi à ENTORSE.

FOURMILLEMENT

Réfère-toi à ENGOURDISSEMENT.

FRACTURE

Une fracture est la rupture d'un os provoquée le plus souvent par un traumatisme violent, excepté chez les gens âgés dont les os sont devenus fragiles par l'ostéoporose. Il est important de regarder à quoi sert la partie du corps où la fracture s'est produite pour avoir plus de détails sur sa signification. En plus de te référer à cette partie du corps dans ce livre, vois aussi OS et ACCIDENT en y ajoutant qu'il y a eu un manque d'acceptation de ta part face à une rupture ou la peur d'une rupture à venir.

FRIEDREICH (Maladie ou ataxie de)

BLOCAGE PHYSIQUE

Cette maladie est une affection familiale qui se manifeste tout d'abord par une instabilité en position debout chez quelqu'un apparemment en bonne santé. Surviennent ensuite une maladresse et un tremblement des mains, puis des bras. De plus, la parole devient scandée, c'est-à-dire la personne prononce en détachant les syllabes. Ces signes révèlent une atteinte au cerveau.

CAUSES ÉMOTIONNELLES (désirs bloqués)

Le fait de souffrir de cette maladie t'indique que tu te laisses beaucoup trop influencer par ta famille. Tu es trop dépendant affectivement; tu préfères ne rien décider par peur de déplaire à ceux que tu aimes. Tu as de la difficulté à être toi-même, à écouter tes besoins, parce que tu te sens impuissant face aux attentes de tes parents (la mère en général) ou de ta famille et tu te laisses mourir à petit feu.

CAUSES MENTALES (peurs et croyances)

Il se peut que les attentes de ta mère aient précédé ta naissance. Tu dois lui donner le droit d'avoir eu ces attentes. En général, les parents qui ont de grandes attentes sont ceux qui voudraient que leurs enfants atteignent ce qu'eux-mêmes n'ont pu atteindre dans leur vie. Ne cherche donc pas à comprendre pourquoi ça se passe ainsi dans ta famille.

Je te suggère d'avoir plus de compassion envers ta mère et le reste de ta famille et de ne pas leur en vouloir. Au lieu de croire que tu ne peux pas prendre de décision par toi-même, ose passer à l'action, même si tu n'es pas certain de prendre la bonne décision. Accepte l'idée que tes choix peuvent décevoir ta mère mais remets-lui la responsabilité de sa déception. Il n'en tenait qu'à elle de réaliser ses rêves, tout comme il n'en tient qu'à toi de réaliser les tiens. N'oublie pas que tu peux décider de faire ce que tu veux car toi seul en assumeras les conséquences. Tu n'as donc aucun compte à rendre à personne.

BESOIN ET MESSAGE SPIRITUEL

Ton grand besoin est de t'AIMER, d'accepter tes peurs du moment. Prends le temps de trouver ce dont tu as PEUR POUR TOI dans cette situation. Ton Dieu intérieur t'invite à accueillir cette peur qui te pousse à agir ainsi, en te rappelant que tout est temporaire. Il te dit d'accueillir tes limites actuelles et de reconnaître davantage ta propre valeur. Ce n'est qu'après t'être accueilli dans tes peurs et tes limites que tu pourras te diriger vers ce que tu veux

vraiment. Souviens-toi que cette partie en toi qui a peur est convaincue de te protéger. Si tu te sens capable d'assumer les conséquences de vivre selon les besoins de ton être, rassure-la.

FRIGIDITÉ

BLOCAGE PHYSIQUE

La frigidité est le terme médical utilisé pour indiquer l'absence de plaisir vécu par la femme lors des rapports sexuels. On ne doit pas confondre avec le terme *anorgasme* qui représente l'absence d'orgasme, mais non l'absence de plaisir sexuel.

CAUSES ÉMOTIONNELLES (désirs bloqués)

Si tu souffres de frigidité, tu as certainement décidé dès le jeune âge de te couper du plaisir, qu'il soit sexuel ou autre. Tu dois être une personne à caractère rigide, c'est-à-dire que tu cherches à te couper de ce que tu ressens. Tu as une peur inconsciente d'être une personne chaleureuse, car tu es trop sensible et tu as peur de ne pas savoir gérer cette sensibilité. Deviens consciente que tu as autant besoin d'avoir une vie sexuelle normale, et peut-être encore plus, que la plupart des femmes. Le grand contrôle de toi-même que tu exerces au niveau sexuel t'amènera à perdre le contrôle dans un autre domaine, car il impossible pour qui que ce soit de se contrôler indéfiniment.

CAUSES MENTALES (peurs et croyances)

Si tu souffres de frigidité, tu crois probablement que *plaisir* est synonyme de *péché*, de *mal*. Il est aussi fort possible que tu crois devoir être extraordinaire pour mériter un peu de plaisir sans te sentir coupable. Ces croyances doivent être très fortes pour que tu en arrives à te contrôler ainsi. Comme chaque personne a des limites, lorsque tu atteindras les tiennes, tu perdras le contrôle. Si ce n'est pas dans le sexe, ce sera dans autre chose : l'alcool, la nourriture, les larmes, les crises incontrôlées, le corps qui tremble, etc. Le fait de ne pas éprouver de plaisir sexuel te punit beaucoup plus que ton partenaire. Quelle que soit la source de tes croyances – que ce soit du fait d'avoir eu des parents très sévères au plan sexuel ou qui ne croyaient pas au plaisir, ou encore d'avoir vécu un abus sexuel – sache que tu peux décider dès maintenant de changer ta façon de penser.

Ce dont tu as vraiment besoin est de devenir la personne chaleureuse que ton cœur désire. En te donnant le droit de ressentir du plaisir sans te sentir coupable, non seulement au plan sexuel mais dans tous les aspects de ta vie, celle-ci sera transformée et tu auras l'impression de naître à nouveau.

Si tu as subi un abus sexuel, il est important que tu te réconcilies avec la personne concernée et que tu te pardonnes. Pour ce faire, réfère-toi aux étapes du pardon à la fin de ce livre.

BESOIN ET MESSAGE SPIRITUEL

Ton grand besoin est de t'AIMER, d'accepter tes peurs du moment. Prends le temps de trouver ce dont tu as PEUR POUR TOI dans cette situation. Ton Dieu intérieur t'invite à accueillir cette peur qui te pousse à agir ainsi, en te rappelant que tout est temporaire. Il te dit d'accueillir tes limites actuelles et de reconnaître davantage ta propre valeur. Ce n'est qu'après t'être accueilli dans tes peurs et tes limites que tu pourras te diriger vers ce que tu veux vraiment. Souviens-toi que cette partie en toi qui a peur est convaincue de te protéger. Si tu te sens capable d'assumer les conséquences de vivre selon les besoins de ton être, rassure-la.

FROID (Avoir)

BLOCAGE PHYSIQUE

La description qui suit s'applique à la personne qui éprouve une sensation de froid même si elle n'est pas exposée à une température froide. Ça s'applique aussi à ceux qui ont souvent les mains ou les pieds froids.

CAUSES ÉMOTIONNELLES (désirs bloqués)

Cette affection est une indication que tu es tendu, que tu as de la difficulté à te détendre. Tu t'empêches d'être chaleureux même si tu peux donner l'impression d'être chaleureux. Il se peut que tu craignes de faire profiter de toi ou de devenir trop attachant.

Il est possible de plus que tu aies de la difficulté à accepter les gens froids et que tu fais donc tout en ton pouvoir pour ne pas paraître froid alors que tu voudrais parfois être froid ou indifférent. Est-ce possible que tu aies jugé ton parent du même sexe d'être froid et que tu ne veuilles pas être ainsi?

J'ai remarqué que les personnes qui souffrent davantage de ce problème sont celles affectées par la blessure de rejet. Si tu te reconnais, vérifie si en ce moment, tu te sens davantage rejeté. Quand tu te rejettes toi-même et que tu te sens nul, demande-toi ce dont tu aurais besoin à ce moment-là qui t'apporterait plus de chaleur intérieure.

CAUSES MENTALES (peurs et croyances)

Si tu as souvent froid, regarde quelle partie de ton corps est froide, car l'utilité de cette partie te donne une indication du domaine où tu as peur de te laisser aller à être aussi chaleureux que tu le voudrais.

Si tu te sens facilement rejeté, il est grand temps de travailler sur cette blessure qui te fait croire que tu es rejeté par les autres alors qu'en général ce n'est pas le cas. Les autres ne font qu'exprimer leurs limites face à toi.

Tu reçois le message de vivre ton moment présent et de te permettre d'être la personne chaleureuse que tu es tout en te permettant parfois de ne pas l'être, surtout quand tu as atteint tes limites. Ceci t'aidera à t'aimer plutôt que te rejeter.

BESOIN ET MESSAGE SPIRITUEL

Ton grand besoin est de t'AIMER, d'accepter tes peurs du moment. Prends le temps de trouver ce dont tu as PEUR POUR TOI dans cette situation. Ton Dieu intérieur t'invite à accueillir cette peur qui te pousse à agir ainsi, en te rappelant que tout est temporaire. Il te dit d'accueillir tes limites actuelles et de reconnaître davantage ta propre valeur. Ce n'est qu'après t'être accueilli dans tes peurs et tes limites que tu pourras te diriger vers ce que tu veux vraiment. Souviens-toi que cette partie en toi qui a peur est convaincue de te protéger. Si tu te sens capable d'assumer les conséquences de vivre selon les besoins de ton être, rassure-la.

FURONCLE

Un furoncle, communément appelé CLOU, est une inflammation sous-cutanée infectieuse et douloureuse qui forme un abcès avec suppuration abondante. Il est centré autour d'un poil. Réfère-toi à ABCÈS en y ajoutant que tu es probablement rempli de fureur, d'angoisse et d'appréhension devant une situation qui t'empoisonne la vie. Tu es troublé et tu gardes en toi trop de pensées malsaines.

GALE

La gale, communément appelée GRATTELLE, est une affection bénigne, mais très contagieuse de la peau et qui se transmet par contact direct. Non traitée, cette maladie va se surinfecter et former de l'eczéma. Réfère-toi à PEAU en y ajoutant que le fait de souffrir de cette affection est indicatif que tu te laisses trop facilement affecter par les autres. Un rien t'agace et tu es à fleur de peau. Comme la gale entraîne une envie irrésistible de se gratter, réfère-toi en plus à DÉMANGEAISONS.

GANGLIONS GONFLÉS

BLOCAGE PHYSIQUE

Les ganglions ressemblent à un petit renflement et sont répartis tout au long du système lymphatique, chacun drainant un territoire déterminé. Ils aident à libérer l'organisme de ses déchets cellulaires en les retournant au sang. Ils participent à la défense de l'organisme contre les infections.

CAUSES ÉMOTIONNELLES (désirs bloqués)

Lorsqu'un ganglion enfle ou s'enflamme, il t'indique que tu accumules en ce moment des sentiments de regret face à une autre personne ou à une situation. Tu souhaiterais que les choses aillent comme tu le veux, mais tu as de la difficulté à échanger ou communiquer avec la personne en question. Tu bloques une relation comme tu bloques la circulation de la lymphe en toi. Comme les ganglions participent à la défense de ton organisme, se peut-il que tu vives de l'angoisse, de la peur, te sentant incapable de te défendre dans une situation ou vis-à-vis quelqu'un?

Ton attitude te ralentit dans ce que tu as à faire dans la vie. De plus, il est fort possible que tu te dévalorises parce que tu te trouves gauche dans tes relations avec les autres.

Un ganglion gonflé à l'aisselle gauche indique une dévalorisation face à toi-même; à l'aisselle droite, face à quelqu'un d'autre; à l'aine, dans tes relations sexuelles.

CAUSES MENTALES (peurs et croyances)

Il est important pour toi de réaliser que tu ne peux contrôler toutes les situations autour de toi et toutes les autres personnes. Cette attitude te fait vivre du regret. Toutes ces choses que tu crois devoir faire ou être pour avoir de meilleures relations sont trop pour toi. Ton corps te dit de commencer à respecter tes limites. Tente de voir la situation sous un autre aspect. Si tu as des idées d'abandonner ou de ralentir, ce n'est pas la solution.

Aussi, au lieu de croire que tu dois te défendre, que les autres ou la vie sont trop exigeants, demeure attentif à ce que tu veux et fais ce qu'il faut pour le manifester.

Tu reçois le message de lâcher prise et de te permettre d'être ce que tu es en ce moment, que ce soit positif ou négatif. Ainsi, il te sera possible de permettre aux autres d'être ce qu'ils sont et de les accepter avec leurs différences.

BESOIN ET MESSAGE SPIRITUEL

Ton grand besoin est de t'AIMER, d'accepter tes peurs du moment. Prends le temps de trouver ce dont tu as PEUR POUR TOI dans cette situation. Ton Dieu intérieur t'invite à accueillir cette peur qui te pousse à agir ainsi, en te rappelant que tout est temporaire. Il te dit d'accueillir tes limites actuelles et de reconnaître davantage ta propre valeur. Ce n'est qu'après t'être accueilli dans tes peurs et tes limites que tu pourras te diriger vers ce que tu veux vraiment. Souviens-toi que cette partie en toi qui a peur est convaincue de te protéger. Si tu te sens capable d'assumer les conséquences de vivre selon les besoins de ton être, rassure-la.

GANGRÈNE

La gangrène, du mot grec *gaggraina* signifie « pourriture ». Suite à la mort et la putréfaction des tissus (une nécrose), la gangrène débute par une petite zone noirâtre et douloureuse. Après plusieurs jours, les tissus nécrosés commencent à tomber par lambeaux. Les principales causes de la gangrène sont l'artérite qui obture peu à peu les artères et les traumatismes divers lésant le réseau vasculaire.

Réfère-toi à ARTÈRES, en y ajoutant que le message est beaucoup plus sérieux et urgent. Si tu es atteint de gangrène, tu as tellement peu de joie de vivre que tu en es arrivé à vouloir t'autodétruire. Tu te détruis de l'intérieur parce que tu crois ne plus rien mériter et tu te rejettes.

GASTRITE

Comme une gastrite est aussi appelée brûlures d'estomac, réfère-toi à ESTOMAC en y ajoutant que tu vis ou que tu as vécu beaucoup de colère et que celle-ci te brûle. Réfère-toi en plus à INFLAMMA-TION.

GASTRO-ENTÉRITE

La gastro-entérite transmet un double message. C'est une inflammation simultanée de l'estomac et de l'intestin grêle; elle est caractérisée par des vomissements, de la diarrhée et des douleurs abdominales. Réfère-toi à VOMISSEMENTS, DIARRHÉE et ESTOMAC, en prenant en considération que le message est plus important, car plusieurs croyances sont mises en cause simultanément, donc plusieurs peurs sont vécues. Réfère-toi en plus à INFLAM-MATION.

GAZ

Réfère-toi à FLATULENCE.

GENCIVE (Mal à la)

BLOCAGE PHYSIQUE

La gencive est la portion de la muqueuse de la bouche qui recouvre la base des dents. La définition qui suit se rapporte à un mal de gencive. Si la gencive saigne, réfère-toi en plus à SAIGNEMENT.

CAUSES ÉMOTIONNELLES (désirs bloqués)

Avoir mal aux gencives t'indique que tu as de la difficulté à mettre à exécution une décision déjà prise. Tu voudrais que quelqu'un d'autre te supporte, mais tu as aussi de la difficulté à faire des demandes claires. Il est fort probable que tu vives en plus de la détresse, car tu te sens impuissant.

CAUSES MENTALES (peurs et croyances)

De quoi as-tu peur lorsque tu penses à passer à l'action? As-tu peur de ne pas pouvoir assumer les conséquences? As-tu peur de te tromper? Il est important pour toi de vérifier si tes peurs sont bien fondées et réelles. Ce n'est pas parce qu'auparavant tu n'as pas réussi ce que tu avais entrepris que tu ne réussiras pas maintenant. De plus, il est bon de te rappeler que, dans la vie, il n'y a pas d'erreurs, mais seulement des expériences qui te feront toujours grandir et qui te seront nécessaires un jour.

Ton corps te dit d'oser faire tes demandes pour réaliser ce que tu veux et de vivre une étape à la fois plutôt que de vouloir atteindre le résultat désiré tout de suite. Fais-toi confiance dans tes décisions. Crois

315

davantage en ta puissance et en ton pouvoir de créer ta vie.

BESOIN et MESSAGE SPIRITUEL

Ton grand besoin est de t'AIMER, d'accepter tes peurs du moment. Prends le temps de trouver ce dont tu as PEUR POUR TOI dans cette situation. Ton Dieu intérieur t'invite à accueillir cette peur qui te pousse à agir ainsi, en te rappelant que tout est temporaire. Il te dit d'accueillir tes limites actuelles et de reconnaître davantage ta propre valeur. Ce n'est qu'après t'être accueilli dans tes peurs et tes limites que tu pourras te diriger vers ce que tu veux vraiment. Souviens-toi que cette partie en toi qui a peur est convaincue de te protéger. Si tu te sens capable d'assumer les conséquences de vivre selon les besoins de ton être, rassure-la.

GÉNÉTIQUE (Maladie)

BLOCAGE PHYSIQUE

Le mot génétique signifie *relatif à l'hérédité*. Réfère-toi aux *explications additionnelles* sur les maladies héréditaires au début de ce livre.

GENOU (Mal au)

BLOCAGE PHYSIQUE

Le genou est l'ensemble articulaire le plus important de la jambe. L'articulation du genou est porteuse du poids du corps en position debout et elle est néces-saire pour marcher sans boiter, pour monter et descendre un escalier, pour s'asseoir, pour se baisser et se relever. La définition qui suit concerne tout problème pouvant affecter la fonction naturelle du genou et toute douleur au genou.

CAUSES ÉMOTIONNELLES (désirs bloqués)

Un mal au genou ou un problème qui gêne l'une de ses fonctions est signe d'un manque de flexibilité dans ta façon d'envisager l'avenir. Un tel mal se manifeste en général quand ton ego prend le dessus. Tu deviens entêté, tu ne veux pas *plier* face aux idées ou conseils des autres, surtout ceux que tu considères autoritaires. Tu te fais plus de mal que de bien avec cette attitude inflexible, car tu t'empêches de trouver des moyens plus faciles pour faire face à ton avenir. Tu reçois donc le message que tu as grand besoin de lâcher prise en changeant ta façon de voir les choses.

Si le mal est causé par de l'ARTHRITE ou de l'AR-THROSE, réfère-toi en plus à ces maladies.

CAUSES MENTALES (peurs et croyances)

Ce mal t'aide à devenir conscient qu'il est temps pour toi d'arrêter de croire que tu es une personne flexible et de réaliser que tu es inflexible dans certaines situations et avec certaines personnes. Souviens-toi que ton corps veut toujours t'avertir de quelque chose dont tu n'es pas conscient. Tu n'as plus besoin d'avoir peur de perdre le contrôle si tu acceptes les idées nouvelles des autres et si tu te permets d'envisager ton avenir ou l'avenir de ceux que tu aimes d'une autre façon.

Tu n'as plus à croire que *plier* veut dire *être à genoux devant l'autre* ou *être une personne soumise*. Si tu as de la difficulté avec l'autorité, sache que tu es aussi autoritaire que ceux que tu juges.

Ton inflexibilité peut provenir de la peur de devenir comme un de tes parents. Sache que tu es un être distinct de tes parents et que, bien qu'il existe des similitudes, tu peux diriger ta vie à ta façon. Par contre, nous avons tous besoin de nous faire aider parfois.

BESOIN ET MESSAGE SPIRITUEL

Ton grand besoin est de t'AIMER, d'accepter tes peurs du moment. Prends le temps de trouver ce dont tu as PEUR POUR TOI dans cette situation. Ton Dieu intérieur t'invite à accueillir cette peur qui te pousse à agir ainsi, en te rappelant que tout est temporaire. Il te dit d'accueillir tes limites actuelles et de reconnaître davantage ta propre valeur. Ce n'est qu'après t'être accueilli dans tes peurs et tes limites que tu pourras te diriger vers ce que tu veux vraiment. Souviens-toi que cette partie en toi qui a peur est convaincue de te protéger. Si tu te sens capable d'assumer les conséquences de vivre selon les besoins de ton être, rassure-la.

GENOU VALGUS ET VARUS

Le genou valgus signifie que l'axe de la jambe est tourné vers l'intérieur alors que pour le genou varus l'axe de la jambe est tourné vers l'extérieur, causant des jambes arquées. Réfère-toi à JAMBE en y ajoutant que si tu souffres de cette anomalie, tu as de la difficulté à te tenir droit et à te diriger d'une façon directe vers ton but ou ton avenir.

GINGIVITE

Comme une gingivite est une réaction inflammatoire localisée à la gencive, réfère-toi à GENCIVE, en y ajoutant de la colère refoulée. Tu peux en plus te référer à INFLAMMATION.

GLAUCOME

BLOCAGE PHYSIQUE

Le glaucome est un trouble progressif de l'œil dans lequel les cellules du nerf optique sont endommagées par une pression excessive du liquide contenu dans le globe oculaire.

CAUSES ÉMOTIONNELLES (désirs bloqués)

Souffrir de glaucome signifie que tu as de la difficulté à accepter ce que tu vois, mais surtout ce que tu as vu par le passé au niveau de ta vie affective. En effet, cette maladie vient d'une souffrance émotionnelle qui t'a amené à devenir méfiant. Cette méfiance dure depuis plusieurs années et elle t'a incité à te retenir émotionnellement depuis ce temps. Cette retenue a provoqué des tensions qui se sont accumulées jusqu'à ce que tu aies atteint ta limite émotionnelle. L'œil est affecté parce que tu refuses de voir ce qui vient réveiller cette vieille blessure.

CAUSES MENTALES (peurs et croyances)

Ce problème t'indique que tu aurais grand intérêt à te libérer du passé, de cette grande pression émotionnelle que tu as accumulée et des rancunes gardées depuis longtemps. Le moyen par excellence pour ce faire est le pardon (voir les étapes du pardon à la fin de ce livre). Ta grande sensibilité est mal utilisée, car elle est devenue de l'émotivité qui te nuit et qui t'empêche de vivre de belles relations paisibles. Le fait de voir la souffrance et les limites des autres t'aidera de plus à voir et à accepter les tiennes. Tu reçois le message de développer en toi la capacité d'accepter les différences que tu vois en ceux que tu aimes et qui t'aiment.

Réfère-toi en plus à YEUX.

BESOIN ET MESSAGE SPIRITUEL

Ton grand besoin est de t'AIMER, d'accepter tes peurs du moment. Prends le temps de trouver ce dont tu as PEUR POUR TOI dans cette situation. Ton Dieu intérieur t'invite à accueillir cette peur qui te pousse à agir ainsi, en te rappelant que tout est temporaire. Il te dit d'accueillir tes limites actuelles

et de reconnaître davantage ta propre valeur. Ce n'est qu'après t'être accueilli dans tes peurs et tes limites que tu pourras te diriger vers ce que tu veux vraiment. Souviens-toi que cette partie en toi qui a peur est convaincue de te protéger. Si tu te sens capable d'assumer les conséquences de vivre selon les besoins de ton être, rassure-la.

GLOBULES (Problèmes de)

BLOCAGE PHYSIQUE

Les *globules blancs* sont des cellules circulant dans le sang, mais aussi dans la plupart des tissus, et qui assurent la défense de l'organisme. Les *globules rouges* ont pour rôle de maintenir l'hémoglobine en état d'activité. Celle-ci, véhiculée par le courant sanguin, transporte l'oxygène des poumons jusqu'aux tissus.

CAUSES ÉMOTIONNELLES (désirs bloqués)

Avoir un problème avec les globules blancs est une indication que tu as de la difficulté à te défendre. Tu n'oses pas t'affirmer. Avoir trop de globules blancs indique que tu veux trop te battre, car tu te sens facilement attaqué. Pas assez de globules blancs indique le contraire, c'est-à-dire que tu abandonnes la partie. Par ce problème, ton cœur te signale qu'il a besoin de joie de vivre. Tes ressources intérieures n'attendent qu'à être utilisées.

Un manque de globules rouges provoque généralement de l'ANÉMIE. Réfère-toi à cette affection.

CAUSES MENTALES (peurs et croyances)

Si tu manques de globules blancs, il est grand temps que tu reprennes confiance en toi, en tes capacités et en tes talents. Tu es le seul à détenir le pouvoir de faire une différence dans ta vie. Ce que tu crois n'est pas nécessairement la réalité. Si tu n'arrives pas à croire en toi, je te suggère de vérifier avec ceux qui te connaissent afin qu'ils te disent ce qu'ils voient en toi. Autrement, tu risques de devenir de plus en plus découragé et de voir la vie comme une corvée.

Si tu as trop de globules blancs, il n'est plus nécessaire de continuer à croire que tu dois te battre autant pour que les autres sachent véritablement qui tu es et surtout qu'ils t'aiment tel que tu es. Combattre constamment est très fatiguant. Tu reçois un message important de réviser ton opinion de toi-même et de croire en ta valeur, avant que le découragement ne te prenne et que ton problème physique s'aggrave.

BESOIN ET MESSAGE SPIRITUEL

Ton grand besoin est de t'AIMER, d'accepter tes peurs du moment. Prends le temps de trouver ce dont tu as PEUR POUR TOI dans cette situation. Ton Dieu intérieur t'invite à accueillir cette peur qui te pousse à agir ainsi, en te rappelant que tout est temporaire. Il te dit d'accueillir tes limites actuelles et de reconnaître davantage ta propre valeur. Ce n'est qu'après t'être accueilli dans tes peurs et tes limites que tu pourras te diriger vers ce que tu veux vraiment. Souviens-toi que cette partie en toi qui a peur est convaincue de te protéger. Si tu te sens

capable d'assumer les conséquences de vivre selon les besoins de ton être, rassure-la.

GOITRE

Le goitre est une affection de la glande thyroïde, caractérisée par une augmentation du volume de la gorge.

Réfère-toi à THYROÏDE en prenant en considération que le message a un lien avec ta vie affective.

GORGE (Mal de)

BLOCAGE PHYSIQUE

La gorge est un carrefour aérodigestif en forme de cheminée, permettant la communication des fosses nasales avec le larynx et de la bouche avec l'œsophage. Elle joue un rôle essentiel dans les phénomènes de la respiration, du langage et de la déglutition.

CAUSES ÉMOTIONNELLES (désirs bloqués)

On peut voir, dans la description ci-haut, que la gorge a un rôle important. Son message est triple. Si le mal de gorge est accompagné d'une difficulté à respirer, il t'indique que tu as de la difficulté à aspirer la vie. Réfère-toi alors à POUMONS.

Si le mal de gorge t'empêche de parler correctement parce que tu as perdu la voix, réfère-toi à LARYN-GITE.

S'il s'agit d'un *serrement* à la gorge, tu te sens probablement *pris à la gorge* c'est-à-dire que tu te sens contraint de faire quelque chose pour quelqu'un ou de dire quelque chose à une autre personne. Tu te sens sous pression.

Si ta gorge fait mal lorsque tu avales, demande-toi si tu as de la difficulté à avaler quelqu'un ou quelque chose en ce moment? Quel est le morceau qui ne passe pas? Ce peut être une simple émotion qui est devenue un drame, donc tellement grosse qu'elle ne passe pas. Tu peux aussi avoir de la difficulté à accepter une situation que tu as toi-même créée. Cela te fait vivre de la colère et de l'agressivité envers toi-même ou quelqu'un d'autre. Lorsqu'un morceau ne passe pas, il se peut que ce soit parce que tu entretiens une attitude de victime dans un domaine en particulier, une attitude de « *pauvre moi* ».

Tu dois apprendre à accepter avec amour ce que tu crées au lieu de t'en vouloir d'avoir créé ou décidé quelque chose. C'est ainsi que tu en arriveras à ta véritable individualité. Il est intéressant de remarquer que la gorge est le passage entre le cœur et la tête, donc, en métaphysique, entre *l'amour de soi* et le *je suis*. En créant ta vie selon tes vrais besoins, tu t'ouvres à ton *je suis* véritable ainsi qu'à l'abondance. Te donner le droit de créer ta vie comme tu la veux t'aide à développer ta créativité.

CAUSES MENTALES (peurs et croyances)

La gorge est reliée au centre de la créativité. Il est donc important pour toi de te donner le droit de créer ce que tu veux et de vivre les expériences désirées sans te culpabiliser ou avoir peur de déranger les autres. Sache que, quelle que soit ta décision, tu peux toujours faire face aux conséquences. Ce n'est que lorsque tu laisses tes peurs prendre le dessus que tu crois ne pas pouvoir y faire face.

Voici un exemple personnel. À quelques reprises, j'ai eu de gros maux de gorge au début d'une série de conférences et de stages. J'avais de la difficulté à avaler le fait d'avoir plusieurs soirs de conférences dans la semaine en plus d'un atelier la fin de semaine sans compter mes autres occupations. Je croyais que mon corps me disait que c'était trop et je m'apitoyais sur mon sort. En réalité, c'était moi qui avais planifié cet horaire et personne ne m'y avait forcée. Aussitôt après avoir accepté ce fait, j'ai su que je pouvais faire mon travail avec amour et surtout que je pourrais assumer les conséquences. Même si je trouvais que mon horaire était très chargé, le mal de gorge a disparu avant qu'il n'empire et que je perde la voix.

Si tu te sens *pris à la gorge*, sache que c'est ta perception. Personne ne peut te prendre ainsi; il n'y a que toi qui a le pouvoir de te laisser prendre. De plus, ne te laisse pas déranger par les autres qui peuvent devenir des *morceaux qui ne passent pas* parce que tu ne peux pas les contrôler. En voulant contrôler les autres, il ne te reste ni l'énergie, ni le temps nécessaire pour créer ta propre vie.

Tu dois aussi laisser de côté l'idée que tu n'es pas normal ou que tu es égoïste lorsque tu décides de faire quelque chose qui ne convient peut-être pas à ton entourage.

BESOIN ET MESSAGE SPIRITUEL

Ton grand besoin est de t'AIMER, d'accepter tes peurs du moment. Prends le temps de trouver ce dont tu as PEUR POUR TOI dans cette situation. Ton Dieu intérieur t'invite à accueillir cette peur qui te pousse à agir ainsi, en te rappelant que tout est temporaire. Il te dit d'accueillir tes limites actuelles et de reconnaître davantage ta propre valeur. Ce n'est qu'après t'être accueilli dans tes peurs et tes limites que tu pourras te diriger vers ce que tu veux vraiment. Souviens-toi que cette partie en toi qui a peur est convaincue de te protéger. Si tu te sens capable d'assumer les conséquences de vivre selon les besoins de ton être, rassure-la.

GOUTTE

BLOCAGE PHYSIQUE

La goutte est une maladie métabolique, associée à l'élévation du taux d'acide urique dans le sang. Cette maladie affecte principalement les hommes et dans 60 % des cas, touche le gros orteil. Elle frappe toujours les articulations et lorsqu'il ne s'agit pas du gros orteil, c'est le genou ou le pied qui en est atteint.

CAUSES ÉMOTIONNELLES (désirs bloqués)

Lorsqu'elle affecte le gros orteil, cette maladie t'indique que tu veux dominer, mais que tu ne te donnes pas le droit de le faire. Tu ne projettes peut-être pas l'image d'un dominateur, mais tu utilises des moyens détournés pour l'être.

Cette maladie indique un manque de flexibilité, voire même un entêtement face à ta façon d'envisager l'avenir. Elle peut aussi marquer du dégoût ressenti envers quelqu'un ou quelque chose.

CAUSES MENTALES (peurs et croyances)

Il y a certainement une raison pour laquelle tu ne veux pas admettre que tu veux parfois dominer ou contrôler. Aurais-tu rejeté cette attitude de ton parent du même sexe? Si oui, les étapes de réconciliation et de pardon à la fin de ce livre peuvent t'aider. Est-il possible aussi que tu t'empêches d'exprimer ce que tu vis avec une personne qui essaie de te dominer et que tu sois arrivé au point où tes émotions sont en train de sortir *goutte à goutte?* De plus, tu aurais avantage à réaliser que tes peurs face à l'avenir ne sont pas nécessairement fondées et aussi à te permettre d'en parler davantage.

Cette maladie te donne donc comme message de lâcher prise, d'être davantage toi-même et de reconnaître et accepter que ta partie contrôlante prend parfois le dessus au lieu de croire le contraire.

Je suggère de plus de te référer à la description de l'ARTHRITE.

BESOIN ET MESSAGE SPIRITUEL

Ton grand besoin est de t'AIMER, d'accepter tes peurs du moment. Prends le temps de trouver ce dont tu as PEUR POUR TOI dans cette situation. Ton Dieu intérieur t'invite à accueillir cette peur qui te pousse à agir ainsi, en te rappelant que tout est temporaire. Il te dit d'accueillir tes limites actuelles et de reconnaître davantage ta propre valeur. Ce n'est qu'après t'être accueilli dans tes peurs et tes limites que tu pourras te diriger vers ce que tu veux vraiment. Souviens-toi que cette partie en toi qui a peur est convaincue de te protéger. Si tu te sens capable d'assumer les conséquences de vivre selon les besoins de ton être, rassure-la.

GRATTELLE

Réfère-toi à GALE.

GRINCEMENT DE DENTS

Réfère-toi à DENTS.

GRIPPE

BLOCAGE PHYSIQUE

La grippe est une affection virale de l'appareil respiratoire présentant les manifestations suivantes : une grande fatigue, des courbatures, de la fièvre, une toux quinteuse, des maux de tête et les symptômes d'un bon rhume. Dans la plupart des cas, la personne qui en souffre doit rester au lit pendant plusieurs jours.

CAUSES ÉMOTIONNELLES (désirs bloqués)

Par la grippe, ton corps te dit que rien ne va plus. Elle se manifeste souvent chez une personne qui a de la difficulté à manifester ses désirs et à faire ses demandes. Te sens-tu étouffé par une situation? Tu peux même utiliser la grippe pour fuir une situation désagréable, mais surtout pour t'éloigner d'une personne que *tu as prise en grippe*. Par exemple, une secrétaire qui n'en peut plus de travailler avec tel genre de patron se fait arriver une bonne grippe pour demeurer à la maison pendant une semaine. Son vrai besoin est de travailler, mais avec une attitude intérieure différente.

La grippe est toujours liée à tes relations avec quelqu'un. Au lieu de prendre une situation ou quelqu'un *en grippe*, je te suggère de trouver un moyen d'effectuer ce que tu as à faire avec plus de joie et de lâcher prise, tout en acceptant que tu as tout ce dont tu as besoin pour y arriver.

CAUSES MENTALES (peurs et croyances)

La sévérité de ta grippe t'indique à quel degré ton attitude intérieure te nuit face à ce que tu dois faire ou être. Au lieu de croire que la grippe est le seul moyen pour fuir une situation ou une personne, tu as intérêt à vérifier ce qui se passe en toi et à changer ton attitude intérieure. Très souvent, l'attitude de victime est en cause. Peut-être dramatises-tu trop?

Je te suggère aussi de te référer à FIÈVRE si tu en souffres en plus des définitions d'ÉTERNUEMENT et de NEZ BOUCHÉ.

BESOIN ET MESSAGE SPIRITUEL

Ton grand besoin est de t'AIMER, d'accepter tes peurs du moment. Prends le temps de trouver ce dont tu as PEUR POUR TOI dans cette situation. Ton Dieu intérieur t'invite à accueillir cette peur qui te pousse à agir ainsi, en te rappelant que tout est temporaire. Il te dit d'accueillir tes limites actuelles et de reconnaître davantage ta propre valeur. Ce n'est qu'après t'être accueilli dans tes peurs et tes limites que tu pourras te diriger vers ce que tu veux vraiment. Souviens-toi que cette partie en toi qui a peur est convaincue de te protéger. Si tu te sens capable d'assumer les conséquences de vivre selon les besoins de ton être, rassure-la.

GROSSESSE EXTRA-UTÉRINE

BLOCAGE PHYSIQUE

Une grossesse est considérée extra-utérine (aussi appelée *ectopique*) lorsque le développement a lieu hors de la cavité utérine. Normalement, après la fécondation, l'œuf se dirige dans l'utérus pour grossir mais dans ce cas-ci, le mécanisme est perturbé et l'œuf poursuit son développement dans la trompe où il a été fécondé.

CAUSES ÉMOTIONNELLES (désirs bloqués)

Ce problème indique une indécision, soit de la part de l'âme de ce futur enfant, soit de la part de la future mère. Il est bien possible aussi que cette indécision soit mutuelle. Si tu vis ce problème, il est fort probable que tu te sentes coupable car tu utilises un moyen qui peut t'apporter de sérieuses complications. En général, tout cela se passe inconsciemment. Se peut-il que tu aies décidé d'avoir un enfant pour faire plaisir à quelqu'un d'autre ou pour te faire aimer, bien qu'une grossesse soit au-delà de tes limites pour le moment?

Si tu découvres que c'est trop te demander d'avoir un enfant maintenant, je te suggère de parler à l'âme de ce bébé et de lui avouer ce que tu vis en gardant à l'esprit que c'est ton corps, ta vie, et que tu as le droit de prendre tes propres décisions. De toute façon, toi seule en assumeras les conséquences.

CAUSES MENTALES (peurs et croyances)

Tu dois te donner le droit d'avoir des limites et des peurs. Le fait de t'imposer une grossesse non désirée est plus nocif pour toi que le fait de ne pas avoir d'enfant. Et si plus tard tu en veux un, il sera toujours temps de te reprendre. Tu n'as plus à croire que tu seras davantage aimé si tu te forces à faire plaisir à une autre personne. Ta peur d'être injuste envers quelqu'un d'autre t'amène à être très injuste envers toi-même.

Se peut-il aussi que tu crois qu'une femme est une vraie femme seulement si elle devient maman? Cette croyance n'a plus lieu d'être. Elle ne t'est pas utile si c'est au-delà de tes limites d'avoir un enfant pour le moment.

BESOIN ET MESSAGE SPIRITUEL

Ton grand besoin est de t'AIMER, d'accepter tes peurs du moment. Prends le temps de trouver ce dont tu as PEUR POUR TOI dans cette situation. Ton Dieu intérieur t'invite à accueillir cette peur qui te pousse à agir ainsi, en te rappelant que tout est temporaire. Il te dit d'accueillir tes limites actuelles et de reconnaître davantage ta propre valeur. Ce n'est qu'après t'être accueilli dans tes peurs et tes limites que tu pourras te diriger vers ce que tu veux vraiment. Souviens-toi que cette partie en toi qui a peur est convaincue de te protéger. Si tu te sens capable d'assumer les conséquences de vivre selon les besoins de ton être, rassure-la.

GROSSESSE (Problèmes de)

Dans les problèmes de grossesse, les plus courants sont les NAUSÉES ou les SAIGNEMENTS. Réfère-toi à ce qui te concerne en prenant en considération que ces problèmes représentent des peurs liées à la venue prochaine d'un enfant.

HALEINE (Mauvaise)

BLOCAGE PHYSIQUE

L'haleine est l'odeur de l'air expiré. Normalement, l'haleine est presque inodore. Si la mauvaise haleine provient d'une affection physique comme un problème de *digestion* ou de *carie dentaire*, réfère-toi au problème concerné. La description qui suit se réfère principalement à la personne dont la mauvaise haleine ne provient pas d'un état pathologique.

CAUSES ÉMOTIONNELLES (désirs bloqués)

Ce genre de mauvaise haleine semble venir des profondeurs de la personne qui en est affectée. Si tu en es affecté, c'est indicatif que tu vis une grande douleur intérieure au point d'avoir des pensées de haine, de vengeance ou de forte colère envers la ou les personnes qui t'ont blessé. Ce genre de douleur provient en général de ta blessure de rejet. Ces pensées, dont tu as souvent honte au point de ne pas vouloir en être conscient, te font mourir à petit feu à l'intérieur. En conséquence, cette mauvaise haleine contribue à éloigner tes proches, alors qu'en réalité, tu ne souhaites que leur présence.

CAUSES MENTALES (peurs et croyances)

Si tu as des doutes sur ton haleine, je te suggère de demander à plusieurs personnes qui te connaissent de te dire la vérité à ce sujet. Ensuite, il est important de vérifier si cela provient d'un état pathologique. Si non, ce message est d'une grande importance

pour toi car il peut t'aider à régler une attitude intérieure malsaine pour toi. Plus le problème est sérieux, plus il indique que ta douleur a été vécue
dans l'isolement durant ton enfance. Il n'y a pas de
blessure assez grande qui ne puisse être guérie par
le pardon véritable (les étapes du pardon sont expliquées à la fin de ce livre).

Reconnais et accepte le fait que tu es une personne
aimable et redécouvre ce grand cœur à l'intérieur de
toi. C'est le seul moyen pour que les autres puissent
le faire avec toi par la suite. Tu n'as plus à vivre ce
sentiment d'impuissance qui vient de ta blessure de
rejet et tu peux laisser aller la honte que tu entretiens en toi.

BESOIN ET MESSAGE SPIRITUEL

Ton grand besoin est de t'AIMER, d'accepter tes
peurs du moment. Prends le temps de trouver ce
dont tu as PEUR POUR TOI dans cette situation.
Ton Dieu intérieur t'invite à accueillir cette peur qui
te pousse à agir ainsi, en te rappelant que tout est
temporaire. Il te dit d'accueillir tes limites actuelles
et de reconnaître davantage ta propre valeur. Ce
n'est qu'après t'être accueilli dans tes peurs et tes
limites que tu pourras te diriger vers ce que tu veux
vraiment. Souviens-toi que cette partie en toi qui a
peur est convaincue de te protéger. Si tu te sens
capable d'assumer les conséquences de vivre selon
les besoins de ton être, rassure-la.

HALLUCINATION

Réfère-toi à FOLIE.

HANCHE (Mal à la)

BLOCAGE PHYSIQUE

La hanche, articulation fondamentale de la station debout et de la marche, assure la jonction du membre inférieur avec le bassin. Si le problème de hanche provient d'une FRACTURE ou d'ARTHRITE, réfère-toi au problème en question, en plus de la définition qui suit.

CAUSES ÉMOTIONNELLES (désirs bloqués)

Comme la hanche amorce le mouvement de la marche, le fait d'y avoir mal est une indication que tu éprouves des difficultés à te décider à passer à l'action pour aller vers ton désir. Si la hanche fait plus mal en station debout, c'est que tu désires te *tenir debout* dans tes décisions, mais que tu te laisses arrêter par tes peurs.

Si, par contre, la hanche est plus douloureuse en position assise ou couchée, cela t'indique que tu t'empêches de te reposer ou de prendre un temps d'arrêt comme tu en as besoin.

CAUSES MENTALES (peurs et croyances)

Ton attitude défaitiste n'est vraiment pas bénéfique pour toi. À cause de ta croyance que la bataille est

H

perdue d'avance, de ta peur que tes actions n'aboutissent à rien, tu hésites à t'engager dans quelque chose ou avec quelqu'un qui concerne ton avenir.

Se peut-il en plus que tu penses que ton travail ne t'apporte plus rien, que tu n'avances plus dans ta vie? Le degré de ton mal est une indication du degré d'attitude défaitiste que tu entretiens. Ce n'est pas en pensant que tes idées ne fonctionneront pas que tu sauras si c'est ce que tu dois faire ou non. Au lieu de croire que tu n'avances plus, sois plus conscient de tes progrès. Si tu n'y crois pas, vérifie avec d'autres s'ils pensent aussi que tu n'avances à rien.

Tu reçois le message de te faire confiance, de faire confiance aux autres et de foncer, d'aller de l'avant avec tes décisions. Tu sauras, au fur et à mesure que tu avances, si ta décision te convient et tu sauras quoi faire si tu changes d'idée. Tu dois vivre une nouvelle expérience afin de vérifier si ce que tu veux pour le moment est bénéfique pour toi ou non. En étant plus flexible tu te sentiras plus léger, c'est-à-dire en acceptant de changer ta façon de penser tout en ayant confiance en toi. Souviens-toi qu'il n'y a pas d'erreurs dans ta vie, seulement des expériences qui te permettent d'apprendre.

BESOIN ET MESSAGE SPIRITUEL

Ton grand besoin est de t'AIMER, d'accepter tes peurs du moment. Prends le temps de trouver ce dont tu as PEUR POUR TOI dans cette situation. Ton Dieu intérieur t'invite à accueillir cette peur qui te pousse à agir ainsi, en te rappelant que tout est

temporaire. Il te dit d'accueillir tes limites actuelles et de reconnaître davantage ta propre valeur. Ce n'est qu'après t'être accueilli dans tes peurs et tes limites que tu pourras te diriger vers ce que tu veux vraiment. Souviens-toi que cette partie en toi qui a peur est convaincue de te protéger. Si tu te sens capable d'assumer les conséquences de vivre selon les besoins de ton être, rassure-la.

HAUTE PRESSION

Réfère-toi à HYPERTENSION.

HAUT-LE-CŒUR

Réfère-toi à NAUSÉES.

HÉMATOME

Réfère-toi à ECCHYMOSE.

HÉMOPHILIE

L'hémophilie est une maladie dite héréditaire qui consiste en un manque de coagulation sanguine; elle est dangereuse en cas de blessure ou de syndrome hémorragique. Cette maladie atteint seulement les hommes bien que ce soit les femmes qui transmettent ce déficit. Je suggère de vérifier l'explication métaphysique d'une maladie héréditaire au début de ce livre. Réfère-toi en plus à HÉMORRAGIE en y ajoutant que si tu es atteint d'hémophilie, tu as quelque chose à régler avec ta mère à qui tu as laissé prendre beaucoup trop d'importance et d'influence dans ta vie. Je ne dis pas que cette influence n'est pas bonne en soi mais tu as besoin d'apprendre à conserver ta joie de vivre selon ce que tu es et non selon ce que ta mère attend de toi. De plus, tu as intérêt à laisser la femme en toi (ton principe féminin) s'exprimer davantage et avec joie.

HÉMORRAGIE

BLOCAGE PHYSIQUE

Une hémorragie est un épanchement de sang hors des vaisseaux artériels ou veineux. Elle peut être externe ou interne. Ce dernier cas est plus sérieux.

CAUSES ÉMOTIONNELLES (désirs bloqués)

Le sang représente en métaphysique l'amour de la vie, donc la joie de vivre. Lorsque tu perds du sang, ton corps t'indique qu'une attitude intérieure bloque ta joie de vivre en ce moment. Comme une hémorragie se produit d'une façon soudaine et avec plus ou moins de violence, il est fort probable que tu te sois retenu depuis un certain temps. Tu te retiens surtout de montrer ta lassitude morale et ton angoisse. Ayant atteint ta limite et ne pouvant plus te retenir, tu cèdes soudainement. Pour savoir dans quel domaine de ta vie la joie de vivre a disparu, tu n'as qu'à regarder quelle partie du corps est affectée, c'est-à-dire à quoi sert cette partie du corps. Cette explication s'applique à une *hémorragie externe*.

L'*hémorragie interne* a la même signification, mais avec la nuance suivante : tu te retiens davantage, tu te contrôles énormément afin que rien ne paraisse.

CAUSES MENTALES (peurs et croyances)

Cette hémorragie t'avise qu'il est temps que tu révises ta perception de la vie dans le domaine en question. Elle te dit que tu prends la vie trop au sérieux et qu'il est temps que tu te diriges vers des activités que tu trouves amusantes et qui t'apportent de la joie, plutôt que de placer ton énergie dans ce qui t'en enlève. C'est surtout une question de perception ou d'attitude intérieure.

Tu reçois un message important, soit que tu n'as plus à vivre ta douleur intérieure dans l'isolement. Il y a certainement quelqu'un parmi les gens qui t'entourent avec qui tu peux partager ce que tu vis. L'idéal serait de le partager avec la personne concernée, celle avec qui tu te retiens depuis longtemps. Les étapes de réconciliation à la fin de ce livre peuvent t'aider à y parvenir.

Si l'hémorragie survient suite à un ACCIDENT, il est suggéré d'y référer en plus.

BESOIN ET MESSAGE SPIRITUEL

Ton grand besoin est de t'AIMER, d'accepter tes peurs du moment. Prends le temps de trouver ce dont tu as PEUR POUR TOI dans cette situation. Ton Dieu intérieur t'invite à accueillir cette peur qui

te pousse à agir ainsi, en te rappelant que tout est temporaire. Il te dit d'accueillir tes limites actuelles et de reconnaître davantage ta propre valeur. Ce n'est qu'après t'être accueilli dans tes peurs et tes limites que tu pourras te diriger vers ce que tu veux vraiment. Souviens-toi que cette partie en toi qui a peur est convaincue de te protéger. Si tu te sens capable d'assumer les conséquences de vivre selon les besoins de ton être, rassure-la.

HÉMORROÏDES

BLOCAGE PHYSIQUE

Les hémorroïdes sont des varices ano-rectales; elles sont l'effet de la dilatation des veines du rectum et de l'anus. Une des principales causes est la constipation. La diarrhée peut aussi en être un élément important.

CAUSES ÉMOTIONNELLES (désirs bloqués)

Les hémorroïdes ont pour cause une ou plusieurs des attitudes suivantes.

- Elles attirent ton attention sur la pression que tu te mets pour ne pas parler et pour ne pas montrer tes émotions et tes peurs. Cette retenue devient un fardeau.

- Tu es du genre à te forcer pour faire quelque chose que tu ne veux pas faire, surtout dans le domaine matériel (par exemple, faire un métier que tu n'aimes pas vraiment).

- Comme les hémorroïdes se situent au rectum, la partie terminale du gros intestin, il est fort probable que tu sois du genre à te forcer pour terminer quelque chose. Tu t'en demandes trop.

- Se peut-il aussi que lorsque ça ne va pas assez vite ou pas selon tes attentes, cela te *mette le feu au derrière*?

CAUSES MENTALES (peurs et croyances)

Tu te crées de la tension surtout pour *avoir* quelque chose ou quelqu'un à cause d'une insécurité matérielle et d'une difficulté à prendre des décisions. Plus ton attitude intérieure d'insécurité est prononcée, plus tu souffres d'hémorroïdes. Pour pallier à cette insécurité, tu te forces à *faire* pour *avoir*.

Tu dois développer ta confiance en l'Univers, c'est-à-dire te fier davantage à notre mère, la planète Terre, qui est là pour approvisionner tous ses enfants. Tu seras ainsi plus doux et moins exigeant envers toi-même. Tu as intérêt à apprendre à lâcher prise, à te faire davantage confiance et à exprimer ce que tu ressens, en te donnant le droit d'avoir des peurs dans le domaine matériel.

Je te suggère, de plus, de te référer à CONSTIPATION ou à DIARRHÉE ainsi qu'à HÉMORRAGIE, s'il y a perte de sang.

BESOIN ET MESSAGE SPIRITUEL

Ton grand besoin est de t'AIMER, d'accepter tes peurs du moment. Prends le temps de trouver ce dont tu as PEUR POUR TOI dans cette situation.

Ton Dieu intérieur t'invite à accueillir cette peur qui te pousse à agir ainsi, en te rappelant que tout est temporaire. Il te dit d'accueillir tes limites actuelles et de reconnaître davantage ta propre valeur. Ce n'est qu'après t'être accueilli dans tes peurs et tes limites que tu pourras te diriger vers ce que tu veux vraiment. Souviens-toi que cette partie en toi qui a peur est convaincue de te protéger. Si tu te sens capable d'assumer les conséquences de vivre selon les besoins de ton être, rassure-la.

HÉPATITE

Une hépatite est une atteinte inflammatoire du foie, provoquée par un agent infectieux, par certains agents chimiques ou par un virus. Réfère-toi à FOIE et à INFLAMMATION.

Pour l'hépatite infectieuse ou épidémique, réfère-toi en plus à l'explication métaphysique d'une ÉPIDÉMIE au début de ce livre.

HÉRÉDITAIRES (Maladies)

Une maladie héréditaire est une maladie transmise d'un être vivant à ses descendants. Réfère-toi aux explications à ce sujet au début de ce livre.

HERNIE

BLOCAGE PHYSIQUE

Une hernie est la sortie anormale d'un viscère ou d'une partie d'un viscère hors de la cavité qui le contient. Elle se manifeste en général dans la partie inférieure du corps.

CAUSES ÉMOTIONNELLES (désirs bloqués)

Si tu souffres d'une hernie, tu es probablement du genre à te sentir facilement coincé. Tu cherches à te sortir d'une situation par une rupture, une séparation, mais ta peur de manquer de quelque chose au plan matériel t'en empêche. Donc, au lieu de t'emprisonner dans une situation qui n'est plus désirée, prends le temps de vérifier en toi ce que tu veux véritablement.

CAUSES MENTALES (peurs et croyances)

Sache que c'est ton attitude intérieure qui t'empêche de trouver une porte de sortie et qui te fait croire que tu ne peux pas t'en sortir par toi-même. Ton corps te dit que tu as tout ce qu'il te faut pour t'en sortir. Fais un pas à la fois et tu arriveras à ton but.

BESOIN ET MESSAGE SPIRITUEL

Ton grand besoin est de t'AIMER, d'accepter tes peurs du moment. Prends le temps de trouver ce dont tu as PEUR POUR TOI dans cette situation. Ton Dieu intérieur t'invite à accueillir cette peur qui te pousse à agir ainsi, en te rappelant que tout est

temporaire. Il te dit d'accueillir tes limites actuelles et de reconnaître davantage ta propre valeur. Ce n'est qu'après t'être accueilli dans tes peurs et tes limites que tu pourras te diriger vers ce que tu veux vraiment. Souviens-toi que cette partie en toi qui a peur est convaincue de te protéger. Si tu te sens capable d'assumer les conséquences de vivre selon les besoins de ton être, rassure-la.

HERPÈS BUCCAL

Réfère-toi à FEU SAUVAGE.

HERPÈS GÉNITAL

BLOCAGE PHYSIQUE

L'herpès est une maladie virale très fréquente. Le virus cause des infections herpétiques siégeant dans les régions génitales (vulve, verge, vagin, col utérin) ou paragénitales (anus ou fesses). Cette infection se traduit par des pustules et des lésions très douloureuses qui mettent environ quinze jours à cicatriser.

CAUSES ÉMOTIONNELLES (désirs bloqués)

Cette maladie provient de culpabilités sexuelles. Si tu en es atteint, tu veux te punir pour avoir mal utilisé tes organes génitaux. Tu as des désirs sexuels, mais tes notions de bien et de mal, très ancrées, mènent ta vie sexuelle. Il est donc fort probable que tu t'attires des gens autour de toi qui expriment leurs désirs sexuels. Tu juges que leur attitude est mal, alors qu'ils sont dans ta vie pour t'aider à devenir conscient de tes propres désirs.

CAUSES MENTALES (peurs et croyances)

Les douleurs vécues à cause de l'herpès représentent des douleurs dues à ton attitude mentale face à ta vie sexuelle. Lorsqu'une petite voix en toi te dit que c'est *mal*, deviens conscient que cela vient de ton éducation et que ça représente les croyances de quelqu'un d'autre. Tu dois décider une fois pour toutes si tu veux continuer à croire en la même chose. De plus, en empêchant ta sexualité de s'exprimer, tu empêches ta capacité de créer ta vie dans d'autres domaines de se manifester pleinement. Les deux sont intimement reliés, car l'énergie sexuelle représente ton pouvoir de créer.

Tu as intérêt à te donner le droit d'avoir des désirs et à réviser ton éducation sexuelle. Cette dernière t'empêche d'être toi-même et te fait vivre de la retenue sexuelle.

BESOIN ET MESSAGE SPIRITUEL

Ton grand besoin est de t'AIMER, d'accepter tes peurs du moment. Prends le temps de trouver ce dont tu as PEUR POUR TOI dans cette situation. Ton Dieu intérieur t'invite à accueillir cette peur qui te pousse à agir ainsi, en te rappelant que tout est temporaire. Il te dit d'accueillir tes limites actuelles et de reconnaître davantage ta propre valeur. Ce n'est qu'après t'être accueilli dans tes peurs et tes limites que tu pourras te diriger vers ce que tu veux vraiment. Souviens-toi que cette partie en toi qui a

peur est convaincue de te protéger. Si tu te sens capable d'assumer les conséquences de vivre selon les besoins de ton être, rassure-la.

HODGKIN (Maladie de)

Cette maladie est une affection caractérisée par l'augmentation progressive et indolore du volume des tissus lymphoïdes. Elle est aussi appelée cancer du système lymphatique. Réfère-toi à CANCER et à GANGLIONS GONFLÉS.

HOQUET

BLOCAGE PHYSIQUE

Le hoquet est une contraction brusque et involontaire du diaphragme qui provoque, toutes les quinze à trente secondes, une inspiration brève, brutale et généralement bruyante. L'explication suivante concerne seulement un hoquet qui revient souvent et non un hoquet occasionnel.

CAUSES ÉMOTIONNELLES (désirs bloqués)

Le hoquet se manifeste en général quand tu as de la difficulté à arrêter quelque chose. Par exemple, arrêter de rire, arrêter de manger, arrêter l'agitation mentale, etc. C'est surtout arrêter de *faire* quelque chose. Tu es possiblement trop émotif à ce moment-là et tu as de la difficulté à te calmer par toi-même. Ton corps te donne comme message que tu peux lâcher prise pour le moment, que tu pourras y revenir plus tard.

CAUSES MENTALES (peurs et croyances)

Vérifie ce qui est difficile d'arrêter pour toi en ce moment. Le fait de croire que tu es incapable d'arrêter par toi-même n'est pas bénéfique pour toi. Vérifie de quoi tu as peur et tu réaliseras que cette dernière n'est probablement pas réaliste ou justifiée.

BESOIN ET MESSAGE SPIRITUEL

Ton grand besoin est de t'AIMER, d'accepter tes peurs du moment. Prends le temps de trouver ce dont tu as PEUR POUR TOI dans cette situation. Ton Dieu intérieur t'invite à accueillir cette peur qui te pousse à agir ainsi, en te rappelant que tout est temporaire. Il te dit d'accueillir tes limites actuelles et de reconnaître davantage ta propre valeur. Ce n'est qu'après t'être accueilli dans tes peurs et tes limites que tu pourras te diriger vers ce que tu veux vraiment. Souviens-toi que cette partie en toi qui a peur est convaincue de te protéger. Si tu te sens capable d'assumer les conséquences de vivre selon les besoins de ton être, rassure-la.

HYDROCÉPHALIE

BLOCAGE PHYSIQUE

Cette maladie est une accumulation anormale de liquide céphalo-rachidien provoquant une pression des ventricules cérébraux et entraînant une augmentation du volume du crâne. Elle est aussi appelée *tête d'eau*.

CAUSES ÉMOTIONNELLES (désirs bloqués)

Comme l'eau a un lien métaphysique avec le corps émotionnel, si tu souffres de ce problème, cela signifie que tu accumules trop tes émotions. Ces dernières prennent beaucoup trop d'importance dans ta vie. Tu es donc devenu hyperémotif et ta façon de penser est biaisée par tes émotions. Il est fort possible de plus que tu aies de la difficulté à savoir qui tu es véritablement.

CAUSES MENTALES (peurs et croyances)

Si tu en es arrivé à croire que tu es tes émotions, il est urgent pour toi d'apprendre la différence entre sensibilité et émotivité et aussi d'apprendre à exprimer ce que tu vis plutôt que de tout accumuler en toi (voir les étapes pour exprimer une émotion et faire le pardon à la fin de ce livre).

Par cette maladie ton être crie *au secours* et te rappelle que ton plus grand besoin est de te permettre d'être ce que tu es à chaque instant, que ce soit négatif ou positif, au lieu de croire que tu seras rejeté par les autres.

Si tu lis cette description parce que c'est un bébé qui souffre de cette maladie, sache qu'il apporte cette attitude d'une vie passée; tu peux en toute sécurité lui lire ceci en sachant que c'est son âme qui recevra le message. Avec son nouveau corps, cette âme a l'entière responsabilité de régler ce qui ne l'est pas encore. Les adultes ne peuvent que guider l'âme du bébé; ils ne peuvent pas régler ses problèmes.

BESOIN ET MESSAGE SPIRITUEL

Ton grand besoin est de t'AIMER, d'accepter tes peurs du moment. Prends le temps de trouver ce dont tu as PEUR POUR TOI dans cette situation. Ton Dieu intérieur t'invite à accueillir cette peur qui te pousse à agir ainsi, en te rappelant que tout est temporaire. Il te dit d'accueillir tes limites actuelles et de reconnaître davantage ta propre valeur. Ce n'est qu'après t'être accueilli dans tes peurs et tes limites que tu pourras te diriger vers ce que tu veux vraiment. Souviens-toi que cette partie en toi qui a peur est convaincue de te protéger. Si tu te sens capable d'assumer les conséquences de vivre selon les besoins de ton être, rassure-la.

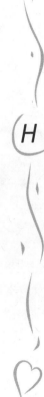

HYPERCHOLESTÉROLÉMIE

Réfère-toi à CHOLESTÉROL.

HYPERGLYCÉMIE

Réfère-toi à DIABÈTE.

HYPERMÉTROPIE

BLOCAGE PHYSIQUE

L'hypermétropie est un trouble de l'œil. L'hypermétrope ne voit distinctement les objets qu'à une distance anormalement éloignée parce que les rayons lumineux parallèles viennent se croiser en arrière de la rétine.

CAUSES ÉMOTIONNELLES (désirs bloqués)

Le fait de souffrir de ce trouble optique est indicatif que tu as peur de voir de trop près ce qui se passe dans ta vie. Tu veux prendre trop de temps pour réfléchir avant d'entreprendre quoi que ce soit. Il est possible de plus que tu aies de la difficulté à voir l'ensemble des détails d'une situation donnée car tu ne te fais pas assez confiance pour pouvoir les gérer.

CAUSES MENTALES (peurs et croyances)

Tes peurs et tes croyances t'empêchent de vivre plusieurs expériences qui pourraient être très enrichissantes dans ta vie. Tu regardes la vie passer plutôt que de la vivre réellement. Sache que tu possèdes en toi tout ce qui t'est nécessaire pour gérer ce qui se présente dans ta vie, que ce soit des situations ou des personnes. Si tu les attires, c'est que tu peux les gérer.

BESOIN ET MESSAGE SPIRITUEL

Ton grand besoin est de t'AIMER, d'accepter tes peurs du moment. Prends le temps de trouver ce dont tu as PEUR POUR TOI dans cette situation. Ton Dieu intérieur t'invite à accueillir cette peur qui te pousse à agir ainsi, en te rappelant que tout est temporaire. Il te dit d'accueillir tes limites actuelles et de reconnaître davantage ta propre valeur. Ce n'est qu'après t'être accueilli dans tes peurs et tes limites que tu pourras te diriger vers ce que tu veux vraiment. Souviens-toi que cette partie en toi qui a peur est convaincue de te protéger. Si tu te sens capable d'assumer les conséquences de vivre selon les besoins de ton être, rassure-la.

HYPERPHAGIE

BLOCAGE PHYSIQUE

L'hyperphagie se présente comme la boulimie, excepté que le sujet ne se fait pas vomir après avoir absorbé une importante quantité de nourriture. Elle est plutôt caractérisée par un grignotage permanent ou par une prise alimentaire largement supérieure à la moyenne. Le sujet souffre d'un excès de poids, contrairement au boulimique ou à l'anorexique qui sont obsédés par la peur de prendre du poids.

CAUSES ÉMOTIONNELLES (désirs bloqués)

Réfère-toi à BOULIMIE en ajoutant que tu te sens tellement coupable face à ta mère que tu veux la bouffer sans arrêt : tu n'en as jamais assez. Tu n'as malheureusement pas coupé le cordon avec elle, c'est-à-dire qu'il y a des situations qui n'ont pas été acceptées. Les étapes de réconciliation et de pardon expliquées à la fin de ce livre peuvent vraiment t'aider à t'aimer davantage, à moins te punir.

CAUSES MENTALES (peurs et croyances)

Réfère-toi à BOULIMIE en y ajoutant que tu crois que tu es indigne, que tu n'en fais jamais assez pour ta mère. Même si tu fais tout pour t'en éloigner et ne plus t'en occuper, la partie en toi qui est fusionnelle avec ta mère est toujours présente.

Tu aurais aussi intérêt à apprendre la notion de responsabilité et à écouter tes vrais besoins, même si ça ne convient pas à ta mère ou aux autres femmes dans ta vie.

BESOIN ET MESSAGE SPIRITUEL

Ton grand besoin est de t'AIMER, d'accepter tes peurs du moment. Prends le temps de trouver ce dont tu as PEUR POUR TOI dans cette situation. Ton Dieu intérieur t'invite à accueillir cette peur qui te pousse à agir ainsi, en te rappelant que tout est temporaire. Il te dit d'accueillir tes limites actuelles et de reconnaître davantage ta propre valeur. Ce n'est qu'après t'être accueilli dans tes peurs et tes limites que tu pourras te diriger vers ce que tu veux vraiment. Souviens-toi que cette partie en toi qui a peur est convaincue de te protéger. Si tu te sens capable d'assumer les conséquences de vivre selon les besoins de ton être, rassure-la.

HYPERTENSION

BLOCAGE PHYSIQUE

Appelée communément *haute pression*, l'hypertension artérielle correspond à l'élévation au-dessus de la moyenne de la pression du sang dans les artères. Cette maladie peut entraîner des lésions vasculaires au niveau du cœur, du cerveau, des reins et de l'œil.

CAUSES ÉMOTIONNELLES (désirs bloqués)

Le nom de la maladie est indicatif de ce qui se passe en toi, c'est-à-dire que tu te crées une forte pression à cause de ton hyperémotivité. Tu revis sans cesse des situations qui te font vivre beaucoup d'émotions mais tu les retiens, ne voulant pas blesser ceux que tu aimes. Tu es une personne très sensible qui voudrait voir tous ceux qui t'entourent heureux et tu te crées trop de tension et de pression à trouver les moyens pour y arriver

Cette hypertension signifie qu'il est temps que tu penses à toi, que tu acceptes l'idée que tu es la personne la plus importante dans ta vie. Si tu ne t'occupes pas de toi, qui va le faire?

CAUSES MENTALES (peurs et croyances)

Il est important que tu cesses de croire que tu es sur cette planète pour arranger la vie de tous ceux que tu aimes. Cela ne veut pas dire de ne plus t'occuper d'eux, mais plutôt de cesser de te croire responsable de leur bonheur. Lorsque tu décides d'aider une autre personne, tu dois le faire par amour et non par devoir ou par peur. Tu as grand intérêt à changer ta notion de responsabilité pour arriver à prendre la vie avec un *grain de sel*. Cela te déchargera d'une grosse pression inutile qui, de plus, t'empêche de vivre ton moment présent dans la joie.

Si tu es du genre à te faire plein de scénarios mentalement, souviens-toi que l'imagination est l'un des plus grands cadeaux que la vie te fait, mais qu'elle peut être très nuisible si elle est mal utilisée. Pourquoi ne pas l'utiliser pour imaginer ce que tu veux voir arriver dans ta vie au lieu de ce que tu ne veux pas?

BESOIN ET MESSAGE SPIRITUEL

Ton grand besoin est de t'AIMER, d'accepter tes peurs du moment. Prends le temps de trouver ce dont tu as PEUR POUR TOI dans cette situation. Ton Dieu intérieur t'invite à accueillir cette peur qui te pousse à agir ainsi, en te rappelant que tout est temporaire. Il te dit d'accueillir tes limites actuelles et de reconnaître davantage ta propre valeur. Ce n'est qu'après t'être accueilli dans tes peurs et tes limites que tu pourras te diriger vers ce que tu veux vraiment. Souviens-toi que cette partie en toi qui a peur est convaincue de te protéger. Si tu te sens capable d'assumer les conséquences de vivre selon les besoins de ton être, rassure-la.

HYPERTHYROÏDIE

L'hyperthyroïdie est une trop grande sécrétion d'hormones par la glande thyroïde. Réfère-toi à

THYROÏDE.

HYPERVENTILATION

BLOCAGE PHYSIQUE

L'hyperventilation se produit lorsque l'apport entre l'air inspiré et l'air expiré n'est pas égal. En effet, lorsqu'une personne inspire plus d'air qu'elle n'en expire, un surplus d'oxygène est apporté à l'organisme. Plusieurs confondent les symptômes de l'hyperventilation avec ceux d'une crise cardiaque.

CAUSES ÉMOTIONNELLES (désirs bloqués)

Cette hyperventilation se produit lors d'une peur de perdre le contrôle. Si tu en es affecté lorsque tu te retiens trop, c'est parce que tu ne te laisses pas aller à ce que tu veux vivre. Si, au contraire, tu en es affecté quand tu fonces trop vite, fais en sorte de ne pas te placer dans des situations qui t'en demandent trop.

CAUSES MENTALES (peurs et croyances)

Ta peur de l'inconnu n'est pas réaliste. Tu ne te fais pas assez confiance. Le fait de croire qu'il est préférable d'éviter toute nouvelle expérience n'est pas bénéfique pour toi car tu bloques ainsi plusieurs de tes désirs. Il s'agit plutôt de ne pas vouloir aspirer la vie trop vite en voulant tout expérimenter d'un coup. Va graduellement vers l'inconnu, vers de nouvelles expériences. Tu arriveras peu à peu à trouver un juste milieu, au lieu de vouloir tout arrêter ou tout expérimenter en même temps.

BESOIN ET MESSAGE SPIRITUEL

Ton grand besoin est de t'AIMER, d'accepter tes peurs du moment. Prends le temps de trouver ce dont tu as PEUR POUR TOI dans cette situation. Ton Dieu intérieur t'invite à accueillir cette peur qui te pousse à agir ainsi, en te rappelant que tout est temporaire. Il te dit d'accueillir tes limites actuelles et de reconnaître davantage ta propre valeur. Ce n'est qu'après t'être accueilli dans tes peurs et tes limites que tu pourras te diriger vers ce que tu veux vraiment. Souviens-toi que cette partie en toi qui a peur est convaincue de te protéger. Si tu te sens capable d'assumer les conséquences de vivre selon les besoins de ton être, rassure-la.

HYPOCONDRIE

L'hypocondrie est un syndrome caractérisé par une inquiétude obsédante concernant la santé et le bon fonctionnement du corps. L'hypocondriaque écoute son corps d'une façon obsessionnelle. Ainsi, il interprète le moindre symptôme comme étant le signe d'un mal grave. Ce problème affecte surtout l'adulte et parfois l'adolescent.

Certains savent qu'ils en souffrent et sont conscients de leurs plaintes et de leurs peurs incessantes, mais ne semblent pas pouvoir se contrôler. C'est la forme névrotique de l'hypocondrie. Ne pas en être conscient est une forme plus grave, plus nuisible de la maladie, car la personne n'a aucune idée du degré de son obsession.

Il est suggéré de te référer à ANXIÉTÉ et à OB-SESSION en y ajoutant ce qui suit. Cette forme plus ou moins grave d'anxiété et d'obsession reflète une importante blessure d'abandon. Tes malaises, tes maladies, pour la plupart imaginaires, t'apportent beaucoup d'attention de la part du corps médical et de tes proches qui écoutent tes plaintes à répétition. Tant que tu n'apprendras pas à t'aimer tel que tu es, tu continueras à rechercher de l'attention de l'extérieur, croyant que cela signifie « être aimé ».

Si tu te vois avec ce problème, sache qu'il est impossible qu'une autre personne te donne l'amour dont tu as besoin. TU ES LA SEULE PERSONNE AU MONDE QUI A CE POUVOIR. Les proches que nous attirons dans notre vie ne sont pas là pour nous aimer, ils sont là pour nous aider à devenir conscient de notre degré d'amour pour nous-même.

HYPOGLYCÉMIE

BLOCAGE PHYSIQUE

L'hypoglycémie, maladie du pancréas, se manifeste lors d'une baisse anormale du taux de glucose dans le sang. Elle se reconnaît surtout par une fringale de quelque chose de sucré, des malaises, des vertiges, des crampes digestives, des palpitations, des pâleurs et surtout des sueurs froides.

CAUSES ÉMOTIONNELLES (désirs bloqués)

Le pancréas, en métaphysique, a un lien avec les émotions, les désirs et le mental (l'intellect). Si tu souffres de ce problème, tu es certainement du genre à vouloir t'occuper des désirs des autres au détriment de tes propres besoins. Tu ne te sens pas libre. Ton corps te dit que tu as besoin de te payer des *petites douceurs* sans te sentir coupable. Tu es trop occupé à vouloir que tout ton entourage soit heureux.

CAUSES MENTALES (peurs et croyances)

Il est grand temps que tu conserves ton énergie pour toi et que tu arrêtes de croire que tu dois être la mère ou le père de tes proches. Reprends contact avec l'enfant en toi qui désire jouer, s'amuser. Tu as dû apprendre, étant jeune, que tu n'avais pas le droit de penser à toi, et surtout d'être doux envers toi. Comme tu ne te donnais pas assez d'amour, tu en voulais de tes proches et bien que tu en aies reçu, ce n'était pas encore suffisant, que ce genre d'amour ne répondait pas à tes attentes. Tu as peut-être même décidé que l'amour fait souffrir. Tu es probablement devenu adulte trop vite mais il n'est pas trop tard pour te reprendre, pour faire plaisir à l'enfant en toi.

Tu n'as plus à croire que s'occuper de soi signifie être égoïste. Tu es égoïste seulement lorsque tu veux que les autres s'occupent de tes désirs et de tes attentes avant d'écouter leurs propres besoins. Penser à toi avant de répondre aux attentes des autres est un signe d'amour pour toi et non d'égoïsme.

Aime-toi davantage et tu récolteras bien plus d'amour de la part des autres.

L'hypoglycémique vit aussi beaucoup de peurs et est sujet à souffrir d'AGORAPHOBIE. Je te suggère de t'y référer.

BESOIN ET MESSAGE SPIRITUEL

Ton grand besoin est de t'AIMER, d'accepter tes peurs du moment. Prends le temps de trouver ce dont tu as PEUR POUR TOI dans cette situation. Ton Dieu intérieur t'invite à accueillir cette peur qui te pousse à agir ainsi, en te rappelant que tout est temporaire. Il te dit d'accueillir tes limites actuelles et de reconnaître davantage ta propre valeur. Ce n'est qu'après t'être accueilli dans tes peurs et tes limites que tu pourras te diriger vers ce que tu veux vraiment. Souviens-toi que cette partie en toi qui a peur est convaincue de te protéger. Si tu te sens capable d'assumer les conséquences de vivre selon les besoins de ton être, rassure-la.

HYPOPHYSE (Problèmes de la GLANDE)

BLOCAGE PHYSIQUE

La glande hypophyse (aussi appelée glande *pituitaire*) a la grosseur d'un pois et elle est située à la base du cerveau.

CAUSES ÉMOTIONNELLES (désirs bloqués)

Cette glande est la glande maîtresse de toutes les autres glandes et elle est le lien entre le cerveau et le mental supérieur de l'être humain. C'est par le mental supérieur que l'homme peut arriver à reconnaître l'ampleur de son *JE SUIS*. Un problème à cette glande indique un blocage entre le monde matériel et le monde spirituel. Cela se produit parce que tu ne veux pas accepter la partie divine des hommes, mais surtout la tienne. Tu as peu de considération pour toi-même.

CAUSES MENTALES (peurs et croyances)

Quelles que soient les raisons qui te font craindre de reconnaître la personne extraordinaire que tu es, elles ne te sont pas bénéfiques. Ton corps te parle très fort pour que tu modifies ce que tu crois à ton sujet. Ce genre de problème est tellement subtil qu'il est très difficile pour notre médecine (très physique) de pouvoir en déceler la cause. Il est temps que tu te permettes de regarder la vie au-delà de son plan physique. Tu reçois un urgent message de t'apprécier, de te reconnaître à ta juste valeur et surtout de devenir conscient à quel point ta blessure de rejet prend trop d'importance.

BESOIN ET MESSAGE SPIRITUEL

Ton grand besoin est de t'AIMER, d'accepter tes peurs du moment. Prends le temps de trouver ce dont tu as PEUR POUR TOI dans cette situation. Ton Dieu intérieur t'invite à accueillir cette peur qui te pousse à agir ainsi, en te rappelant que tout est temporaire. Il te dit d'accueillir tes limites actuelles et de reconnaître davantage ta propre valeur. Ce n'est qu'après t'être accueilli dans tes peurs et tes limites que tu pourras te diriger vers ce que tu veux

vraiment. Souviens-toi que cette partie en toi qui a peur est convaincue de te protéger. Si tu te sens capable d'assumer les conséquences de vivre selon les besoins de ton être, rassure-la.

HYPOTENSION

Réfère-toi à BASSE PRESSION.

HYPOTHYROÏDIE

Réfère-toi à THYROÏDE.

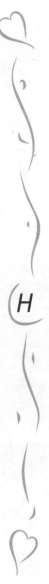

ICHTYOSE

BLOCAGE PHYSIQUE

L'ichtyose ou PEAU SÈCHE est caractérisée par un état permanent de sécheresse et de peau qui pèle. Cet état apparaît le plus souvent dès la naissance ou lors des premiers mois de la vie d'un enfant. Réfère-toi à PEAU en plus de ce qui suit.

CAUSES ÉMOTIONNELLES (désirs bloqués)

Lorsqu'une affection apparaît très jeune, il est fort probable que cet état provienne d'une vie précédente. Toute forme de peau sèche est reliée à une attitude trop sèche, pas assez douce. Ta peau, représentant la personnalité que tu affiches, te donne une bonne indication de ce que tu veux que les autres voient de toi. Tu ne veux surtout pas exposer ta vulnérabilité, ta douceur.

CAUSES MENTALES (peurs et croyances)

Il est important que tu réalises que tu n'as plus à afficher une certaine personnalité, t'obligeant ainsi à te contrôler sans cesse. Tu n'as plus besoin d'essayer de changer de peau à cause du manque d'acceptation de toi-même. Qu'est-ce qui te fait peur quand tu penses à montrer ta vulnérabilité, ta douceur? Trouve quelqu'un que tu admires qui ose se laisser aller à montrer sa douceur et observe le fait que cette personne ne fait pas plus abuser d'elle que bien d'autres. Permets-toi de devenir plus doux envers toi-même et les autres.

Tu deviendras ainsi moins rigide et tu te sentiras beaucoup plus en vie.

Si tu lis ce livre parce que c'est un jeune enfant qui en souffre, tu peux lui lire cette description; son âme comprendra le message d'une façon vibratoire. Par contre, la réaction de cette âme lui appartient.

BESOIN ET MESSAGE SPIRITUEL

Ton grand besoin est de t'AIMER, d'accepter tes peurs du moment. Prends le temps de trouver ce dont tu as PEUR POUR TOI dans cette situation. Ton Dieu intérieur t'invite à accueillir cette peur qui te pousse à agir ainsi, en te rappelant que tout est temporaire. Il te dit d'accueillir tes limites actuelles et de reconnaître davantage ta propre valeur. Ce n'est qu'après t'être accueilli dans tes peurs et tes limites que tu pourras te diriger vers ce que tu veux vraiment. Souviens-toi que cette partie en toi qui a peur est convaincue de te protéger. Si tu te sens capable d'assumer les conséquences de vivre selon les besoins de ton être, rassure-la.

ICTÈRE

Réfère-toi à JAUNISSE.

ILÉITE

Réfère-toi à CROHN (maladie de).

IMPÉTIGO

BLOCAGE PHYSIQUE

L'impétigo est une maladie de peau d'origine infectieuse, très fréquente chez le jeune enfant et l'adolescent. Elle est caractérisée par une croûte jaunâtre, peu adhérente et ayant l'aspect du miel. Elle touche souvent des sujets dont les moyens de défense sont affaiblis. Réfère-toi à PEAU en plus de ce qui suit.

CAUSES ÉMOTIONNELLES (désirs bloqués)

Le fait de souffrir d'impétigo indique que tu ne te laisses pas assez toucher par les autres au sens affectif. Tu veux te protéger parce que tu as peur d'avoir tendance à te laisser trop influencer par les autres. Sache qu'en t'empêchant de sentir, tu développes de la rigidité.

CAUSES MENTALES (peurs et croyances)

Te laisser influencer ou toucher par les autres est mieux pour toi que de te fermer aux autres. Tu n'as plus besoin de croire que la sensibilité est un signe de faiblesse et que tu es incapable de te défendre lorsque c'est nécessaire. Cette affection de la peau t'indique que tu n'as pas besoin de te protéger contre les autres et que tu peux te donner le droit d'avoir besoin des autres.

BESOIN ET MESSAGE SPIRITUEL

Ton grand besoin est de t'AIMER, d'accepter tes peurs du moment. Prends le temps de trouver ce

dont tu as PEUR POUR TOI dans cette situation. Ton Dieu intérieur t'invite à accueillir cette peur qui te pousse à agir ainsi, en te rappelant que tout est temporaire. Il te dit d'accueillir tes limites actuelles et de reconnaître davantage ta propre valeur. Ce n'est qu'après t'être accueilli dans tes peurs et tes limites que tu pourras te diriger vers ce que tu veux vraiment. Souviens-toi que cette partie en toi qui a peur est convaincue de te protéger. Si tu te sens capable d'assumer les conséquences de vivre selon les besoins de ton être, rassure-la.

IMPUISSANCE

BLOCAGE PHYSIQUE

L'impuissance chez l'homme est un trouble assez fréquent, caractérisé par l'impossibilité d'obtenir une érection suffisante pour permettre l'acte sexuel.

CAUSES ÉMOTIONNELLES (désirs bloqués)

Chaque homme a été, est, ou sera impuissant à une heure quelconque de sa vie; l'érection est en effet un phénomène fragile. Lorsque cela se produit, ça ne doit pas être dramatisé ou ridiculisé. Au contraire, il s'agit seulement de vérifier dans quelle situation, précédant ton expérience d'impuissance sexuelle, tu t'es senti impuissant. Une perte d'érection à répétition avec la même femme peut venir du fait que cette femme soit devenue ta mère dans ses rapports avec toi ou que tu veuilles t'assurer de ne pas souiller la femme aimée. Il se peut aussi que ce soit un moyen inconscient utilisé pour satisfaire le désir de priver ta partenaire.

CAUSES MENTALES (peurs et croyances)

Cette impuissance sexuelle est là dans ta vie pour te montrer que tu te crois impuissant face à une situation, dans un autre domaine, et que cette croyance n'est pas bénéfique pour toi. Il arrive fréquemment qu'une personne se sente impuissante parce qu'elle veut trop pour quelqu'un d'autre; elle aurait intérêt à laisser les autres régler leurs propres problèmes.

Si tu souffres d'impuissance à cause d'une mauvaise expérience sexuelle antérieure, ton corps te dit qu'il n'est pas bon pour toi de continuer à croire que si cette expérience t'est déjà arrivée une fois, qu'elle doit continuer de se répéter. Seulement toi, en y croyant, peux continuer à la manifester. On dit bien qu'il nous arrive toujours ce à quoi nous croyons.

Si tu utilises l'impuissance sexuelle pour priver ta partenaire, sache que c'est toi que tu prives car en te bloquant physiquement, tu bloques aussi ton énergie de créativité. Cette attitude ne fait que nourrir ton ego et non tes relations. Ton impuissance est là pour te dire qu'il est temps que tu reprennes contact avec ta puissance intérieure et que tu réalises que cette puissance ne peut être utilisée que pour toi et non pour les autres.

Si tu souffres d'impuissance parce que tu considères ta partenaire comme une mère, vous vivez une relation père-mère. C'est une relation où les deux partenaires essaient d'avoir le pouvoir l'un sur l'autre, ce

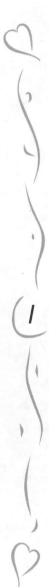

qui est très malsain pour un couple. Tu n'as plus à croire que tu es puissant seulement quand tu as du pouvoir sur le sexe opposé.

La description ci-haut s'applique aussi à l'impossibilité d'éjaculer. Si c'est ton cas, réfère-toi de plus à PÉNIS.

BESOIN ET MESSAGE SPIRITUEL

Ton grand besoin est de t'AIMER, d'accepter tes peurs du moment. Prends le temps de trouver ce dont tu as PEUR POUR TOI dans cette situation. Ton Dieu intérieur t'invite à accueillir cette peur qui te pousse à agir ainsi, en te rappelant que tout est temporaire. Il te dit d'accueillir tes limites actuelles et de reconnaître davantage ta propre valeur. Ce n'est qu'après t'être accueilli dans tes peurs et tes limites que tu pourras te diriger vers ce que tu veux vraiment. Souviens-toi que cette partie en toi qui a peur est convaincue de te protéger. Si tu te sens capable d'assumer les conséquences de vivre selon les besoins de ton être, rassure-la.

INCONTINENCE URINAIRE

L'incontinence urinaire se manifeste lorsqu'il y a impossibilité de retenir son urine d'une façon normale. Si ce problème affecte un enfant (la nuit en général), réfère-toi à ÉNURÉSIE. Si c'est pour toi en tant qu'adulte, réfère-toi à VESSIE.

Si cette incontinence se manifeste régulièrement la nuit, réfère-toi à ÉNURÉSIE en y ajoutant que tu revis des situations analogues à ce que tu as vécu enfant. Tu vis possiblement une situation où tu te sens enfant face à un autre adulte plutôt que de te sentir égal à l'autre. Toute relation parent-enfant entre deux adultes est néfaste et difficile à vivre. Tu as intérêt à reprendre ta place et ton pouvoir.

INDIGESTION

Le terme indigestion englobe les manifestations digestives les plus diverses imputées à un excès d'aliments, de boisson ou d'alcool, ainsi qu'une intolérance digestive d'un type d'aliments ou à une intoxication alimentaire. Réfère-toi à ESTOMAC. Si l'indigestion fait suite à une INTOXICATION, t'y référer en plus. Si elle fait suite à un excès d'aliments ou d'alcool, ajouter à la description des problèmes d'estomac que tu en accumules trop à l'intérieur de toi au point d'avoir un trop-plein d'une personne ou d'une situation que tu trouves lourde. N'oublie pas que ce sentiment de trop-plein ou de lourdeur vient de ton attitude intérieure et non de l'extérieur.

INFARCTUS

Dans la majorité des cas, l'infarctus du myocarde provient d'un caillot oblitérant brutalement une artère durcie et déjà rétrécie par l'athérosclérose.

Te référer à CŒUR et ARTÈRES en y ajoutant que si tu t'es créé un caillot, cela indique que tu essaies trop de refouler ce trop-plein d'émotions qui t'enlève ta joie de vivre. Si l'infarctus se produit dans une autre partie du corps (poumon, rein, intestin, cerveau), réfère-toi en plus à la partie du corps concernée.

INFECTION URINAIRE

Réfère-toi à CYSTITE.

INFECTION

BLOCAGE PHYSIQUE

Une infection est l'ensemble des effets consécutifs de l'agression d'un individu par un germe microbien plus ou moins virulent. Ses défenses immunitaires ne l'ont pas protégé.

CAUSES ÉMOTIONNELLES (désirs bloqués)

Une infection est signe de fragilité dans le domaine ayant un lien avec la partie du corps affectée. Si tu en es atteint, c'est signe que tu te laisses facilement envahir par des pensées, des paroles ou des gestes venant des autres, qui ne te conviennent pas et qui te brûlent. Tu es peut-être aussi du genre à être défaitiste ou pessimiste, donc à baisser facilement les bras. Tu as décidé de ne plus te battre.

On dit aussi que quelque chose ou quelqu'un d'infect est particulièrement répugnant. Se peut-il que tu t'accuses d'être répugnant ou d'ignoble en ce moment?

CAUSES MENTALES (peurs et croyances)

Tu n'as pas à te laisser agresser par les autres. C'est ta peur de l'agression qui t'attire des personnes ou des circonstances que tu trouves agressantes. Il est plus que probable que ce que tu appelles agressant n'existe pas dans la façon de voir de l'agresseur. Tu as surtout à reprendre contact avec ta force intérieure et à arrêter de croire que tu dois te montrer vulnérable, faible ou fragile pour avoir de l'attention ou de l'amour. Tu as beaucoup plus de force que tu ne le crois. Si tu t'accuses de répugnant ou d'ignoble, je te suggère de réviser ta définition de ces mots et de réaliser que tu n'es pas juste envers toi-même.

BESOIN ET MESSAGE SPIRITUEL

Ton grand besoin est de t'AIMER, d'accepter tes peurs du moment. Prends le temps de trouver ce dont tu as PEUR POUR TOI dans cette situation. Ton Dieu intérieur t'invite à accueillir cette peur qui te pousse à agir ainsi, en te rappelant que tout est temporaire. Il te dit d'accueillir tes limites actuelles et de reconnaître davantage ta propre valeur. Ce n'est qu'après t'être accueilli dans tes peurs et tes limites que tu pourras te diriger vers ce que tu veux vraiment. Souviens-toi que cette partie en toi qui a peur est convaincue de te protéger. Si tu te sens capable d'assumer les conséquences de vivre selon les besoins de ton être, rassure-la.

INFLAMMATION

BLOCAGE PHYSIQUE

Le terme inflammation désigne l'ensemble des phénomènes survenant à un point d'irritation après l'invasion par un agent pathogène et susceptibles d'engendrer une maladie. De façon générale, à la suite d'une agression constituée par une blessure, une infection ou un traumatisme consécutif à un acte chirurgical, il se crée dans l'organisme ce que l'on appelle une inflammation. Classiquement, une inflammation se manifeste par quatre signes principaux : rougeur, chaleur, tuméfaction (gonflement), douleur. En résumé, l'inflammation survient pour réparer les tissus affectés.

CAUSES ÉMOTIONNELLES (désirs bloqués)

Comme une inflammation survient pour réparer quelque chose dans ton corps, cela t'indique que tu es en train de réparer une situation qui t'a causé de la colère ainsi que plusieurs autres émotions. Tu as peut-être trouvé un moyen de t'éloigner de ce conflit ou tu crois l'avoir résolu. Il est fort probable que tu ne te sentes plus en conflit avec la situation ou la personne concernée mais le fait de souffrir de cette inflammation indique qu'il te reste à te pardonner dans cette situation. Les étapes du pardon à la fin de ce livre te seront utiles pour le faire.

CAUSES MENTALES (peurs et croyances)

Il est important que tu ne te laisses pas leurrer par ton ego qui veut te faire croire que le problème a été résolu. Pour avoir plus de précisions sur ton problème, vérifie à quoi sert la partie de ton corps qui est affectée par l'inflammation. S'éloigner d'un conflit et le résoudre véritablement sont deux choses différentes. La vraie résolution ne peut venir que du pardon de soi.

BESOIN ET MESSAGE SPIRITUEL

Ton grand besoin est de t'AIMER, d'accepter tes peurs du moment. Prends le temps de trouver ce dont tu as PEUR POUR TOI dans cette situation. Ton Dieu intérieur t'invite à accueillir cette peur qui te pousse à agir ainsi, en te rappelant que tout est temporaire. Il te dit d'accueillir tes limites actuelles et de reconnaître davantage ta propre valeur. Ce n'est qu'après t'être accueilli dans tes peurs et tes limites que tu pourras te diriger vers ce que tu veux vraiment. Souviens-toi que cette partie en toi qui a peur est convaincue de te protéger. Si tu te sens capable d'assumer les conséquences de vivre selon les besoins de ton être, rassure-la.

INSOMNIE

L'insomnie est une absence anormale de sommeil. Le sommeil est troublé dans sa qualité comme dans sa quantité. Des études psychologiques ont prouvé que les insomniaques sont des personnes émotives et anxieuses. Je te suggère donc de te référer à AN-XIÉTÉ et d'apprendre à devenir une personne sensible plutôt qu'émotive. Si tu crois que la nuit porte conseil, il se peut que toute inquiétude dans ta vie t'empêche de dormir pour trouver une solution. Tu dois plutôt réaliser que c'est le sommeil qui porte conseil et non la nuit.

INTESTINS (Problèmes d')

BLOCAGE PHYSIQUE

L'intestin, ou le tube intestinal, fait suite au duodénum et se termine à l'anus. Il est constitué de l'intestin grêle (*petit intestin*) qui a un rôle essentiel dans l'absorption des nutriments et du côlon (*gros intestin*) qui a un rôle nettement moindre que celui de l'intestin grêle. Il a pour mission de parfaire la dégradation de certains résidus et de réabsorber l'eau, donnant à la selle sa consistance habituelle. Il est le réservoir pour les déchets alimentaires, c'est-à-dire ce dont le corps n'a plus besoin.

Les problèmes de l'intestin grêle sont les *tumeurs*, le *cancer*, les *diverticulites*, la *maladie de Crohn* et parfois la *diarrhée*.

Les problèmes du côlon sont la constipation, la diarrhée, les coliques, la colite, les gaz intestinaux, les tumeurs, le cancer, les crampes, la gastro-entérite et les vers.

Réfère-toi au problème spécifique dans ce livre, en plus de la définition qui suit.

CAUSES ÉMOTIONNELLES (désirs bloqués)

Lorsque le problème se trouve dans le *petit intestin*, il a un lien avec l'incapacité que tu as de retenir et de bien absorber ce qui est bon pour toi dans les événements de ta vie courante. Tu es du genre à t'accrocher trop aux détails plutôt que de regarder globalement la situation. Même si seulement une partie de ce qui se passe ne te convient pas, tu as tendance à tout rejeter, au même degré que tu te rejettes. Pour la moindre petite chose, tu crains de manquer du nécessaire.

Un problème dans le *gros intestin* se produit lorsque tu as de la difficulté à lâcher prise de tes vieilles idées ou croyances, lesquelles ne te sont plus nécessaires (constipation) ou tu rejettes trop vite des pensées qui pourraient t'être bénéfiques (diarrhée). Les contrariétés que tu ne peux contrôler te font tellement peur que tu les trouves impossibles à digérer. Tu es probablement du genre à dire « *Ça me fait chier* » plutôt que de voir le bon côté de la situation ou de la personne qui réveille ta peur du manque.

CAUSES MENTALES (peurs et croyances)

Ton problème d'intestin est un message important à l'effet que tu dois réapprendre à te nourrir de bonnes pensées plutôt que de peurs et de pensées dévalorisantes. Aussi, tu n'as plus besoin de croire au manque dans ton monde matériel. Tu as surtout à travailler ta foi; avoir la foi en une présence divine en toi et en l'Univers qui est là pour s'occuper de tout ce qui vit sur cette planète, incluant toi. Tu dois laisser aller l'ancien en toi pour faire de la place au nouveau. Réfère-toi en plus à VENTRE.

BESOIN ET MESSAGE SPIRITUEL

Ton grand besoin est de t'AIMER, d'accepter tes peurs du moment. Prends le temps de trouver ce dont tu as PEUR POUR TOI dans cette situation. Ton Dieu intérieur t'invite à accueillir cette peur qui te pousse à agir ainsi, en te rappelant que tout est temporaire. Il te dit d'accueillir tes limites actuelles et de reconnaître davantage ta propre valeur. Ce n'est qu'après t'être accueilli dans tes peurs et tes limites que tu pourras te diriger vers ce que tu veux vraiment. Souviens-toi que cette partie en toi qui a peur est convaincue de te protéger. Si tu te sens capable d'assumer les conséquences de vivre selon les besoins de ton être, rassure-la.

INTOXICATION

BLOCAGE PHYSIQUE

Une intoxication est l'ensemble des troubles dus à l'action de produits nocifs en dose suffisante. Ces produits toxiques peuvent être directement fabriqués à l'intérieur même de l'organisme en quantité anormale ou être absorbés soit par respiration ou par ingestion.

CAUSES ÉMOTIONNELLES (désirs bloqués)

Lorsque l'intoxication vient de *l'intérieur de toi*, tu reçois comme message que tu t'empoisonnes la vie toi-même avec tes pensées malsaines. Ces dernières ne répondent pas du tout aux besoins de ton être. Elles t'empêchent même de te faire arriver de belles choses dans ta vie.

Lorsque l'intoxication vient de *l'extérieur,* tu reçois comme message que tu te laisses trop influencer par l'extérieur, au point même de te sentir empoisonné par quelqu'un. Cette attitude finit par t'empoisonner non seulement psychologiquement, mais aussi physiquement. Il est grand temps que tu réalises que personne au monde n'a le pouvoir de t'empoisonner, c'est plutôt toi qui te laisses envahir. Tu as intérêt à être davantage dans ton cœur et à développer de la compassion pour toi-même ou la personne que tu juges d'empoisonner ta vie.

CAUSES MENTALES (peurs et croyances)

C'est ta réaction mentale qui fait que tu te laisses empoisonner par une autre personne ou par une de tes croyances. De quoi veux-tu te punir? Demande-toi pourquoi tu t'empoisonnes ou tu te laisses empoisonner. Il y a certainement une partie en toi qui croit que tu n'as pas droit au bonheur, qui te fait sentir coupable quand ta vie va mieux. Il te reste à décider que la vie est trop courte pour l'empoisonner, que tu as droit au bonheur.

BESOIN ET MESSAGE SPIRITUEL

Ton grand besoin est de t'AIMER, d'accepter tes peurs du moment. Prends le temps de trouver ce dont tu as PEUR POUR TOI dans cette situation. Ton Dieu intérieur t'invite à accueillir cette peur qui

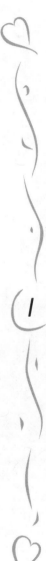

te pousse à agir ainsi, en te rappelant que tout est temporaire. Il te dit d'accueillir tes limites actuelles et de reconnaître davantage ta propre valeur. Ce n'est qu'après t'être accueilli dans tes peurs et tes limites que tu pourras te diriger vers ce que tu veux vraiment. Souviens-toi que cette partie en toi qui a peur est convaincue de te protéger. Si tu te sens capable d'assumer les conséquences de vivre selon les besoins de ton être, rassure-la.

JAMBE (Mal de)

BLOCAGE PHYSIQUE

Partie des membres inférieurs s'étendant entre le genou et la cheville. Le mal de jambe intervient généralement pendant la marche ou la position debout. Pour les problèmes localisés entre le genou et les hanches, réfère-toi à CUISSE.

CAUSES ÉMOTIONNELLES (désirs bloqués)

Il est évident que sans jambes, il est impossible de te propulser vers l'avant par la marche ou par la course. Avoir mal à une jambe a un lien direct avec ta façon de faire face à l'avenir, avec ta capacité de te propulser et d'avancer dans la vie. Le mal de jambe indique donc des peurs vécues à ce niveau, soit une peur de prendre un risque dans quelque chose de nouveau ou une peur de faire des actions pour atteindre un but que tu t'es fixé. Ça peut concerner un nouveau travail ou un être aimé.

Par contre, si ta jambe fait surtout mal en position de repos, le message indique que tu ne te permets pas assez de temps d'arrêt pour mieux te préparer pour une destination nouvelle.

Si ton mal de jambe fait suite à un ACCIDENT, t'y référer en plus de cette description.

CAUSES MENTALES (peurs et croyances)

Si ton mal de jambe se produit lorsqu'en mouvement, ton message est précis : ton corps te dit que de trop réfléchir avant d'avancer n'est pas bénéfique pour toi. Cette longue réflexion ou ton indécision vient certainement de peurs. Ces dernières, même si elles veulent t'aider à ne pas faire d'erreurs, t'empêchent en ce moment de vivre une ou plusieurs expériences qui te sont nécessaires. Tu as donc besoin de développer davantage de confiance en toi et en l'Univers, ce qui te donnera l'élan nécessaire pour passer à l'action.

Si, par contre, ton mal de jambe se produit seulement en état de repos, tu es du genre à vouloir aller trop vite et à en faire trop. Ton corps te dit d'arrêter de croire que si tu prends un temps d'arrêt, tu seras jugé soit de paresseux ou d'ingrat. Tu as besoin d'être davantage généreux envers toi-même et de te donner plus de repos.

BESOIN ET MESSAGE SPIRITUEL

Ton grand besoin est de t'AIMER, d'accepter tes peurs du moment. Prends le temps de trouver ce dont tu as PEUR POUR TOI dans cette situation. Ton Dieu intérieur t'invite à accueillir cette peur qui te pousse à agir ainsi, en te rappelant que tout est temporaire. Il te dit d'accueillir tes limites actuelles et de reconnaître davantage ta propre valeur. Ce n'est qu'après t'être accueilli dans tes peurs et tes limites que tu pourras te diriger vers ce que tu veux vraiment. Souviens-toi que cette partie en toi qui a peur est convaincue de te protéger. Si tu te sens capable d'assumer les conséquences de vivre selon les besoins de ton être, rassure-la.

JAUNISSE

La jaunisse, le nom commun de l'*ictère*, est caractérisée par une élévation de la bilirubine, pigment qui produit la coloration jaune des muqueuses. La jaunisse s'accompagne souvent d'une hypertrophie de la rate et d'anémie. Il est donc suggéré de vérifier les définitions du FOIE, de la RATE et de l'ANÉMIE.

JOINTURE (Problèmes de)

Réfère-toi à ARTICULATIONS.

JOUE (Mal à une)

Réfère-toi à VISAGE en y ajoutant que tu préfères probablement te faire gifler sur la joue plutôt que de perdre l'amour d'un proche. Aime-toi davantage! Ça t'aidera à arrêter de tout faire pour être aimé des autres.

KÉRATITE

Une kératite est une atteinte infectieuse et inflammatoire de la cornée. Cette lésion cornéenne se traduit par une douleur souvent intense, une baisse de l'acuité visuelle et un larmoiement.

Réfère-toi à YEUX en y ajoutant que tu as de la colère refoulée, de la culpabilité et de la peine. Tu te retiens probablement trop de pleurer, alors que ton corps émotionnel en a besoin. Réfère-toi aussi à INFLAMMATION.

KÉRATOSE

Une kératose est une augmentation de volume de la couche cornée de l'épiderme, siégeant souvent au niveau des paumes de la main et des plantes des pieds, c'est-à-dire là où la couche cornée est normalement plus épaisse que sur les autres parties du corps. Réfère-toi à PEAU, à MAINS ou à PIEDS, selon le cas.

KYSTE

BLOCAGE PHYSIQUE

On appelle kyste une formation arrondie, constituée d'une coque renfermant une substance liquide molle (rarement solide), ne communiquant pas avec l'extérieur et dont la paroi n'a pas de rapports vasculaires avec le contenu. Cette formation peut être bénigne ou maligne.

CAUSES ÉMOTIONNELLES (désirs bloqués)

La boule formée par le kyste représente de la peine, du chagrin qui a été accumulé depuis longtemps. Ces amas de chair sont courants pour amortir des coups reçus à ton ego. Un kyste est une indication que tu entretiens beaucoup trop une douleur du passé que tu as négligé de régler par peur de souffrir. Si le kyste est malin, réfère-toi en plus à CANCER. En regardant l'utilité de la partie du corps affectée par le kyste, tu peux savoir dans quel domaine cette peine a été accumulée. Par exemple, des kystes aux seins ont un lien avec le côté maternel d'une personne.

CAUSES MENTALES (peurs et croyances)

Tu crois peut-être que c'est quelqu'un d'autre qui t'a nui ou qui te nuit encore mais c'est beaucoup plus ton attitude intérieure qui te fait mal. Tes blessures de rejet ou d'abandon t'ont influencé à entretenir cette douleur si longtemps. Ce que tu accumules en toi te nuit. Cette boule de chair t'indique que tu n'as plus besoin de te créer une protection contre des coups et se veut seulement un rappel du besoin de te réconcilier avec une ou plusieurs personnes et surtout de te pardonner toi-même (voir les étapes du pardon à la fin de ce livre).

BESOIN ET MESSAGE SPIRITUEL

Ton grand besoin est de t'AIMER, d'accepter tes peurs du moment. Prends le temps de trouver ce dont tu as PEUR POUR TOI dans cette situation. Ton Dieu intérieur t'invite à accueillir cette peur qui te pousse à agir ainsi, en te rappelant que tout est temporaire. Il te dit d'accueillir tes limites actuelles et de reconnaître davantage ta propre valeur. Ce n'est qu'après t'être accueilli dans tes peurs et tes limites que tu pourras te diriger vers ce que tu veux vraiment. Souviens-toi que cette partie en toi qui a peur est convaincue de te protéger. Si tu te sens capable d'assumer les conséquences de vivre selon les besoins de ton être, rassure-la.

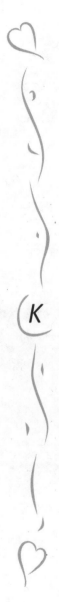

LABYRINTHITE

BLOCAGE PHYSIQUE

Une labyrinthite est une inflammation du labyrinthe de l'oreille interne, qui est un ensemble de cavités et de conduits communiquant entre eux. Les symptômes peuvent être le vertige, des vomissements, des nausées, une sensation de plénitude de l'oreille, une réverbération de sa propre voix, des sifflements ou des bourdonnements d'oreille, selon le type de labyrinthite.

S'il y a perte d'audition – ce qui n'est pas toujours le cas – réfère-toi en plus à OREILLES.

CAUSES ÉMOTIONNELLES (désirs bloqués)

Ce malaise signifie que tu vis de la colère et du stress parce que tu ne peux plus écouter tes propres besoins et tes désirs. Tu t'éparpilles, tu as l'impression de tourner en rond de plus en plus et tu ne sais plus comment t'en sortir. Tu te sens emprisonné dans un labyrinthe, ne sachant comment en sortir. Ton corps te dit de bien respirer, de prendre du temps pour toi, de faire une liste de tout ce que tu voudrais dans la vie si toutes les circonstances étaient parfaites.

CAUSES MENTALES (peurs et croyances)

Tu n'as plus besoin de croire que tu dois écouter les besoins des autres avant les tiens. Si tu n'écoutes pas tes besoins par peur de te tromper, souviens-toi que dans la vie il n'y a pas d'erreurs, seulement des expériences. Au fur et à mesure que tu reprendras contact avec ta lumière intérieure en t'écoutant, tu retrouveras ta route hors de ce labyrinthe. Voir en plus INFLAMMATION.

BESOIN ET MESSAGE SPIRITUEL

Ton grand besoin est de t'AIMER, d'accepter tes peurs du moment. Prends le temps de trouver ce dont tu as PEUR POUR TOI dans cette situation. Ton Dieu intérieur t'invite à accueillir cette peur qui te pousse à agir ainsi, en te rappelant que tout est temporaire. Il te dit d'accueillir tes limites actuelles et de reconnaître davantage ta propre valeur. Ce n'est qu'après t'être accueilli dans tes peurs et tes limites que tu pourras te diriger vers ce que tu veux vraiment. Souviens-toi que cette partie en toi qui a peur est convaincue de te protéger. Si tu te sens capable d'assumer les conséquences de vivre selon les besoins de ton être, rassure-la.

LANGUE (Problèmes à la)

BLOCAGE PHYSIQUE

La langue est un organe musculaire et muqueux qui joue un rôle important dans la mastication, la phonation et la déglutition. Elle permet de plus, grâce à ses bourgeons du goût, de faire la différence entre le sucré, le salé, l'acide et l'amer. Les problèmes à la langue sont les suivants : *ulcères, cancer, lésions, enflure, engourdissement, brûlure* et *se mordre la langue.*

CAUSES ÉMOTIONNELLES (désirs bloqués)

Quand ton problème t'empêche surtout de t'alimenter ou de boire quelque chose, cela t'indique que tu vis une culpabilité face à ce que tu ingères.

Si ce n'est pas le cas, cela peut signifier que tu t'accuses de n'avoir *pas tenu ta langue,* c'est-à-dire d'avoir été indiscret ou trop direct.

Te mordre la langue a un lien avec de la culpabilité face à ce que tu viens de dire ou ce que tu t'apprêtais à dire.

Comme la langue a plusieurs utilités, il serait bon d'utiliser les questions additionnelles suggérées à la fin de ce livre pour déterminer le domaine où se situe la culpabilité.

CAUSES MENTALES (peurs et croyances)

Si tu es du genre à souvent t'accuser parce que tu aimes manger ou que tu t'accuses d'être trop gourmand, sache que ce n'est pas ce que tu manges qui te fait le plus de mal mais bien la culpabilité que tu vis. Tu peux trouver plus de détails à ce sujet dans mon livre *ECOUTE ET MANGE – Stop au contrôle.*

Il y a un dicton qui dit : « *Ce n'est pas ce qui entre dans la bouche qui nuit vraiment, c'est beaucoup plus ce qui en ressort.* » Peu importe la culpabilité que tu vis, ton mal t'avertit que les valeurs de bien

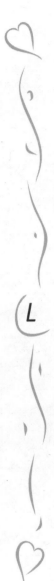

et de mal sur lesquelles tu te bases te font du mal. Elles ne te sont plus nécessaires.

Tu dois te permettre de vivre des expériences qui développeront l'amour inconditionnel en toi, c'est-à-dire t'accueillir dans le fait de manger ce qui te chante ou de t'exprimer même si cela sort de travers.

BESOIN ET MESSAGE SPIRITUEL

Ton grand besoin est de t'AIMER, d'accepter tes peurs du moment. Prends le temps de trouver ce dont tu as PEUR POUR TOI dans cette situation. Ton Dieu intérieur t'invite à accueillir cette peur qui te pousse à agir ainsi, en te rappelant que tout est temporaire. Il te dit d'accueillir tes limites actuelles et de reconnaître davantage ta propre valeur. Ce n'est qu'après t'être accueilli dans tes peurs et tes limites que tu pourras te diriger vers ce que tu veux vraiment. Souviens-toi que cette partie en toi qui a peur est convaincue de te protéger. Si tu te sens capable d'assumer les conséquences de vivre selon les besoins de ton être, rassure-la.

LARMES (Manque de)

BLOCAGE PHYSIQUE

Les larmes jouent un rôle protecteur à l'égard de la cornée. Elles sont indispensables au maintien du poli de la cornée et à sa nutrition. Un manque de larmes provoque une sécheresse au niveau des yeux, ainsi qu'une sensation d'irritation, de brûlure et d'inconfort. Ce malaise est plus marqué lorsque la personne ne cligne pas assez des yeux.

CAUSES ÉMOTIONNELLES (désirs bloqués)

Ce problème veut attirer ton attention sur une ou plusieurs attitudes qui peuvent te concerner :

- Tu tentes trop de cacher ta grande sensibilité et ta douceur.

- Tu t'empêches de pleurer, refoulant ainsi les émotions dont ton corps émotionnel veut se libérer.

- Tu as possiblement peur de faire profiter de toi.

- Tu trouves que tu en fais déjà assez car tu as la capacité de tout voir autour de toi, donc tu essaies de voir à tout pour ceux qui t'entourent.

- Si tu ne clignes pas assez des yeux, tu as possiblement souvent peur de quelque chose autour de toi et tu t'efforces d'être très alerte pour ne pas être pris au dépourvu.

CAUSES MENTALES (peurs et croyances)

Être *doux* et *sensible* ne veut pas dire être *faible* et *soumis*. Tu aurais intérêt à vérifier si les peurs qui t'obligent à toujours guetter autour de toi sont vraiment justifiées, bien fondées et encore réelles. Personne n'a le pouvoir de profiter de toi; toi seul a le pouvoir de les laisser faire ou non.

Ce malaise est là pour te dire qu'il est temps que tu changes ta perception de ce qu'est une personne *douce*. Tu peux te permettre d'être aussi doux que tu le désires et même de protéger ceux que tu aimes sans croire que tu dois aller au-delà de tes limites. C'est ta nature d'être une personne douce. Utilise davantage tes yeux pour voir le beau autour de toi.

De plus, ta façon de penser face à *pleurer* n'est plus bénéfique pour toi. Cette croyance que tu entretiens vient certainement d'un jugement d'une personne qui pleurait trop ou pas assez durant ton enfance.

BESOIN ET MESSAGE SPIRITUEL

Ton grand besoin est de t'AIMER, d'accepter tes peurs du moment. Prends le temps de trouver ce dont tu as PEUR POUR TOI dans cette situation. Ton Dieu intérieur t'invite à accueillir cette peur qui te pousse à agir ainsi, en te rappelant que tout est temporaire. Il te dit d'accueillir tes limites actuelles et de reconnaître davantage ta propre valeur. Ce n'est qu'après t'être accueilli dans tes peurs et tes limites que tu pourras te diriger vers ce que tu veux vraiment. Souviens-toi que cette partie en toi qui a peur est convaincue de te protéger. Si tu te sens capable d'assumer les conséquences de vivre selon les besoins de ton être, rassure-la.

LARYNGITE

BLOCAGE PHYSIQUE

Une laryngite est une inflammation au niveau du larynx, l'organe essentiel de la phonation. Elle se traduit par un enrouement avec toux rauque et parfois par une difficulté de la respiration. Pour la *laryngite diphtérique*, réfère-toi à CROUP.

CAUSES ÉMOTIONNELLES (désirs bloqués)

Ton corps t'envoie plusieurs messages par cette laryngite qui te fait perdre la voix, partiellement ou totalement. Vérifie ceux qui te concernent.

- Tu t'empêches de parler comme tu le désires par peur de ne pas être écouté ou de déplaire à quelqu'un. Tu ravales donc tes paroles mais celles-ci restent prises dans ta gorge (ce qui donne souvent un mal de gorge).

- Elles sont prêtes à sortir, mais tu te trouves toujours une bonne raison pour ne pas parler.

- Tu viens de dire quelque chose à quelqu'un et tu t'en veux d'avoir trop parlé; tu t'es promis (consciemment ou non) de te *fermer* à l'avenir. Tu fermes donc tes cordes vocales par peur de t'échapper encore une fois.

- Il se peut aussi que tu aies une demande importante à faire, mais que tu préfères te taire plutôt que de risquer d'être rejeté.

- Tu fais des détours pour ne pas avoir à parler à quelqu'un.

- Tu t'en veux d'utiliser un moyen détourné pour dire ce que tu veux.

CAUSES MENTALES (peurs et croyances)

Toutes ces croyances que tu entretiens à cause de tes peurs (déplaire aux autres, ne pas être à la hauteur de leurs attentes, le jugement de quelqu'un que tu considères comme une autorité dans une matière) ne te sont plus nécessaires. Si tu persistes à croire qu'il est mieux pour toi de ne pas t'exprimer, tout ce refoulement finira par te nuire énormément et ce ne sera plus seulement ta gorge qui en sera affectée. De plus, le fait de t'exprimer t'aidera à ouvrir davantage ton centre d'énergie relié à la créativité et situé dans la gorge.

Accepte l'idée que tu ne pourras jamais t'exprimer d'une façon qui plaira à tout un chacun. En te donnant le droit de t'exprimer à ta manière, les autres aussi t'en donneront le droit. Sache de plus que ton opinion est aussi importante que celle de tous ceux qui t'entourent et que tu as autant le droit qu'eux de l'exprimer. Lorsque tu as une demande à faire, le pire qui puisse t'arriver est que l'autre dise non. Se faire dire non ne veut pas dire que l'autre ne t'aime pas, ni qu'il dit non à ce que tu *ES*. Il dit non à ta demande seulement!

Voir en plus INFLAMMATION et GORGE.

BESOIN ET MESSAGE SPIRITUEL

Ton grand besoin est de t'AIMER, d'accepter tes peurs du moment. Prends le temps de trouver ce dont tu as PEUR POUR TOI dans cette situation. Ton Dieu intérieur t'invite à accueillir cette peur qui te pousse à agir ainsi, en te rappelant que tout est

temporaire. Il te dit d'accueillir tes limites actuelles et de reconnaître davantage ta propre valeur. Ce n'est qu'après t'être accueilli dans tes peurs et tes limites que tu pourras te diriger vers ce que tu veux vraiment. Souviens-toi que cette partie en toi qui a peur est convaincue de te protéger. Si tu te sens capable d'assumer les conséquences de vivre selon les besoins de ton être, rassure-la.

LÈPRE

BLOCAGE PHYSIQUE

La lèpre est une maladie infectieuse qui débute par de petites taches pigmentées apparaissant sur la peau, accompagnées de troubles nerveux. Les lésions dessinent des anneaux cernant une plage de peau plus claire. Les plaques mesurent un centimètre ou plus et montrent souvent une diminution des sensations, voire une anesthésie à ce niveau. Les troubles nerveux consistent souvent en des paralysies donnant lieu à des déformations de la main et surtout la caractéristique des *doigts en crochets*. Un signe précoce est l'atrophie des muscles interosseux. Une autre forme de lèpre produit des bacilles qui, en envahissant le corps, font disparaître les sourcils et la barbe mais non la chevelure.

CAUSES ÉMOTIONNELLES (désirs bloqués)

Comme cette maladie en est une plutôt repoussante, si tu en es atteint, cela signifie que tu es du genre à te rejeter complètement, ne te trouvant ni assez bon, ni assez propre, ni assez pur pour que les autres s'intéressent à toi. Tu te ronges tellement intérieurement que tu en abandonnes ton plan de vie. Tu sens une grande impuissance face à ce qui se passe dans ta vie. Tu finis par ne plus rien sentir du tout pour ne plus ressentir ta souffrance.

CAUSES MENTALES (peurs et croyances)

Même si cette maladie est bien contrôlée en Amérique et en Europe, elle est quand même encore très présente dans le monde. Les personnes atteintes ont généralement honte et n'osent pas l'avouer à leur entourage. Si c'est ton cas, prends conscience de la honte qui t'habite et qui te ronge. Sache aussi que le fait de vivre ainsi de l'impuissance et du rejet n'est qu'une création de ton mental. Tu n'as plus à croire que tu es tellement nul que tu ne peux laisser personne t'approcher. Tu n'as pas à te créer une maladie pour repousser tout le monde ainsi. Tu as laissé ton ego te convaincre que tu ne vaux rien aux yeux des autres et aux tiens. Il ne tient qu'à toi de réviser cette façon de penser.

Ton corps t'envoie le message qu'il est urgent que tu reprennes contact avec l'être extraordinaire que tu es. Je te suggère fortement de commencer à te faire des compliments et à dresser une liste de tes talents, de tes capacités et de l'utilité de ta présence dans ton milieu.

BESOIN ET MESSAGE SPIRITUEL

Ton grand besoin est de t'AIMER, d'accepter tes peurs du moment. Prends le temps de trouver ce

dont tu as PEUR POUR TOI dans cette situation. Ton Dieu intérieur t'invite à accueillir cette peur qui te pousse à agir ainsi, en te rappelant que tout est temporaire. Il te dit d'accueillir tes limites actuelles et de reconnaître davantage ta propre valeur. Ce n'est qu'après t'être accueilli dans tes peurs et tes limites que tu pourras te diriger vers ce que tu veux vraiment. Souviens-toi que cette partie en toi qui a peur est convaincue de te protéger. Si tu te sens capable d'assumer les conséquences de vivre selon les besoins de ton être, rassure-la.

LEUCÉMIE

La leucémie est une affection du sang qui atteint surtout l'enfant et le vieillard. Les signes sont une augmentation des globules blancs dans le sang, une diminution des globules rouges provoquant ainsi l'anémie et une diminution des plaquettes, responsable des hémorragies. De plus, la rate augmente considérablement de volume.

Réfère-toi à GLOBULES, RATE et à CANCER.

LEUCOPÉNIE

La leucopénie est une carence en globules blancs. Réfère-toi à GLOBULES.

LEUCORRHÉE

BLOCAGE PHYSIQUE

La leucorrhée est un écoulement non sanglant et anormal, au niveau de la vulve (souvent appelée *pertes blanches*). S'il y a infection, réfère-toi à VAGINITE.

CAUSES ÉMOTIONNELLES (désirs bloqués)

Souffrir de leucorrhée est indicatif de colère vécue par rapport à ta vie sexuelle. Tu te sens abusée dans ce domaine et il est fort probable que tu accuses ton partenaire sexuel d'en demander trop. Tu t'accuses peut-être de te laisser séduire, de ne pas pouvoir dire *non*. Tu es donc du genre à vouloir tout contrôler et tu vis de la colère parce que tu ne parviens pas à avoir le contrôle dans ce domaine.

CAUSES MENTALES (peurs et croyances)

C'est ta façon de penser qui t'empêche de te laisser aller. Je ne dis pas que tu dois toujours dire *oui* à ton partenaire, mais ose te donner le droit d'aimer faire l'amour et de l'avouer sans avoir peur que ton partenaire profite de toi ou qu'il ait le contrôle sur toi. Il est possible de plus que tu te sentes coupable parce que tu considères la sexualité comme étant *sale* – consciemment ou non. Tu voudrais qu'on te considère comme étant *blanche* (innocente). Accepte l'idée que ce n'est pas *sale* d'aimer faire l'amour. Cet acte est plutôt un moyen de communication et de fusion avec l'être aimé.

Tu reçois le message qu'il est temps de changer ta perception face à tes relations sexuelles. Tu t'organises pour ne pas pouvoir faire l'amour alors que ton corps le désire. Tu aurais grand intérêt à utiliser ta vie sexuelle pour apprendre à lâcher prise, ce qui améliorerait nettement ta relation avec ton conjoint.

BESOIN ET MESSAGE SPIRITUEL

Ton grand besoin est de t'AIMER, d'accepter tes peurs du moment. Prends le temps de trouver ce dont tu as PEUR POUR TOI dans cette situation. Ton Dieu intérieur t'invite à accueillir cette peur qui te pousse à agir ainsi, en te rappelant que tout est temporaire. Il te dit d'accueillir tes limites actuelles et de reconnaître davantage ta propre valeur. Ce n'est qu'après t'être accueilli dans tes peurs et tes limites que tu pourras te diriger vers ce que tu veux vraiment. Souviens-toi que cette partie en toi qui a peur est convaincue de te protéger. Si tu te sens capable d'assumer les conséquences de vivre selon les besoins de ton être, rassure-la.

LÈVRES (Problèmes aux)

Les lèvres ont pour fonction de saisir les aliments, d'aider à l'élocution, de siffler, de sourire, d'embrasser et de protéger la dentition. Les problèmes aux lèvres sont les suivants : ENFLURE, FISSURE, ENGOURDISSEMENT, FEU SAUVAGE, LÈVRES SÈCHES, BEC-DE-LIÈVRE, PARALYSIE ET CANCER. Réfère-toi au problème en question en faisant le lien suivant avec les lèvres.

Métaphysiquement, la lèvre supérieure a un lien avec les désirs que tu portes en toi et la lèvre inférieure a un lien avec l'environnement dans lequel tu évolues.

Te *mordre les lèvres* signifie de la rage vécue suite à quelque chose que tu viens de dire ou que tu voudrais dire, d'où vient l'expression *S'en mordre les lèvres*.

Pour les lèvres sèches, réfère-toi à PEAU SÈCHE.

LIGAMENTS (Déchirure de)

Les ligaments sont des éléments qui ont pour rôle de maintenir solidement les rapports anatomiques de deux surfaces articulaires. Ce rôle est rempli grâce à leur élasticité et leur résistance. Au-delà de leurs limites, les ligaments cèdent : il y a donc déchirure.

Réfère-toi à ENTORSE en prenant en considération l'endroit du corps affecté. Regarde l'utilité de cette partie du corps pour savoir à quel domaine de ta vie le message est adressé.

LIPOMES

Les lipomes sont des tumeurs sous-cutanées, bénignes, formées par des masses de tissu graisseux. Ils sont de forme arrondie, de consistance molle et leur volume peut aller d'une noisette à un pamplemousse. Ils peuvent être uniques ou multiples et se développent en n'importe quel point du corps.

Réfère-toi à KYSTE en prenant en considération l'endroit affecté du corps. Regarde l'utilité de cette partie du corps pour savoir à quel domaine de ta vie le message est adressé.

LOMBALGIE

La lombalgie est une douleur dans la région lombaire, c'est-à-dire au milieu du dos. Réfère-toi à DOS.

LOUCHERIE

Réfère-toi à STRABISME.

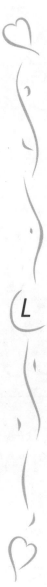

LORDOSE

BLOCAGE PHYSIQUE

Une lordose est l'opposé d'une scoliose, la courbature de la colonne vertébrale créant un creux dans le dos, dans la région lombaire.

CAUSES ÉMOTIONNELLES (désirs bloqués)

En observant le maintien d'une personne souffrant de lordose, on peut constater qu'elle pousse le bassin vers l'avant et le haut du dos vers l'arrière. Si c'est ton cas, tu donnes l'impression de reculer le haut de ton corps quand tu es face aux autres. Ton

403

corps veut donc attirer ton attention sur ta difficulté à recevoir.

CAUSES MENTALES (peurs et croyances)

Est-il possible que tu te sois senti poussé dans le dos lorsque tu étais plus jeune? Tu as peut-être pris la décision que tu dois tout faire tout seul pour ne plus te faire pousser, ce qui t'incite à t'en demander trop. Il est aussi probable que tu crois que si tu te laisses aider, tu devras donner en retour, ce qui augmenterait davantage ton fardeau. Le fait de croire que tu ne mérites pas de te faire aider te nuit énormément, t'empêche de te laisser aimer tel que tu le mérites véritablement.

Tu reçois le message que tu dois apprendre à recevoir gracieusement en disant tout simplement *merci* et à ressentir le plaisir que les autres ont à te donner ou à t'aider. Tu sauras alors que tu mérites d'être aimé. Cette nouvelle attitude t'aidera à aller plus loin, à t'affirmer davantage et à te tenir droit dans la vie.

De plus, réfère-toi à la définition du DOS.

BESOIN ET MESSAGE SPIRITUEL

Ton grand besoin est de t'AIMER, d'accepter tes peurs du moment. Prends le temps de trouver ce dont tu as PEUR POUR TOI dans cette situation. Ton Dieu intérieur t'invite à accueillir cette peur qui te pousse à agir ainsi, en te rappelant que tout est temporaire. Il te dit d'accueillir tes limites actuelles et de reconnaître davantage ta propre valeur. Ce n'est qu'après t'être accueilli dans tes peurs et tes

limites que tu pourras te diriger vers ce que tu veux vraiment. Souviens-toi que cette partie en toi qui a peur est convaincue de te protéger. Si tu te sens capable d'assumer les conséquences de vivre selon les besoins de ton être, rassure-la.

LUMBAGO

Le lumbago, souvent appelé *tour de rein*, est une affection du noyau du disque intervertébral situé entre les deux dernières vertèbres lombaires. Il se manifeste lorsqu'en voulant soulever un objet, tu ressens brusquement une importante douleur dans la région lombaire, ce qui t'empêche de te relever complètement. S'y associe alors une raideur lombaire et tu ne te déplaces plus qu'avec grande difficulté.

Réfère-toi à DOS en y ajoutant de la colère associée à de la culpabilité parce que tu crois ne pas pouvoir faire face à toutes tes responsabilités matérielles. Ce message t'indique un état d'urgence car ton inflexibilité te cause des problèmes que tu pourrais t'éviter en lâchant prise davantage et en allant de l'avant, sans vouloir tout contrôler à ta façon. Il est temps de t'ouvrir à du nouveau et de te laisser supporter et aider par d'autres en acceptant leur façon de faire les choses.

LUPUS

BLOCAGE PHYSIQUE

Le lupus est une maladie de peau qui frappe principalement les femmes. Le *lupus chronique* se caractérise par des taches rouges qui s'écaillent, et se retrouve surtout dans la région du visage. C'est une affection tenace et récidivante. Le *lupus disséminé*, plus sérieux, peut frapper n'importe quel organe de façon périodique, avec des alternances d'activité et de rémission. Il est souvent associé avec de la fièvre, des malaises, de la fatigue, de l'anorexie et un amaigrissement.

CAUSES ÉMOTIONNELLES (désirs bloqués)

Pour le lupus chronique, réfère-toi à PEAU. Si tu souffres de lupus disséminé, c'est une indication que tu es du genre à t'autodétruire et que tu vis beaucoup de colère face à toi-même. Tu n'as pas de raison d'être et tu préférerais mourir mais tu ne peux pas te décider véritablement à mourir. Au plus profond de toi, tu veux vivre mais tu veux avoir une bonne raison pour le faire.

CAUSES MENTALES (peurs et croyances)

Comme le mot lupus vient du mot loup, se peut-il que tu crois être comme un *loup*, c'est-à-dire une personne *féroce* pour tes proches et que tu haïsses d'être ainsi? Pour avoir une telle attitude d'autodestruction, tu as dû avoir un départ difficile dans la vie, mais il n'est jamais trop tard pour revenir sur ta décision que la vie ne méritait pas d'être vécue. Tu n'as plus à te laisser dominer et à avoir peur de t'affirmer. Au lieu de voir les quelques parties en toi que tu n'aimes pas et d'entretenir de la colère face à toi-même, deviens conscient de la personne formidable que tu es, en voyant tout ce qui est beau et doux en toi.

Tu reçois donc le message de prendre le temps de vérifier ce que tu veux vraiment et de prendre la décision de réaliser tes désirs. En faisant un pas à la fois, tu pourrais aller loin. En te dirigeant vers ce que tu veux, même si c'est lentement, tu trouveras la raison d'être que tu recherches.

BESOIN ET MESSAGE SPIRITUEL

Ton grand besoin est de t'AIMER, d'accepter tes peurs du moment. Prends le temps de trouver ce dont tu as PEUR POUR TOI dans cette situation. Ton Dieu intérieur t'invite à accueillir cette peur qui te pousse à agir ainsi, en te rappelant que tout est temporaire. Il te dit d'accueillir tes limites actuelles et de reconnaître davantage ta propre valeur. Ce n'est qu'après t'être accueilli dans tes peurs et tes limites que tu pourras te diriger vers ce que tu veux vraiment. Souviens-toi que cette partie en toi qui a peur est convaincue de te protéger. Si tu te sens capable d'assumer les conséquences de vivre selon les besoins de ton être, rassure-la.

LYME (Maladie de)

BLOCAGE PHYSIQUE

La maladie de Lyme est causée par une bactérie transportée par certaines tiques, moustiques, puces ou mites qui la transmettent ensuite à un hôte en s'agrippant à sa peau et en se nourrissant de son sang. Le risque de contracter la maladie est plus grand pour toute personne qui passe du temps en plein air, plus précisément dans les zones boisées, bien qu'elle soit maintenant retrouvée dans toutes les grandes villes. Malheureusement, cette maladie peut être difficile à reconnaître : c'est pourquoi elle est souvent confondue avec d'autres maladies.

Quant aux signes et symptômes de la maladie de Lyme, ils varient considérablement d'une personne à l'autre. Il y a trois stades à cette maladie qui peut durer plusieurs années si elle n'est pas détectée.

Au *premier stade* de la maladie, l'un des signes précoces est une éruption cutanée et la personne souffre de fatigue, de frissons, de fièvre, de maux de tête, de douleurs musculaires et articulaires et d'enflure des ganglions lymphatiques.

Le *deuxième stade* de la maladie est caractérisé par les symptômes suivants : migraines, faiblesse, éruptions cutanées multiples, douleur ou raideur des articulations (comparable à de l'arthrite), rythme cardiaque anormal, fatigue extrême.

Au *troisième stade*, la maladie se manifeste par de l'arthrite chronique et des symptômes neurologiques, y compris des maux de tête, des étourdissements, des engourdissements et une paralysie.

CAUSES ÉMOTIONNELLES (désirs bloqués)

Puisque cette maladie est difficile à détecter, elle est signe que la cause profonde est très bien cachée en toi. C'est quelque chose que tu ne veux absolument pas voir. Tu fais du déni, la spécialité des personnes qui souffrent de la blessure de rejet. La maladie semble apparaître soudainement au moment où la personne vit une grande insécurité affective, une grande peur de perdre quelqu'un, ce qui a un lien avec la blessure d'abandon. Voici les causes probables qui peuvent te concerner.

- Ce que tu ne veux pas voir a certainement un lien avec une situation où tu te laisses envahir par la façon de penser de quelqu'un d'autre.

- Il est possible que tu te laisses influencer par ce que les autres ont et que tu veuilles la même chose au point d'en devenir obsédé. *Tu tiques sur quelque chose.*

- Tu as tendance à t'agripper à quelqu'un ou à quelque chose.

- Comme le moustique suce le sang et que le sang représente la joie de vivre, tu reçois comme message que le fait de te laisser envahir par quelqu'un ou quelque chose d'autre t'enlève de la joie de vivre.

- Est-il possible que tu sois du genre à montrer fréquemment ton mécontentement en *tiquant*, c'est-à-dire avec des tics nerveux?

En résumé, tu te laisses trop influencer par les autres à cause de ta dépendance affective. Il se peut que tu essaies de cacher cette dépendance en voulant te montrer indépendant.

CAUSES MENTALES (peurs et croyances)

De quoi as-tu peur si tu imagines que tu te fies complètement à tes idées, à ton intuition? Le fait de douter de toi et de vouloir te fier aux autres en les laissant t'influencer t'empêche d'avoir l'esprit en paix et d'avoir la joie que tu mérites dans ta vie. La peur de manquer de quelque chose ne t'est plus utile.

Le message que tu reçois avec cette maladie est très important, car il date de longtemps. Étant très persistant, il veut attirer ton attention sur le fait qu'il est grand temps que tu cesses de croire que les gens de ton entourage connaissent mieux que toi tes besoins. Toi seul peux vraiment connaître les besoins de ton âme pour suivre ton plan de vie. Souviens-toi cependant que tu dois admettre et t'accueillir dans le fait que tu es dépendant des autres avant d'arriver à être autonome. Ton corps te dit en plus d'apprécier tout ce que tu as au lieu de *tiquer* sur ce que tu n'as pas.

BESOIN ET MESSAGE SPIRITUEL

Ton grand besoin est de t'AIMER, d'accepter tes peurs du moment. Prends le temps de trouver ce

dont tu as PEUR POUR TOI dans cette situation. Ton Dieu intérieur t'invite à accueillir cette peur qui te pousse à agir ainsi, en te rappelant que tout est temporaire. Il te dit d'accueillir tes limites actuelles et de reconnaître davantage ta propre valeur. Ce n'est qu'après t'être accueilli dans tes peurs et tes limites que tu pourras te diriger vers ce que tu veux vraiment. Souviens-toi que cette partie en toi qui a peur est convaincue de te protéger. Si tu te sens capable d'assumer les conséquences de vivre selon les besoins de ton être, rassure-la.

LYMPHATIQUE (Problèmes du système)

Le système lymphatique est un système vasculaire assurant un drainage permanent de la lymphe et pouvant être assimilé à une véritable circulation. La lymphe est un liquide incolore ou ambré qui a pour rôle de faire des échanges au niveau du sang. Elle nourrit les cellules en leur apportant des éléments nutritifs du sang et elle retourne au sang leurs déchets. Les problèmes du système lymphatique sont les GANGLIONS GONFLÉS et le CANCER. Réfère-toi à la définition appropriée.

MÂCHOIRE (Problèmes de)

BLOCAGE PHYSIQUE

La mâchoire est le terme utilisé pour décrire l'ensemble osseux constitué par les mâchoires supérieure et inférieure dans lesquelles sont implantées les dents. Les problèmes les plus courants de la mâchoire sont les suivants : *douleurs, fracture* et *mâchoires barrées*.

CAUSES ÉMOTIONNELLES (désirs bloqués)

Comme la mâchoire est absolument nécessaire pour que les dents effectuent leur travail ainsi que pour parler, il est important de vérifier si le problème dérange plus la parole ou la mastication.

Si tu as de la difficulté à t'exprimer, tu reçois le message que tu retiens beaucoup de colère, t'empêchant de t'exprimer comme tu le voudrais. Si tu te retiens au point que ta mâchoire se barre, c'est-à-dire devient complètement bloquée au point de ne plus pouvoir la bouger, cela indique que tu t'es beaucoup trop contrôlé et que tu n'en peux plus. Tu as un besoin urgent de t'exprimer et le fait de te retenir est très néfaste pour toi.

Si tu as de la difficulté à mordre et à mastiquer, tu reçois le message que tu désires *mordre dans la vie* ou *mordre à belles dents* dans ce que tu veux.

413

CAUSES MENTALES (peurs et croyances)

Il est fort probable que tu crois que si tu exprimes ta colère, tu perdras le contrôle de toi-même. Le message que ton corps t'envoie avec ce problème à la mâchoire est qu'il est urgent pour toi de vérifier si les peurs qui te font te contrôler et te retenir à ce point sont fondées. Ton corps te dit qu'il est maintenant temps d'y faire face parce que tu as tout ce qu'il faut pour y arriver.

Si c'est une FRACTURE, t'y référer en plus.

BESOIN ET MESSAGE SPIRITUEL

Ton grand besoin est de t'AIMER, d'accepter tes peurs du moment. Prends le temps de trouver ce dont tu as PEUR POUR TOI dans cette situation. Ton Dieu intérieur t'invite à accueillir cette peur qui te pousse à agir ainsi, en te rappelant que tout est temporaire. Il te dit d'accueillir tes limites actuelles et de reconnaître davantage ta propre valeur. Ce n'est qu'après t'être accueilli dans tes peurs et tes limites que tu pourras te diriger vers ce que tu veux vraiment. Souviens-toi que cette partie en toi qui a peur est convaincue de te protéger. Si tu te sens capable d'assumer les conséquences de vivre selon les besoins de ton être, rassure-la.

MAIGREUR

BLOCAGE PHYSIQUE

État d'un individu dont le poids est inférieur à celui qui est constaté habituellement chez des individus de taille équivalente.

CAUSES ÉMOTIONNELLES (désirs bloqués)

Si tu souffres de maigreur, cela indique que tu te rejettes, que tu te sens petit comparé aux autres et que tu as peur d'être rejeté. Tu veux même souvent disparaître. Tu es plutôt du genre effacé et très délicat avec les autres. Cette peur du rejet te fait souvent agir de façon contraire à tes besoins et elle peut même t'empêcher de passer à l'action.

Si en plus d'être maigre ton corps manque de tonus, cela t'indique que tu dépends trop des autres pour te sentir valorisé et que tu as souvent l'impression de ne jamais avoir assez d'attention, de soins. Tu es en état de manque.

CAUSES MENTALES (peurs et croyances)

Si tu souffres de maigreur depuis ton enfance, cela indique que ta blessure de rejet et/ou d'abandon est très forte. Il se peut même que ces blessures aient été activées avant ta naissance parce qu'un de tes parents ne voulait pas d'enfant ou pas un enfant de ton sexe. Il est important pour toi de vérifier avec tes parents s'ils te rejetaient véritablement ou s'ils rejetaient plutôt la vie qu'ils vivaient au moment de ta naissance.

Même si tu as vraiment été rejeté ou qu'on ne se soit pas assez occupé de toi, sache qu'une personne qui en rejette une autre – ou qui l'ignore – est en réalité en train d'exprimer ses limites. Elle agit ainsi parce que ce serait au-delà de ses limites de faire autrement. Elle ne voit pas, à ce moment-là, d'autres solutions. Cette personne vit aussi la ou les mêmes blessures que toi.

Il n'en tient qu'à toi de commencer à croire que tu as tout ce qu'il faut pour créer ta vie toi-même et que le manque ou le rejet des autres est une expérience que tu as vécue. C'est à toi de décider si tu veux continuer à vivre cette expérience dans l'acceptation ou non. Ton choix ainsi que ses conséquences sont ta responsabilité. Ton âme t'implore de *t'aimer tel que tu es* au lieu de te rejeter et d'attendre que les autres t'aiment pour enfin croire que tu es aimable. Il est temps de plus que tu prennes conscience de tout ce que la vie te donne plutôt que ce qui te manque.

BESOIN ET MESSAGE SPIRITUEL

Ton grand besoin est de t'AIMER, d'accepter tes peurs du moment. Prends le temps de trouver ce dont tu as PEUR POUR TOI dans cette situation. Ton Dieu intérieur t'invite à accueillir cette peur qui te pousse à agir ainsi, en te rappelant que tout est temporaire. Il te dit d'accueillir tes limites actuelles et de reconnaître davantage ta propre valeur. Ce n'est qu'après t'être accueilli dans tes peurs et tes limites que tu pourras te diriger vers ce que tu veux vraiment. Souviens-toi que cette partie en toi qui a peur est convaincue de te protéger. Si tu te sens

capable d'assumer les conséquences de vivre selon les besoins de ton être, rassure-la.

MAIN (Mal à la)

BLOCAGE PHYSIQUE

La main est un des organes les plus sensibles et mobiles du corps humain. Les problèmes les plus courants aux mains sont les suivants : DOULEUR, FRACTURE, ARTHRITE, RHUMATISME ET ECZÉMA. Réfère-toi au problème qui te concerne ainsi qu'à la définition suivante.

CAUSES ÉMOTIONNELLES (désirs bloqués)

Puisque la main a plusieurs fonctions, il importe de vérifier ce que ton mal t'empêche le plus de faire et dans quel domaine de ta vie il t'affecte le plus pour comprendre sa signification. Les mains, ainsi que les bras, sont l'extension de la région du cœur. Une douleur à cet endroit indique donc que ce que tu fais avec tes mains n'est pas fait par amour, surtout par amour pour toi. Tes mains doivent être utilisées avec amour.

Il se peut que la douleur à la main provienne du fait que tu t'empêches de faire ce que tu veux avec cette main. Tu n'écoutes pas tes besoins, ce que ton cœur désire.

Il est bon de te rappeler que la main gauche a un lien avec la capacité de recevoir et la main droite avec la capacité de donner.

CAUSES MENTALES (peurs et croyances)

Si un mal de main affecte ta capacité de recevoir (main gauche), il est temps de réviser ta façon de recevoir. De quoi as-tu peur si tu reçois *un coup de main*? Reçois-tu avec amour ou crois-tu que tu devras donner en retour pour éviter d'être traité d'ingrat ou d'égoïste? Crois-tu que, lorsque quelqu'un te donne quelque chose, il s'attend à recevoir en retour? À cause de ces croyances, tu t'empêches de recevoir, ce qui t'enlève de la joie de vivre. En apprenant à recevoir gracieusement, tu admets que tu le mérites et que tu es une personne spéciale à qui les autres aiment faire plaisir.

Si la douleur se situe à la main droite, le côté droit ayant un lien avec ta capacité de donner, se peut-il que tu donnes avec trop d'attentes ou par obligation? As-tu peur de donner un *coup de main* à quelqu'un ou te sens-tu contraint de le faire?

Te retiens-tu de peur que les autres profitent de toi parce que tu ne sais pas dire non? Crois-tu que tu dois tout faire par toi-même? Lorsque tu donnes, ce doit être pour le plaisir de donner et si la personne à qui tu donnes quelque chose ne le reçoit pas avec tout le plaisir que tu escomptais, donne-lui le droit de ne pas avoir les mêmes goûts ou désirs que toi.

Si l'une de tes croyances (ainsi que la douleur) empêche tes mains de faire des choses qui leur plaisent, comme toucher davantage les autres, jouer de la musique, peindre, etc., regarde ce dont tu as peur. Cette peur est-elle encore justifiée pour toi, en considérant la personne que tu es aujourd'hui? Pour savoir s'il manque à tes mains de faire quelque chose, souviens-toi de ce que tu aimais étant plus jeune et permets-toi-le maintenant, sans avoir peur du jugement des autres.

Ton mal de main peut aussi avoir un lien avec ton travail. Utilise-les avec amour et plaisir. Prends le temps de les féliciter et de les remercier pour tout ce qu'elles font. Permets-toi de *prendre en mains* une situation sans avoir peur qu'on profite de toi. Tu as tout ce qu'il faut pour faire face aux expériences qui se présentent à toi.

BESOIN ET MESSAGE SPIRITUEL

Ton grand besoin est de t'AIMER, d'accepter tes peurs du moment. Prends le temps de trouver ce dont tu as PEUR POUR TOI dans cette situation. Ton Dieu intérieur t'invite à accueillir cette peur qui te pousse à agir ainsi, en te rappelant que tout est temporaire. Il te dit d'accueillir tes limites actuelles et de reconnaître davantage ta propre valeur. Ce n'est qu'après t'être accueilli dans tes peurs et tes limites que tu pourras te diriger vers ce que tu veux vraiment. Souviens-toi que cette partie en toi qui a peur est convaincue de te protéger. Si tu te sens capable d'assumer les conséquences de vivre selon les besoins de ton être, rassure-la.

MAJEUR (Le doigt)

Réfère-toi à DOIGTS.

MALADIE DU SOMMEIL

Réfère-toi à NARCOLEPSIE.

MALADIES INFANTILES

BLOCAGE PHYSIQUE

Les maladies infantiles les plus courantes sont la *coqueluche*, les *oreillons*, la *roséole*, la *rougeole*, la *rubéole* et la *varicelle* (picote).

CAUSES ÉMOTIONNELLES (désirs bloqués)

Il est intéressant de remarquer que la plupart des maladies touchant les enfants affectent surtout les yeux, le nez, les oreilles, la gorge et la peau. Une maladie infantile est un message reçu par l'enfant à l'effet qu'il se laisse déranger par ce qui se passe autour de lui et qu'il vit de la colère intérieure. Il a de la difficulté à exprimer ce qu'il vit parce qu'il ne sait pas comment le faire ou encore, les adultes ne lui permettent pas de le faire. Ces maladies surviennent souvent au moment où l'enfant ne reçoit pas assez d'attention, n'est pas assez admiré. Comme ces maladies apportent en général des rougeurs sur la peau, réfère-toi en plus à ROUGEURS SUR LA PEAU.

CAUSES MENTALES (peurs et croyances)

Si tu es la personne qui s'occupe de l'enfant malade et que tu lis ce livre, sache que l'enfant peut très bien entendre ce qui est écrit, peu importe son âge, même un jeune bébé. Tu dois lui expliquer que sa maladie est une expression de sa réaction au monde qui l'entoure et que c'est tout à fait normal d'avoir de la difficulté à s'ajuster à un nouveau monde.

Il doit cependant apprendre qu'il est venu sur cette planète avec un certain bagage de croyances et qu'il devra s'ajuster aux croyances, limites, désirs et peurs des autres. Il doit accepter que ceux qui l'entourent ont leurs occupations et qu'ils ne peuvent pas toujours lui porter attention. Autant commencer tout de suite. Il doit aussi se donner le droit de vivre de la colère et de l'exprimer même si cela ne fait pas l'affaire des adultes. Il comprendra ainsi que les autres autour de lui ont aussi des difficultés d'ajustement et que s'ils n'y parviennent pas, il n'en est pas responsable. Te référer en plus à la maladie infantile en question, décrite dans ce livre.

BESOIN ET MESSAGE SPIRITUEL

Le plus grand besoin de cet enfant est de s'AIMER, d'accepter ses peurs du moment. Si l'enfant est assez âgé pour en parler, encourage-le à trouver ce dont il a PEUR POUR LUI dans cette situation. Son Dieu intérieur l'invite à accueillir cette peur qui le pousse à agir ainsi, en lui rappelant que tout est temporaire. Il lui dit d'accueillir ses limites actuelles et de reconnaître davantage sa propre valeur. Ce n'est qu'après s'être accueilli dans ses peurs et ses limites qu'il pourra se diriger vers ce qu'il veut vraiment.

MALARIA

Réfère-toi à PALUDISME.

MAL AU CŒUR

Réfère-toi à NAUSÉES.

MAL D'AUTO, DE L'AIR, DE MER

Réfère-toi à MAL DES TRANSPORTS.

MAL DES TRANSPORTS

BLOCAGE PHYSIQUE

Le mal des transports s'applique le plus souvent aux autos, aux autobus, aux avions, aux bateaux et aux trains. Les troubles provoqués par les divers mouvements sont la pâleur, les sueurs froides et les vomissements précédés de nausées.

En plus de ce qui suit, réfère-toi à NAUSÉES, VOMISSEMENTS, TORPEUR et TÊTE.

CAUSES ÉMOTIONNELLES (désirs bloqués)

Très fréquemment, le mal des transports cache une peur que quelque chose ou quelqu'un meurt. Ce genre de peur se manifeste le plus souvent quand tu veux tout contrôler pour ne pas te sentir pris dans une situation nouvelle d'où tu ne saurais te sortir. Si tu vis souvent des malaises dans l'un des moyens de transport ci-haut mentionnés, ton corps te dit de cesser de vouloir tout contrôler et, en plus, de te permettre d'exprimer tes peurs.

CAUSES MENTALES (peurs et croyances)

Il est intéressant de remarquer que ce genre de malaise se produit rarement lorsque la personne est seule. Demande-toi ce qui se passe au moment où tu vis ce malaise. À qui ne fais-tu pas confiance? Penses-tu que les autres ne peuvent pas avoir de réponse ou de solution pour toi? Ouvre-toi davantage à ce que les autres décident ou font. Ton corps te dit que tu as intérêt à apprendre à lâcher prise et à faire confiance aux gens et à l'Univers en général. Ce dernier prend bien soin de ceux qui lui font confiance.

Tu reçois en plus le message de bien vivre ton moment présent et de profiter des joies qui passent plutôt que de t'en priver.

Ce mal est très fréquent chez les agoraphobes. Réfère-toi à AGORAPHOBIE pour en savoir plus à ce sujet.

BESOIN ET MESSAGE SPIRITUEL

Ton grand besoin est de t'AIMER, d'accepter tes peurs du moment. Prends le temps de trouver ce dont tu as PEUR POUR TOI dans cette situation. Ton Dieu intérieur t'invite à accueillir cette peur qui te pousse à agir ainsi, en te rappelant que tout est temporaire. Il te dit d'accueillir tes limites actuelles et de reconnaître davantage ta propre valeur. Ce

n'est qu'après t'être accueilli dans tes peurs et tes limites que tu pourras te diriger vers ce que tu veux vraiment. Souviens-toi que cette partie en toi qui a peur est convaincue de te protéger. Si tu te sens capable d'assumer les conséquences de vivre selon les besoins de ton être, rassure-la.

MALFORMATION

BLOCAGE PHYSIQUE

Les malformations sont des anomalies congénitales pouvant affecter n'importe quel organe ou tissu.

CAUSES ÉMOTIONNELLES (désirs bloqués)

Si tu es atteint d'une malformation congénitale, accepte l'idée que tu as choisi cet état avant ta naissance et que rien ne t'empêche de vivre une vie harmonieuse puisque cette harmonie vient de l'intérieur de toi. Il n'y a absolument rien d'impossible dans ce monde.

Si tu décides d'avoir recours à la chirurgie pour remédier à ta malformation, il importe de ne pas seulement vouloir *arranger* ton aspect physique mais aussi d'apprendre à t'aimer inconditionnellement, c'est-à-dire à te donner le droit d'être ce que tu es et de réaliser que le corps qui véhicule ton *ÊTRE* n'est qu'une enveloppe. Réfère-toi en plus aux parties de ton corps qui ont une malformation.

CAUSES MENTALES (peurs et croyances)

Trouver la cause exacte d'une malformation congénitale s'avère difficile, car la cause provient, dans la majorité des cas, d'une vie précédente. Si tu es le parent d'un enfant qui a ce problème, il est très important que tu n'en prennes pas la responsabilité. Si cette malformation est héréditaire, réfère-toi à la définition métaphysique d'une MALADIE HÉRÉDITAIRE donnée au début de ce livre.

En général, une malformation de naissance est vécue pour apprendre l'amour inconditionnel, autant pour la personne ayant cette malformation que pour ses proches. Elle est là pour les aider à voir l'être extraordinaire qui se cache derrière cette malformation.

BESOIN ET MESSAGE SPIRITUEL

Ton grand besoin est de t'AIMER, d'accepter tes peurs du moment. Prends le temps de trouver ce dont tu as PEUR POUR TOI dans cette situation. Ton Dieu intérieur t'invite à accueillir cette peur qui te pousse à agir ainsi, en te rappelant que tout est temporaire. Il te dit d'accueillir tes limites actuelles et de reconnaître davantage ta propre valeur. Ce n'est qu'après t'être accueilli dans tes peurs et tes limites que tu pourras te diriger vers ce que tu veux vraiment. Souviens-toi que cette partie en toi qui a peur est convaincue de te protéger. Si tu te sens capable d'assumer les conséquences de vivre selon les besoins de ton être, rassure-la.

MANIE

Réfère-toi à FOLIE.

MARFAN (Maladie de)

BLOCAGE PHYSIQUE

Cette maladie familiale et héréditaire atteint les fibres élastiques du tissu conjonctif. Elle a pour caractéristiques une taille anormalement élevée, des bras minces, peu musclés, démesurément allongés et aux extrémités déformées en pattes d'araignée. Le visage est aussi allongé et le nez apparaît fort et busqué. Réfère-toi à MALFORMATION.

MASTITE

Une mastite est une inflammation de la glande mammaire pendant l'allaitement.

Réfère-toi à ABCÈS, à SEINS et à INFLAMMATION en y ajoutant que la colère vécue a un lien avec ta façon de vivre cette nouvelle maternité.

MASTOÏDITE

BLOCAGE PHYSIQUE

Une mastoïdite est une inflammation de la muqueuse de l'os temporal situé en arrière du conduit auditif externe. Cette affection est le plus souvent secondaire à une otite moyenne aiguë. Réfère-toi à OREILLES et à INFLAMMATION.

MÉLANOME

Un mélanome est une tumeur maligne du système pigmentaire de la peau. Diagnostiquer un mélanome n'est pas toujours facile. Il est souvent confondu avec une verrue ou une autre tumeur bénigne. Il est donc important d'en faire un examen au microscope. Réfère-toi à CANCER et à PEAU. De plus, regarde l'utilité de l'endroit du corps affecté par cette tumeur pour savoir à quel domaine de ta vie le message s'adresse.

MÉNIÈRE (Syndrome de)

C'est une maladie de l'oreille interne caractérisée par un vertige intense, entraînant même la chute et obligeant la personne à s'aliter. Ce vertige peut s'accompagner d'angoisse, de nausées, de vomissements et d'une sensation d'évanouissement imminent. Il n'y a jamais de perte de conscience. Des bourdonnements d'oreilles précèdent souvent la crise vertigineuse.

Réfère-toi à OREILLES ainsi qu'à VERTIGE en prenant en considération que le message du Syndrome de Ménière est important et urgent et que le fait d'en être affecté indique une grande culpabilité qui n'est pas fondée. Il peut aussi exister des peurs comme celles causées par l'agoraphobie. Réfère-toi à AGORAPHOBIE pour en savoir plus à ce sujet.

MÉNINGITE

BLOCAGE PHYSIQUE

La méningite est une inflammation des méninges, c'est-à-dire des membranes qui entourent et protègent le cerveau et la moelle épinière. En général, le début d'une méningite est brutal avec malaise soudain, frissons, vomissements et une forte fièvre. De plus, la nuque peut être raide et douloureuse.

CAUSES ÉMOTIONNELLES (désirs bloqués)

Comme cette maladie peut entraîner la mort si elle n'est pas traitée à temps, le message qu'elle t'apporte a un lien avec la vie et la mort. C'est un message très important. Il est fort probable que tu vives soudainement quelque chose de très difficile à accepter et que tu te sentes menacé, ce qui te fait vivre beaucoup de colère. Pour toi, cet événement soudain et brutal représente un grand malheur qui te met en état de choc émotif.

Tu essaies beaucoup trop de comprendre intellectuellement, plutôt que sentir ce qui se passe en toi. Tu te *fatigues les méninges,* ce qui te fait sentir impuissant.

CAUSES MENTALES (peurs et croyances)

Cette maladie veut te faire réaliser que tu crois en quelque chose qui est très néfaste pour toi en ce moment. Cette grande colère, et peut-être même la culpabilité que tu vis parce que tu t'interdis de vivre dans la joie et le bonheur, est en train de te faire mourir. Tu crois que tu ne peux faire face à cette menace alors que c'est faux. Tu n'as pas à te laisser mourir. Deviens plutôt conscient de la grande leçon de vie que tu peux apprendre en passant à travers cette expérience. Ton corps te dit de lâcher prise, que tu as en toi tout ce qui est nécessaire pour faire face à la menace que tu ressens et que tu dois te permettre de vivre puisque tu t'es réincarné sur cette planète dans ce but précis.

Réfère-toi en plus à INFLAMMATION.

BESOIN ET MESSAGE SPIRITUEL

Ton grand besoin est de t'AIMER, d'accepter tes peurs du moment. Prends le temps de trouver ce dont tu as PEUR POUR TOI dans cette situation. Ton Dieu intérieur t'invite à accueillir cette peur qui te pousse à agir ainsi, en te rappelant que tout est temporaire. Il te dit d'accueillir tes limites actuelles et de reconnaître davantage ta propre valeur. Ce n'est qu'après t'être accueilli dans tes peurs et tes limites que tu pourras te diriger vers ce que tu veux vraiment. Souviens-toi que cette partie en toi qui a peur est convaincue de te protéger. Si tu te sens capable d'assumer les conséquences de vivre selon les besoins de ton être, rassure-la.

MÉNOPAUSE (Problèmes de)

BLOCAGE PHYSIQUE

La ménopause est un phénomène naturel qui se produit chez la femme aux environs de la cinquantaine.

Il est acquis – alors que c'est faux – que la ménopause soit pour la femme une période pénible d'instabilité physique et émotionnelle, aussi difficile à surmonter que celle de la puberté. La femme souffre de bouffées de chaleur, de fatigue, d'insomnie et d'anxiété.

L'homme peut avoir des symptômes semblables aux environs de la soixantaine, C'est l'ANDROPAUSE.

CAUSES ÉMOTIONNELLES (désirs bloqués)

La ménopause est une transition naturelle dans le parcours de ta vie de femme. Si tu éprouves les problèmes énoncés plus haut, voici une ou plusieurs des causes qui te concernent.

- Tu acceptes mal de vieillir.

- De plus, comme tes années de reproduction se terminent avec la ménopause, tu vis possiblement une difficulté à accepter la fin d'une des fonctions féminines très importantes.

- Il t'est difficile de passer de la procréation à la création pour toi-même.

- Si ton rôle de mère définit qui tu es, tu auras davantage de difficulté à vivre cette transition. En effet, t'étant trop investie et identifiée à ce rôle de maman, tu as perdu contact avec tes besoins de femme. C'est pourquoi tu trouves difficile d'effectuer les ajustements nécessaires à ta vie de femme. Il est fort possible que tu continues dans ce rôle de mère en jouant à la mère avec ceux que tu aimes, alors que c'est contraire à ce que ton être veut.

- Si tu souffres de problèmes plus accentués, il est aussi probable que tu aies de la difficulté à accepter les changements en général dans ta vie. Surtout les changements qui viennent de l'extérieur, ceux que tu ne peux pas contrôler ou que tu ne choisis pas toi-même.

CAUSES MENTALES (peurs et croyances)

Plus la période de ménopause est vécue difficilement, plus ton corps te dit de ne pas avoir peur de faire la transition vers la vieillesse. Ce n'est pas parce que ton corps te donne moins de rendement que tu ne peux plus créer ta vie. Tu dois réviser ta définition de la vieillesse. Vieillir ne veut pas dire mourir, devenir invalide ou impuissante, être indésirable et se retrouver seule, ou être inutile et ne plus pouvoir passer à l'action vers quelque chose de nouveau. Avec l'âge, une personne devient en général beaucoup plus sage parce qu'elle est plus expérimentée et a beaucoup plus de *cordes à son arc* pour faire face à toute situation. Tu peux, de plus, remplacer le mot *vieilli* par *plus âgée*.

Tu dois te permettre de vouloir créer pour toi à partir de maintenant au lieu de croire que tu es sur cette terre pour les autres. En général, avant la ménopause, la femme est occupée à procréer et à créer pour les autres. C'est maintenant ton tour. Créer pour toi signifie utiliser ton principe féminin pour sentir quelle direction donner à ce cycle de ta vie. Cette réflexion, accompagnée d'une introspection, demande du temps seule avec toi-même. Une fois ta nouvelle orientation pressentie, utilise ton principe masculin pour organiser et structurer ta nouvelle vie.

N'oublie pas que c'est une période de changement pour toi dans plusieurs domaines. Tu reçois le message de t'accepter dans le fait que tu as de la difficulté à gérer ces changements et surtout d'accepter que tu ne peux pas tout contrôler dans ta vie, que les surprises qui te viennent de l'Univers ont leur raison d'être. Vois les imprévus qui t'arrivent comme des cadeaux de la vie, de nouvelles expériences.

BESOIN ET MESSAGE SPIRITUEL

Ton grand besoin est de t'AIMER, d'accepter tes peurs du moment. Prends le temps de trouver ce dont tu as PEUR POUR TOI dans cette situation. Ton Dieu intérieur t'invite à accueillir cette peur qui te pousse à agir ainsi, en te rappelant que tout est temporaire. Il te dit d'accueillir tes limites actuelles et de reconnaître davantage ta propre valeur. Ce n'est qu'après t'être accueilli dans tes peurs et tes limites que tu pourras te diriger vers ce que tu veux vraiment. Souviens-toi que cette partie en toi qui a peur est convaincue de te protéger. Si tu te sens capable d'assumer les conséquences de vivre selon les besoins de ton être, rassure-la.

MÉNORRAGIE

BLOCAGE PHYSIQUE

La ménorragie est l'exagération de l'écoulement menstruel en quantité et en durée. Elle se rencontre fréquemment chez les femmes portant un stérilet. Si l'exagération de l'écoulement menstruel n'a rien à voir avec le port d'un stérilet, réfère-toi à MENSTRUATION.

CAUSES ÉMOTIONNELLES (désirs bloqués)

Le fait de perdre beaucoup de sang a un lien avec la perte de joie dans ta vie. Si le flot abondant se manifeste depuis la pose d'un stérilet, tu reçois comme message que tu vis de la peine et possiblement de la culpabilité à l'idée d'empêcher une grossesse. Tu désires avoir un enfant mais tu te laisses arrêter soit par tes peurs, soit par une influence extérieure.

CAUSES MENTALES (peurs et croyances)

Prends le temps de vérifier ce qui pourrait arriver de si désagréable ou de si difficile si tu te permettais d'avoir un enfant. Ensuite, demande-toi si c'est la réalité ou si tu as une imagination trop fertile ou encore, si tu te laisses trop influencer par d'autres. Si tu ne peux vraiment pas te permettre d'avoir un enfant maintenant, alors donne-toi le droit de remettre ce projet à plus tard sans te sentir coupable.

BESOIN ET MESSAGE SPIRITUEL

Ton grand besoin est de t'AIMER, d'accepter tes peurs du moment. Prends le temps de trouver ce dont tu as PEUR POUR TOI dans cette situation. Ton Dieu intérieur t'invite à accueillir cette peur qui te pousse à agir ainsi, en te rappelant que tout est temporaire. Il te dit d'accueillir tes limites actuelles et de reconnaître davantage ta propre valeur. Ce

n'est qu'après t'être accueilli dans tes peurs et tes limites que tu pourras te diriger vers ce que tu veux vraiment. Souviens-toi que cette partie en toi qui a peur est convaincue de te protéger. Si tu te sens capable d'assumer les conséquences de vivre selon les besoins de ton être, rassure-la.

MENSTRUATION (Problèmes de)

BLOCAGE PHYSIQUE

La menstruation est une fonction physiologique, caractérisée par un écoulement sanguin utérin qui se produit chez la femme non enceinte. La durée moyenne du cycle menstruel est de 28 jours mais une durée variant entre 25 et 32 jours est également considérée normale. Les problèmes reliés aux menstruations sont les suivants : *aménorrhée* (absence de règles), *douleurs menstruelles, gonflement, douleurs aux seins, douleurs au pelvis, ménorragie* (saignement abondant), *métrorragie* (saignement important en dehors des règles).

CAUSES ÉMOTIONNELLES (désirs bloqués)

Un problème de menstruations t'indique que tu as de la difficulté à accepter ta féminité. Tu es certainement en réaction vis-à-vis ta mère qui a été ton premier modèle de femme, et ce, probablement depuis ton adolescence. Cela ne veut pas dire que tu ne sois pas féminine mais plutôt que tu trouves le rôle de femme peu enviable car tu dois suivre trop de *règles*. Tu aurais peut-être préféré – consciemment ou non – être un homme au point même d'en vouloir aux hommes de vivre quelque chose que tu crois ne pas pouvoir vivre en tant que femme. Si c'est le cas, tu t'efforces alors de jouer le rôle de l'homme mais tu t'en sens coupable inconsciemment.

Il est temps que tu écoutes ton besoin de faire ce que tu veux, d'autant plus que les femmes d'aujourd'hui jouent des rôles autrefois réservés strictement aux hommes.

Au lieu d'envier les hommes, tu aurais intérêt à avoir envie d'eux, ce qui te permettrait d'avoir de belles relations homme-femme. Même si tu choisis parfois de jouer le rôle d'un homme, donne-toi le droit d'avoir besoin de lui sans pour autant en devenir dépendante. En arrêtant de vouloir jouer tous les rôles de l'homme, tu auras plus de chances de faire de la place à la relation que tu désires.

CAUSES MENTALES (peurs et croyances)

Avec tes problèmes de menstruation, ton corps te dit que ce que tu as décidé étant jeune, au sujet de la femme en général, n'est pas la réalité. Cette façon de voir la femme te fait mal et nuit à ton bonheur. Le fait de te retrouver souvent en réaction te fait vivre des émotions qui viennent nuire davantage à ta paix intérieure. De plus, tu n'as plus à suivre les *règles* apprises concernant les différences entre les rôles de la femme et de l'homme.

Il se peut aussi que tes problèmes viennent de croyances populaires véhiculées dans ta famille. Se peut-il qu'on t'ait fait croire, étant jeune, qu'être menstruée était honteux, péché, une maladie, sale, etc.? As-tu appris qu'il était normal d'avoir des problèmes lors des menstruations? Si oui, il n'en tient qu'à toi de réviser tes croyances à ce sujet et d'accepter que la menstruation est une fonction non douloureuse, tout à fait naturelle et nécessaire pour la femme.

BESOIN ET MESSAGE SPIRITUEL

Ton grand besoin est de t'AIMER, d'accepter tes peurs du moment. Prends le temps de trouver ce dont tu as PEUR POUR TOI dans cette situation. Ton Dieu intérieur t'invite à accueillir cette peur qui te pousse à agir ainsi, en te rappelant que tout est temporaire. Il te dit d'accueillir tes limites actuelles et de reconnaître davantage ta propre valeur. Ce n'est qu'après t'être accueilli dans tes peurs et tes limites que tu pourras te diriger vers ce que tu veux vraiment. Souviens-toi que cette partie en toi qui a peur est convaincue de te protéger. Si tu te sens capable d'assumer les conséquences de vivre selon les besoins de ton être, rassure-la.

MÉTRORRAGIES

Les métrorragies sont des hémorragies utérines survenant en dehors des périodes de menstruation. Réfère-toi à HÉMORRAGIE. Si l'origine est endométriale, réfère-toi en plus à ENDOMÉTRIOSE.

MIGRAINE

BLOCAGE PHYSIQUE

La migraine commune est caractérisée par l'apparition brutale de douleurs intenses à un côté de la tête, souvent accompagnées de nausées puis de vomissements, pouvant durer de quelques heures à quelques jours. Elle peut être précédée par des troubles visuels. Il y a aussi la migraine accompagnée qui est beaucoup plus sévère car elle peut affecter en plus le champ visuel et l'élocution.

CAUSES ÉMOTIONNELLES (désirs bloqués)

Ce malaise a un lien direct avec ton *JE SUIS*. La migraine se manifeste en général parce que tu ne te donnes pas le droit d'être ce que tu VEUX être. Je pense par exemple à une adolescente qui voulait *ÊTRE* une artiste mais qui s'est laissée convaincre par ses parents de faire une autre carrière. Elle a souffert de migraines tant qu'elle ne s'est pas donné le droit d'aller dans la direction désirée.

Le fait de souffrir de migraines t'indique que tu te sens coupable de vouloir contester ceux qui ont beaucoup d'influence sur toi. Tu n'oses même pas devenir conscient de ce que tu veux véritablement. Tu crois plutôt que tu ne peux pas, au point de vivre dans l'ombre de quelqu'un d'autre. De plus, il est fort possible que tu éprouves des difficultés dans ta vie sexuelle, car tu n'es pas en contact avec ton pouvoir de créer, celui-ci étant symbolisé par la région des organes sexuels du corps humain.

437

CAUSES MENTALES (peurs et croyances)

Si tu souffres de migraines, il ne te reste qu'à te poser la question suivante : « *Si toutes les circonstances étaient ou avaient été parfaites autour de moi, qu'est-ce que je voudrais ou aurais voulu ÊTRE? Qu'est-ce que je veux ÊTRE maintenant?* » Ensuite, regarde ce qui t'a empêché de le manifester jusqu'à présent et tu découvriras la façon de penser qui te nuit, qui t'empêche d'être toi-même. Tu n'as plus besoin de croire qu'en dépendant des autres et, surtout, qu'en étant ce qu'ils veulent que tu sois, tu seras plus aimé.

Tu reçois donc un message important qu'il est grand temps de suivre ton plan de vie, de te permettre d'ÊTRE ce que tu veux être, et surtout d'accepter que tu as le pouvoir d'y arriver.

BESOIN ET MESSAGE SPIRITUEL

Ton grand besoin est de t'AIMER, d'accepter tes peurs du moment. Prends le temps de trouver ce dont tu as PEUR POUR TOI dans cette situation. Ton Dieu intérieur t'invite à accueillir cette peur qui te pousse à agir ainsi, en te rappelant que tout est temporaire. Il te dit d'accueillir tes limites actuelles et de reconnaître davantage ta propre valeur. Ce n'est qu'après t'être accueilli dans tes peurs et tes limites que tu pourras te diriger vers ce que tu veux vraiment. Souviens-toi que cette partie en toi qui a peur est convaincue de te protéger. Si tu te sens capable d'assumer les conséquences de vivre selon les besoins de ton être, rassure-la.

MOLLET (Problèmes au)

Comme le mollet est la partie charnue de la jambe, située entre le jarret et la cheville, réfère-toi à JAMBE en y ajoutant que cette partie de la jambe est celle qui te donne de la force et qui te permet d'avancer solidement. Un problème à cet endroit t'indique que tu désires aller de l'avant plus vite ou d'une façon plus solide mais que tu te laisses arrêter par tes peurs.

MONONUCLÉOSE

La mononucléose est une maladie de jeune adulte qui se révèle le plus souvent par une angine aiguë rouge, des ganglions enflés dans le cou et qui résiste aux antibiotiques puisqu'elle est causée par un virus. Elle est caractérisée par une augmentation des globules blancs dans le sang.

Réfère-toi à ANGINE, à GLOBULES ainsi qu'à RATE car la mononucléose a un lien direct avec la rate. Si d'autres organes sont affectés, comme le FOIE, t'y référer en plus. Tu peux ajouter à ces définitions qu'une mononucléose est une indication d'une grande résistance de ta part. Tu as intérêt à lâcher prise davantage.

Cette maladie est très fréquente chez les adolescents qui s'en veulent d'être amoureux trop rapidement.

MUSCULAIRES (Problèmes)

BLOCAGE PHYSIQUE

Les muscles sont des organes formés de tissus qui assurent les fonctions du mouvement en se contractant, et ce, sous le contrôle de la volonté de l'individu. Je ne parle pas, dans cette description, des muscles qui échappent à la volonté humaine comme le muscle cardiaque par exemple. Les problèmes musculaires les plus courants sont les *douleurs* musculaires ou la *faiblesse* du tonus musculaire.

CAUSES ÉMOTIONNELLES (désirs bloqués)

Comme ce sont les muscles qui aident les membres à bouger, un problème musculaire t'indique un manque de motivation et surtout un manque de volonté pour aller vers ce que tu désires.

CAUSES MENTALES (peurs et croyances)

Ce n'est pas ta faiblesse ou douleur musculaire qui t'empêche de bouger mais plutôt ta faiblesse intérieure, occasionnée par une peur d'arriver à ton but.

Se peut-il, de plus, que tu crois que si tu te montres trop fort, les autres te porteront moins d'attention, t'aideront moins? Ce genre de croyance est alimenté par ta peur d'être abandonné qui n'est pas réelle. Ton corps te dit de foncer, de reprendre contact avec ta volonté et que tu as tout ce qu'il faut pour arriver à tes fins. Il ne te reste qu'à redevenir conscient de ta force intérieure. Trouve une raison qui te motive à repartir de nouveau vers ce que tu veux.

BESOIN ET MESSAGE SPIRITUEL

Ton grand besoin est de t'AIMER, d'accepter tes peurs du moment. Prends le temps de trouver ce dont tu as PEUR POUR TOI dans cette situation. Ton Dieu intérieur t'invite à accueillir cette peur qui te pousse à agir ainsi, en te rappelant que tout est temporaire. Il te dit d'accueillir tes limites actuelles et de reconnaître davantage ta propre valeur. Ce n'est qu'après t'être accueilli dans tes peurs et tes limites que tu pourras te diriger vers ce que tu veux vraiment. Souviens-toi que cette partie en toi qui a peur est convaincue de te protéger. Si tu te sens capable d'assumer les conséquences de vivre selon les besoins de ton être, rassure-la.

MYALGIES

Les myalgies sont des douleurs musculaires survenant au repos ou à l'effort, ou intensifiées par ce dernier. Réfère-toi à problèmes MUSCULAIRES en prenant en considération que si les douleurs surviennent seulement en temps de repos, cela indique que tu ne te donnes pas assez le droit de te reposer ou de prendre un temps d'arrêt. Je te suggère de plus de regarder l'utilité de la partie du corps qui est atteinte par ces douleurs pour savoir à quel domaine de ta vie le message s'adresse.

MYOCARDIE

La myocardie est une affection du muscle formant la charpente du cœur (le myocarde); elle frappe des sujets jeunes, surtout des hommes. Elle se caractérise par une insuffisance cardiaque et une augmentation considérable du volume cardiaque.

Réfère-toi à CŒUR en prenant en considération que plus le problème est sérieux, plus il est urgent pour toi de t'aimer.

MYOPIE

BLOCAGE PHYSIQUE

La myopie est une anomalie visuelle. L'œil myope a la vue courte. Il ne voit distinctement que les objets rapprochés et voit plus difficilement les objets éloignés.

CAUSES ÉMOTIONNELLES (désirs bloqués)

Le fait d'être myope indique que tu as peur de ce qui peut se produire à l'avenir. Il suffit de te rappeler de quoi tu avais peur, face à l'avenir, au moment où tu es devenu myope, pour connaître la cause de la myopie. Il est à noter que plusieurs jeunes adolescents deviennent myopes au moment de leur puberté. Ce qu'ils voient chez les adultes autour d'eux les insécurise. De plus, il est possible que tu sois du genre à être trop concerné par toi-même comparativement à ton intérêt pour les autres. Tu as plus de difficulté à t'ouvrir aux idées des autres qu'aux tiennes. Tu manques alors de largesse d'esprit.

CAUSES MENTALES (peurs et croyances)

Si tu souffres de myopie, il est temps d'arrêter de croire que les événements qui te faisaient peur dans le passé doivent continuer de t'influencer le reste de tes jours. Fais face aux situations à mesure qu'elles se présentent et arrête d'anticiper le pire. C'est ton imagination qui te fait avoir peur et non la réalité. Apprends à voir ton avenir avec plus de gaieté et de joie de vivre. Accepte aussi de voir les idées et les opinions des autres avec joie, même si elles ne concordent pas avec les tiennes. Reconnais que tu n'es plus la même personne que par le passé.

BESOIN ET MESSAGE SPIRITUEL

Ton grand besoin est de t'AIMER, d'accepter tes peurs du moment. Prends le temps de trouver ce dont tu as PEUR POUR TOI dans cette situation. Ton Dieu intérieur t'invite à accueillir cette peur qui te pousse à agir ainsi, en te rappelant que tout est temporaire. Il te dit d'accueillir tes limites actuelles et de reconnaître davantage ta propre valeur. Ce n'est qu'après t'être accueilli dans tes peurs et tes limites que tu pourras te diriger vers ce que tu veux vraiment. Souviens-toi que cette partie en toi qui a peur est convaincue de te protéger. Si tu te sens capable d'assumer les conséquences de vivre selon les besoins de ton être, rassure-la.

NARCOLEPSIE

BLOCAGE PHYSIQUE

Cette maladie, aussi appelée *maladie du sommeil*, est une perturbation des processus régulateurs du sommeil et de la veille. Elle se manifeste par une brusque attaque de sommeil que souvent rien n'annonce ou ne rend prévisible. Ce sommeil, en général très court, peut atteindre une centaine d'épisodes par jour. Cette attaque peut arriver à n'importe quel moment et peut être accompagnée d'une paralysie partielle et temporaire.

CAUSES ÉMOTIONNELLES (désirs bloqués)

Si tu es affecté par ce problème, il est fort probable qu'à l'état éveillé, tu es sans cesse occupé. Malheureusement, tu ne prends pas le temps de vérifier ce que tu veux véritablement dans la vie. Tu es souvent coupé de ta capacité de savoir si tu te sens bien ou non. Tu as aussi de la difficulté à vivre ton moment présent. Tu anticipes sans cesse ce qui s'en vient. Tu as intérêt à vérifier si ce que tu décides de faire t'emmène vraiment vers ce que tu veux dans ta vie. Il te sera alors plus facile de vivre pleinement ton moment présent et tu répondras ainsi à un grand besoin de ton être.

CAUSES MENTALES (peurs et croyances)

Ton corps te dit en plus qu'il est faux de croire que c'est une solution pour toi de fuir régulièrement dans le sommeil parce que tu ne prends pas plaisir à accomplir les tâches que tu t'imposes. Cette croyance t'éloigne de ton plan de vie. Tu n'as plus à avoir peur d'être éveillé à la vie. Tu pourras ainsi découvrir plein de possibilités qui dorment en toi en ce moment.

BESOIN ET MESSAGE SPIRITUEL

Ton grand besoin est de t'AIMER, d'accepter tes peurs du moment. Prends le temps de trouver ce dont tu as PEUR POUR TOI dans cette situation. Ton Dieu intérieur t'invite à accueillir cette peur qui te pousse à agir ainsi, en te rappelant que tout est temporaire. Il te dit d'accueillir tes limites actuelles et de reconnaître davantage ta propre valeur. Ce n'est qu'après t'être accueilli dans tes peurs et tes limites que tu pourras te diriger vers ce que tu veux vraiment. Souviens-toi que cette partie en toi qui a peur est convaincue de te protéger. Si tu te sens capable d'assumer les conséquences de vivre selon les besoins de ton être, rassure-la.

NAUSÉE

BLOCAGE PHYSIQUE

La nausée est la sensation d'une menace imminente de vomissement. On l'appelle aussi *envie de vomir*, *haut-le-cœur* ou *mal au cœur*. Ce malaise est habituellement ressenti au niveau de la gorge, avec une sensation toujours très inconfortable et un dégoût pour les aliments. S'il y a VOMISSEMENT en plus, t'y référer.

CAUSES ÉMOTIONNELLES (désirs bloqués)

Lorsque tu vis une nausée, cela indique que tu te sens menacé à ce moment-là par quelqu'un ou par un événement. Tu es dégoûté par ce qui se passe, car ça ne correspond pas à tes attentes. Il se peut aussi que tu vives une aversion marquée pour quelqu'un ou quelque chose ou que tu sois *écœuré* de quelqu'un ou de quelque chose.

Il est intéressant de constater que de nombreuses femmes enceintes souffrent de nausées parce qu'elles ont de la difficulté à accepter les changements que cette nouvelle situation va provoquer dans leur vie future. Soit qu'elles prennent en aversion le fait de voir leur corps grossir ou être déformé par le bébé qu'elles portent, soit qu'elles aient peur de perdre leur liberté, de ne pas être supportées par le père ou autres peurs du genre.

CAUSES MENTALES (peurs et croyances)

Le message que tu reçois avec une nausée est de changer ta façon de penser sur ce qui se passe dans ta vie en ce moment. Au lieu de te préparer à te rejeter ou à rejeter quelqu'un ou quelque chose à cause de ton aversion, regarde plutôt ce qui te fait peur, face à cette personne ou cet événement. Il se peut que tu dramatises la situation ou que tu ne sois pas assez en contact avec toutes tes possibilités et ta capacité de faire face à ce qui se passe. Aime-toi davantage; plutôt que d'avoir un *haut-le-cœur*, tu auras un *cœur heureux*.

BESOIN ET MESSAGE SPIRITUEL

Ton grand besoin est de t'AIMER, d'accepter tes peurs du moment. Prends le temps de trouver ce dont tu as PEUR POUR TOI dans cette situation. Ton Dieu intérieur t'invite à accueillir cette peur qui te pousse à agir ainsi, en te rappelant que tout est temporaire. Il te dit d'accueillir tes limites actuelles et de reconnaître davantage ta propre valeur. Ce n'est qu'après t'être accueilli dans tes peurs et tes limites que tu pourras te diriger vers ce que tu veux vraiment. Souviens-toi que cette partie en toi qui a peur est convaincue de te protéger. Si tu te sens capable d'assumer les conséquences de vivre selon les besoins de ton être, rassure-la.

NÉPHRITE

Réfère-toi à REINS en y ajoutant que tu vis de la colère qui est souvent refoulée. Réfère-toi, de plus, à IN-FLAMMATION.

NÉPHROSE

Réfère-toi à REINS.

NERF SCIATIQUE (Mal au)

Réfère-toi à SCIATIQUE.

NÉVRALGIE

BLOCAGE PHYSIQUE

La névralgie est un syndrome caractérisé par des douleurs spontanées apparaissant sur le trajet des nerfs. Réfère-toi en plus à l'endroit du corps affecté par la névralgie et regarde son utilité pour savoir à quel domaine de ta vie le message s'adresse.

CAUSES ÉMOTIONNELLES (désirs bloqués)

Si tu es affecté par une névralgie, cela indique que tu essaies de fuir une douleur vécue par le passé. Lorsqu'une situation, dans ton présent, te rappelle cette douleur du passé, cela te fait revivre les mêmes peurs et surtout la culpabilité vécue à ce moment-là. Une agitation intérieure remplie d'amertume t'envahit. Tu essaies de te couper de ton senti, espérant ainsi ne plus souffrir, ce qui est tout à fait opposé aux besoins de ton âme.

CAUSES MENTALES (peurs et croyances)

Vouloir occulter ou repousser cette douleur du passé dans ton inconscient ne fait que l'alimenter et la fait grossir, à ton insu. Il serait beaucoup plus sage pour toi d'y faire face maintenant plutôt que de continuer à croire que tu ne peux pas. Même si par le passé, la situation vécue a été très pénible pour toi, cela ne veut pas dire qu'aujourd'hui, avec ce que tu es maintenant, tu ne peux pas y faire face. Accepte que tu avais alors des limites et que tu n'as pas à t'accuser de quoi que ce soit, ni accuser personne

449

d'autre. Tous les humains ont des limites. Par contre, tes limites d'aujourd'hui ne sont pas les mêmes qu'autrefois et celles de demain.

BESOIN ET MESSAGE SPIRITUEL

Ton grand besoin est de t'AIMER, d'accepter tes peurs du moment. Prends le temps de trouver ce dont tu as PEUR POUR TOI dans cette situation. Ton Dieu intérieur t'invite à accueillir cette peur qui te pousse à agir ainsi, en te rappelant que tout est temporaire. Il te dit d'accueillir tes limites actuelles et de reconnaître davantage ta propre valeur. Ce n'est qu'après t'être accueilli dans tes peurs et tes limites que tu pourras te diriger vers ce que tu veux vraiment. Souviens-toi que cette partie en toi qui a peur est convaincue de te protéger. Si tu te sens capable d'assumer les conséquences de vivre selon les besoins de ton être, rassure-la.

NÉVROSE

BLOCAGE PHYSIQUE

Une névrose est une affection nerveuse intimement liée à la vie psychique du malade mais n'altérant pas autant la personnalité que les psychoses. Le sujet, qui se reconnaît malade, a une conscience aiguë et douloureuse d'être la proie de troubles que sa seule volonté est impuissante à arrêter et, ayant un désir sincère de guérir, il fait appel à de l'aide. En d'autres mots, le sujet atteint de névrose perçoit le caractère maladif de ses troubles alors que celui qui souffre de psychose n'est pas conscient du désordre de sa personnalité.

CAUSES ÉMOTIONNELLES (désirs bloqués)

Comme la plupart des personnes souffrant de névrose sont aussi des personnes à caractère obsessionnel, le fait de souffrir de ce problème indique une fissure dans tes corps subtils. Une telle fissure est créée, selon de nombreuses observations faites jusqu'à maintenant, par une rancune non réglée avec un ou tes deux parents.

Il est fort probable que tu aies un immense besoin d'attention et que tu souffres d'en avoir manqué depuis ta jeunesse. Tu n'as pas reçu l'attention dont tu t'attendais. Cela ne veut pas dire que tu n'en as pas eue mais ce que tu as reçu ne comblait pas ce grand besoin. Tu es donc devenu une personne trop dépendante et, faute d'avoir une personne sur qui dépendre, tu développes une autre dépendance, au point d'en devenir obsédé, comme l'obsession de la propreté.

CAUSES MENTALES (peurs et croyances)

Par la névrose, ton corps t'indique une grande urgence à réviser tout ton système de croyances car celles-ci te nuisent beaucoup. Ces croyances tenaces te font sentir impuissant à arrêter les douleurs psychiques que tu vis en ce moment. Le moyen le plus efficace est de revenir sur les bons moments du passé, en acceptant que tes parents ou ceux qui ont joué le rôle de parents ont agi au meilleur de leur connaissance. Dans cette vie, tu as besoin d'apprendre à devenir autonome et à croire davantage en tes capacités et en ton pouvoir de créer cette vie merveilleuse que tu recherches tant.

Lorsque tu choisis d'aller chercher une aide extérieure, n'oublie pas que, si tu dépends entièrement de cette aide pour t'en sortir, tu continues à entretenir la croyance que tu ne peux y arriver seul et tu alimentes en plus la grande dépendance que tu vis en ce moment. Il est important d'utiliser cette aide seulement comme support ou guide mais en te rappelant que toi seul peux t'en sortir complètement.

Le moyen par excellence pour t'en sortir est le pardon véritable, c'est-à-dire que tu dois pardonner tes parents, mais surtout toi-même. Les étapes du pardon sont décrites à la fin de ce livre. Tu peux aussi te référer à ANGOISSE.

BESOIN ET MESSAGE SPIRITUEL

Ton grand besoin est de t'AIMER, d'accepter tes peurs du moment. Prends le temps de trouver ce dont tu as PEUR POUR TOI dans cette situation. Ton Dieu intérieur t'invite à accueillir cette peur qui te pousse à agir ainsi, en te rappelant que tout est temporaire. Il te dit d'accueillir tes limites actuelles et de reconnaître davantage ta propre valeur. Ce n'est qu'après t'être accueilli dans tes peurs et tes limites que tu pourras te diriger vers ce que tu veux vraiment. Souviens-toi que cette partie en toi qui a peur est convaincue de te protéger. Si tu te sens capable d'assumer les conséquences de vivre selon les besoins de ton être, rassure-la.

NEZ (Problèmes au)

BLOCAGE PHYSIQUE

Le nez a trois fonctions principales : 1) la muqueuse nasale assure l'humidification et le réchauffement de l'air, ce qui est absolument nécessaire pour que les échanges gazeux puissent s'effectuer normalement; 2) la muqueuse nasale assume également la défense des voies respiratoires, car elle filtre les particules étrangères; 3) le nez est l'organe et le siège de l'odorat.

Les problèmes au nez les plus courants sont ceux qui empêchent de respirer facilement par le nez et qu'on appelle communément avoir le *nez bouché*. Je ne parlerai pas ici des problèmes de grosseur du nez, car celui-ci, contribuant énormément à l'harmonie du visage, cause souvent des problèmes d'ordre esthétique. Ce genre de problème est vécu surtout par les personnes qui sont davantage préoccupées par le *paraître* au détriment de l'*être*.

Si le problème concerne un enfant qui souffre d'ADÉNOÏDES, tu peux t'y référer en plus.

CAUSES ÉMOTIONNELLES (désirs bloqués)

Comme le nez est le premier organe utilisé pour aspirer l'air, donc aspirer la vie, un problème de nez bouché ou une difficulté à respirer par le nez a un lien direct avec la difficulté de sentir la vie véritablement. Voici ce que ce problème peut t'indiquer.

- Tu te coupes de ton *senti* par peur de souffrir ou de sentir la souffrance de quelqu'un que tu aimes.

- Tu ne *peux plus sentir* quelqu'un, quelque chose ou une situation dans ta vie. Tu as quelqu'un *dans le nez*.

- Il se peut aussi que tu trouves que quelqu'un ou une situation *ne sente pas bon*. Tu es méfiant et anxieux.

- Il est intéressant également de constater que les problèmes au nez (comme le rhume) se manifestent beaucoup plus pendant l'hiver où nous devons côtoyer les gens de plus près, car nous vivons plus à l'intérieur. Cela indique une difficulté d'adaptation sociale.

CAUSES MENTALES (peurs et croyances)

Lorsque ce problème t'affecte, pose-toi la question suivante : « *Qui ou quoi ne puis-je sentir en ce moment?* » Le fait de croire qu'en ne sentant plus rien t'évitera d'avoir à faire face à ce qui se passe n'arrange rien. Vérifie ce qui te fait le plus peur dans cette situation. Selon mes observations, les personnes qui s'empêchent le plus de sentir sont celles qui souffrent de rejet et d'injustice. Regarde la situation présente avec plus d'amour, c'est-à-dire avec plus d'acceptation et de compassion plutôt qu'à travers ton ego qui critique et qui voudrait changer une personne ou une situation, de façon à te donner raison.

Si tu es du genre à souvent vivre ce problème, tu es certainement une personne très sensible qui veut bloquer cette sensibilité par peur de vivre trop d'émotions. Tu as intérêt à bien utiliser ta capacité de sentir et à accueillir cette sensibilité, ce qui aidera à développer davantage ta capacité d'aimer. Elle peut aussi te permettre de mieux aider ceux qui t'entourent. Par contre, il est important que tu apprennes à ne plus te sentir responsable du bonheur des autres et des résultats de leurs expériences.

Tu reçois le message qu'il est temps que tu te permettes de sentir davantage et de laisser ta sensibilité s'exprimer. En saisissant la différence entre la sensibilité et les émotions, tu feras ainsi une meilleure utilisation de tout ton potentiel et tu aspireras la vie dans sa totalité.

BESOIN ET MESSAGE SPIRITUEL

Ton grand besoin est de t'AIMER, d'accepter tes peurs du moment. Prends le temps de trouver ce dont tu as PEUR POUR TOI dans cette situation. Ton Dieu intérieur t'invite à accueillir cette peur qui te pousse à agir ainsi, en te rappelant que tout est temporaire. Il te dit d'accueillir tes limites actuelles et de reconnaître davantage ta propre valeur. Ce n'est qu'après t'être accueilli dans tes peurs et tes limites que tu pourras te diriger vers ce que tu veux vraiment. Souviens-toi que cette partie en toi qui a peur est convaincue de te protéger. Si tu te sens capable d'assumer les conséquences de vivre selon les besoins de ton être, rassure-la.

NODULES

Les nodules sont de petites formations sous la peau qui, à la palpation, sont perçues comme des petits nœuds, des petites saillies plus ou moins dures, élastiques et mobiles.

Réfère-toi à KYSTE ou EXCROISSANCE.

NUQUE (Mal à la)

Réfère-toi à COU.

OBÉSITÉ

BLOCAGE PHYSIQUE

On définit l'obésité comme une surcharge pondérale de l'organisme, par accumulation excessive de graisses de réserve dans le tissu adipeux. L'obésité est considérée un problème lorsque la personne obèse court un risque de santé certain, du fait de l'importance de son excès de poids.

CAUSES ÉMOTIONNELLES (désirs bloqués)

Il peut y avoir plusieurs causes déterminantes à la base de l'obésité. Voici celles qui peuvent te concerner.

- Si ton corps devient de plus en plus rond en prenant du poids, c'est signe que tu as vécu de l'humiliation étant jeune, ce qui a été considéré honteux pour toi. Tu souffres encore de la peur d'avoir honte, de faire honte à quelqu'un ou que quelqu'un te fasse honte. Tu associes fréquemment être humilié (te sentir abaissé) et avoir honte (vouloir te cacher).

- Tu es du genre à faire des mains et des pieds pour rendre heureux les gens qui t'entourent. Autant tu veux rendre les autres heureux pour être digne d'être aimé, autant tu as de la difficulté à reconnaître tes vrais besoins.

- Tu te sens donc souvent pris entre deux personnes, et ce, depuis longtemps. C'est de là que vient l'expression « *se sentir pris en sand-wich* ».

- Tu essaies de te protéger contre ceux qui t'en demandent trop, car ayant de la difficulté à dire non, tu as tendance à tout prendre sur ton dos.

- Se peut-il que tu aies pris beaucoup de poids pour ne plus être désirable pour l'autre sexe, soit par peur d'être abusé, donc dégradé et humilié? Les gens avec la blessure d'humiliation sont des personnes très sensuelles, mais qui se privent très souvent de sexe par peur de déborder et d'avoir honte.

- Tu veux prendre ta place dans la vie, mais tu te sens mal de le faire. Tu ne t'aperçois pas que, malgré tout, tu en prends déjà beaucoup (et je ne parle pas que physiquement).

CAUSES MENTALES (peurs et croyances)

J'ai pu observer qu'il semble très difficile à une personne obèse de se regarder vraiment à cause de sa grande sensibilité. Es-tu capable de bien regarder chaque partie de ton corps dans un miroir? La capacité de regarder ton corps physique a un lien avec ta capacité de regarder au-delà du physique, c'est-à-dire en toi, pour découvrir la cause derrière ton surplus de poids. C'est la raison pour laquelle il est possible que tu résistes à ce que tu lis dans cette description. Je te suggère donc de la relire à plusieurs reprises et d'y aller à ton rythme.

Le fait d'avoir vécu de l'humiliation étant jeune t'a amené à vouloir te protéger et ainsi décider de ne plus te faire avoir. Par cette décision, tu as voulu à tout prix être une bonne personne et c'est pour cela que tu en prends autant sur ton dos. Il est grand temps que tu acceptes de recevoir sans croire que tu *prends* quelque chose de l'autre et que tu devras le lui remettre plus tard. Je te suggère, à la fin de chaque journée, de faire une rétrospective et de noter chaque incident qui peut avoir un lien avec la honte et l'humiliation. Ensuite, demande-toi si c'est vraiment vrai que cela est honteux. Vérifie avec d'autres personnes.

Aussi, prends l'habitude de te demander : « *Qu'est-ce que je veux vraiment?* », avant de dire oui à toutes les demandes extérieures et avant d'offrir tes services. L'amour et l'estime que te portent les autres ne diminueront pas. Au contraire, ils apprécieront le fait que tu te respectes et que tu prennes ta place. Il est vrai que tu seras toujours une personne serviable, mais il s'agit pour toi d'apprendre à le faire tout en écoutant tes besoins.

Deviens donc conscient de la personne formidable et importante que tu es. Tu as le droit d'écouter tes vrais besoins, surtout ceux d'ordre physique et sensuel, avant ceux des autres et de prendre toute la place que tu veux. Il revient à chacun de nous de respecter et de faire respecter notre espace.

BESOIN ET MESSAGE SPIRITUEL

Ton grand besoin est de t'AIMER, d'accepter tes peurs du moment. Prends le temps de trouver ce dont tu as PEUR POUR TOI dans cette situation. Ton Dieu intérieur t'invite à accueillir cette peur qui

te pousse à agir ainsi, en te rappelant que tout est temporaire. Il te dit d'accueillir tes limites actuelles et de reconnaître davantage ta propre valeur. Ce n'est qu'après t'être accueilli dans tes peurs et tes limites que tu pourras te diriger vers ce que tu veux vraiment. Souviens-toi que cette partie en toi qui a peur est convaincue de te protéger. Si tu te sens capable d'assumer les conséquences de vivre selon les besoins de ton être, rassure-la.

OBSESSION

Une obsession est une idée qui s'impose à la pensée et envahit le champ de conscience d'un individu qui ne parvient plus à la chasser. L'obsession vient surtout d'idées de nature religieuse ou morale, de préoccupations d'ordre ou de précision ou encore de périls plus ou moins fondés. La personne obsédée vit aussi une très grande anxiété. Réfère-toi à NÉVROSE et à ANXIÉTÉ.

ŒDÈME

BLOCAGE PHYSIQUE

L'œdème ou ENFLURE est une accumulation de liquide dans les espaces intercellulaires. Pour qu'il y ait œdème, il doit y avoir une augmentation de 10 % du liquide. On le reconnaît par la bouffissure et habituellement par une empreinte laissée par la pression du doigt. L'œdème peut être causé par une obstruction veineuse ou par une obstruction lymphatique.

CAUSES ÉMOTIONNELLES (désirs bloqués)

Une rétention d'eau ou de liquide est le signe d'une retenue émotionnelle. Si tu es affecté par ce problème, cela indique que tu te gonfles pour te protéger. L'œdème se produit aussi lorsqu'il y a résolution ou éloignement d'un conflit; ton corps est en train de se guérir. L'utilité de la zone affectée par l'œdème t'indique dans quel domaine ta retenue a lieu. Par exemple, une jambe enflée indiquera que tu te retiens d'avancer vers un but quelconque alors que tu as trouvé une solution.

CAUSES MENTALES (peurs et croyances)

Si tu souffres d'enflure, ton corps te dit que tu te retiens par manque de confiance en tes capacités et talents et que tu te crées des barrières, des limites. Tu reçois comme message de lâcher prise et de prendre davantage de risques, en suivant ce que ton cœur te dit. Choisis ta solution plutôt que d'entretenir le conflit que tu vivais.

BESOIN ET MESSAGE SPIRITUEL

Ton grand besoin est de t'AIMER, d'accepter tes peurs du moment. Prends le temps de trouver ce dont tu as PEUR POUR TOI dans cette situation. Ton Dieu intérieur t'invite à accueillir cette peur qui te pousse à agir ainsi, en te rappelant que tout est temporaire. Il te dit d'accueillir tes limites actuelles et de reconnaître davantage ta propre valeur. Ce

n'est qu'après t'être accueilli dans tes peurs et tes limites que tu pourras te diriger vers ce que tu veux vraiment. Souviens-toi que cette partie en toi qui a peur est convaincue de te protéger. Si tu te sens capable d'assumer les conséquences de vivre selon les besoins de ton être, rassure-la.

ŒIL (Problèmes à l')

Réfère-toi à YEUX.

ŒSOPHAGE (Problèmes à l')

L'œsophage est la partie de l'appareil digestif qui relie le pharynx à l'estomac. Il traverse le cou, le thorax et le diaphragme pour s'ouvrir sur l'estomac. Les problèmes à l'œsophage peuvent être des *diverticules*, une *hernie* ou une *malformation*. Les douleurs peuvent être causées par un corps étranger qui reste pris dans l'œsophage ou par une sensation d'avoir un corps étranger à cet endroit. Comme l'œsophage se situe au début de l'appareil digestif, des problèmes à cet endroit t'indiquent une difficulté à accepter et à accueillir du nouveau dans ta vie.

Réfère-toi à BOUCHE et à ESTOMAC avec la précision que si tu es affecté d'un problème à l'œsophage, tu refuses d'accueillir le nouveau encore plus rapidement que si tu étais affecté d'un problème à l'estomac. Ton critique intérieur est très prompt, ce qui te fait te contracter quand tes désirs ne se réalisent pas.

ŒSOPHAGITE

L'œsophagite est une inflammation de l'œsophage, due le plus souvent à un reflux gastro-œsophagien. Réfère-toi à ŒSOPHAGE et à INFLAMMATION en y ajoutant une colère refoulée et que la cause de cette colère remonte sans cesse, provoquant encore plus de colère et t'empêchant d'avaler ce qui vient de se passer.

OLIGURIE

Une oligurie est une diminution du volume des urines, ayant pour conséquence une insuffisance d'élimination de nombreux déchets dont l'accumulation est toxique pour l'organisme. Réfère-toi à DÉSHYDRATATION et à REINS.

OMOPLATE (Douleurs à l')

Comme l'omoplate est un os large et plat qui relie l'ÉPAULE, la CLAVICULE et le BRAS, avoir des douleurs à cet endroit affecte en général toutes ces parties. Il est donc recommandé de te référer à la partie du corps la plus affectée par ces douleurs ainsi qu'à OS.

ONGLES (Problèmes aux)

BLOCAGE PHYSIQUE

Un ongle est une région spécialisée de la peau situé sur la face dorsale, aux extrémités des doigts de la main et du pied. L'ongle est un organe de protection. Il sert également d'instrument de précision pour saisir les objets minuscules et il permet de se gratter. Les problèmes aux ongles les plus courants sont : *se ronger les ongles,* avoir des *ongles cassants* ou un *ongle incarné.*

CAUSES ÉMOTIONNELLES (désirs bloqués)

Si tu te ronges les ongles, tu en affectes toutes les fonctions. Cela indique que tu te ronges à l'intérieur en ne te sentant pas protégé, surtout par rapport aux détails de ta vie. Ça peut provenir d'une rancune que tu vis face à un parent qui ne te protégeait pas assez, selon tes besoins et surtout tes attentes. Chaque fois que tu revis ce manque de protection avec le même parent ou par le biais d'une autre personne, tu es porté à te ronger les ongles, ce qui t'apporte un faux sentiment de sécurité et soulage ton angoisse temporairement.

Si tes ongles cassent facilement, cela indique que tu te sens coupable de ne pas être assez précis dans les détails du moment. Ta recherche de perfection dans les moindres détails te vide de ton énergie.

Tu as besoin d'apprendre à faire tes demandes et à faire plus confiance aux autres. Tu verras ainsi que tu es beaucoup mieux protégé que tu ne le crois.

Pour un ongle incarné, réfère-toi à ORTEILS.

CAUSES MENTALES (peurs et croyances)

Avec tes problèmes aux ongles, ton corps te dit que le fait de croire que tu dois tout faire seul et qu'il n'y a personne pour te protéger et t'aider dans les détails de la vie courante n'est pas bénéfique pour toi et surtout stressant. Tu dois aussi te permettre de ne pas toujours être parfait dans les moindres détails.

Si tu te ronges les ongles, il est important d'arrêter de croire que si tu te crées des situations angoissantes, les autres te protégeront davantage. Ces attentes ne peuvent que te faire vivre des émotions.

BESOIN ET MESSAGE SPIRITUEL

Ton grand besoin est de t'AIMER, d'accepter tes peurs du moment. Prends le temps de trouver ce dont tu as PEUR POUR TOI dans cette situation. Ton Dieu intérieur t'invite à accueillir cette peur qui te pousse à agir ainsi, en te rappelant que tout est temporaire. Il te dit d'accueillir tes limites actuelles et de reconnaître davantage ta propre valeur. Ce n'est qu'après t'être accueilli dans tes peurs et tes limites que tu pourras te diriger vers ce que tu veux vraiment. Souviens-toi que cette partie en toi qui a peur est convaincue de te protéger. Si tu te sens capable d'assumer les conséquences de vivre selon les besoins de ton être, rassure-la.

ONYXIS

L'onyxis est une inflammation des ongles. Réfère-toi à ONGLES en y ajoutant de la colère refoulée.

OREILLES (Problèmes aux)

BLOCAGE PHYSIQUE

Étant l'organe de l'ouïe, l'oreille aide l'humain à s'ouvrir au monde extérieur par l'écoute. Cet organe représente donc notre capacité de bien écouter pour mieux comprendre ce qui se passe à l'extérieur. Les problèmes à l'oreille externe sont les suivants : *otalgie, otite, mastoïdite, douleurs, inflammations, eczéma, surdité* ainsi que les maladies commençant par *oto* (telle *otomycose*, etc.).

L'oreille interne est le centre de l'équilibre renseignant sur la position de la tête et du corps ainsi que sur leurs déplacements dans les différents plans de l'espace. Lorsque cette fonction fait défaut, il s'ensuit le syndrome de MÉNIÈRE. Une LABYRINTHITE et l'ACOUPHÈNE sont aussi des problèmes de l'oreille interne. Tu peux t'y référer dans ce livre.

CAUSES ÉMOTIONNELLES (désirs bloqués)

Tout problème d'oreille qui t'empêche de bien entendre est causé par une ou plusieurs des attitudes suivantes. Vérifie ce qui t'appartient.

- Se peut-il que tu aies de la difficulté à écouter les autres, étant trop occupé à préparer ce que tu veux dire pour te défendre parce que tu te sens accusé facilement?

- Tu es trop dans le jugement face à ce que tu entends et tu vis beaucoup de colère intérieure (otite, mastoïdite ou autres inflammations). Tu as de la difficulté à entendre ce qui est contraire à tes attentes. Tu cherches à te boucher les oreilles pour ne plus entendre.

- Entendre une critique, même constructive, t'est probablement bien pénible, ce qui est très fréquent chez les perfectionnistes. Si c'est ton cas, il se peut que tu aies peur au point de te fermer les oreilles, croyant ainsi te protéger.

- La cause de ton problème d'ouïe peut aussi provenir du fait que tu sois une personne entêtée qui se ferme aux conseils des autres et qui tient à n'en faire qu'à sa tête.

- Les personnes qui ont peur de désobéir ont aussi des problèmes de surdité. Elles ne se donnent pas assez le droit de dévier, ayant très peur de se faire prendre en défaut.

- Il se peut, par ailleurs, que tu sois une personne tellement sensible – et qui a de la difficulté à dire non – que tu ne veux plus écouter les problèmes des autres par peur de te sentir obligé d'avoir à les régler et de ne plus avoir de temps pour toi.

- Si tu as une douleur à l'oreille sans que cela n'affecte l'ouïe, cela indique que tu te sens coupable face à ce que tu désires ou ne désires pas entendre. La douleur est un moyen inconscient de te punir.

- Si le problème est seulement d'ordre esthétique t'empêchant par exemple de porter des boucles d'oreille, ton corps te dit de te donner le droit d'aimer les parures, de ne plus te sentir coupable d'en porter.

Pour les problèmes qui se terminent en « *ite* », tu dois ajouter à ces définitions de la colère refoulée et de la culpabilité et te référer à INFLAMMATION.

POUR UN ENFANT : les otites sont de plus en plus fréquentes chez les jeunes enfants, car les enfants nouveaux ont beaucoup de difficulté à entendre les adultes leur faire la morale. Ils veulent entendre des raisons intelligentes plutôt que des raisons émotives ou mentales au *pourquoi il faut agir* ou *ne pas agir de telle façon*. Ils veulent aussi entendre des paroles cohérentes.

CAUSES MENTALES (peurs et croyances)

Si tu ne veux plus ou ne peux plus entendre ce qui se passe ou se dit autour de toi (tu en as plein les oreilles), il est grand temps que tu commences à pratiquer l'écoute avec les oreilles de ton cœur. Tu as grand intérêt à accepter que ceux avec qui tu as de la difficulté à entendre font leur possible, même si cela ne te convient pas. Ce n'est pas ce qu'ils disent qui te dérange le plus, mais plutôt ta perception de ce qu'ils disent. En reprenant confiance en toi et en acceptant l'idée qu'on ne veut pas nécessairement te faire du mal, il te sera plus facile de t'aimer davantage et de t'ouvrir à ce que les autres ont à dire.

Si tu crois que les autres t'aiment seulement lorsque tu obéis, il est important de changer cette croyance. Cette dernière te fait avoir peur d'être pris en défaut au point de te rendre sourd pour avoir une excuse de ne pas avoir obéi.

Si tu es du genre à vouloir régler la vie de tous ceux que tu aimes, il est préférable que tu apprennes à bien les écouter sans te sentir responsable de leur bonheur plutôt que de te rendre sourd pour ne plus entendre. Tu développeras ainsi de la compassion et tu favoriseras l'ouverture de ton cœur plutôt que la fermeture de tes oreilles.

En ce qui a trait aux douleurs à l'oreille, plutôt que de t'accuser, il est préférable que tu changes ta croyance. Pour cela, tu peux partager aux autres ce dont tu te sens coupable, ce qui t'aidera à vérifier si ce que tu crois est vraiment la réalité.

BESOIN ET MESSAGE SPIRITUEL

Ton grand besoin est de t'AIMER, d'accepter tes peurs du moment. Prends le temps de trouver ce dont tu as PEUR POUR TOI dans cette situation. Ton Dieu intérieur t'invite à accueillir cette peur qui te pousse à agir ainsi, en te rappelant que tout est temporaire. Il te dit d'accueillir tes limites actuelles et de reconnaître davantage ta propre valeur. Ce n'est qu'après t'être accueilli dans tes peurs et tes

limites que tu pourras te diriger vers ce que tu veux vraiment. Souviens-toi que cette partie en toi qui a peur est convaincue de te protéger. Si tu te sens capable d'assumer les conséquences de vivre selon les besoins de ton être, rassure-la.

OREILLONS

BLOCAGE PHYSIQUE

Les oreillons, aussi appelés *parotidite*, sont une maladie infectieuse, contagieuse, même épidémique, et presque toujours bénigne. Cette maladie est due à un virus de la glande salivaire. Elle se caractérise par une douleur irradiant vers l'oreille, associée à un gonflement qui donne au visage une forme de poire. Elle peut aussi gêner la mastication.

CAUSES ÉMOTIONNELLES (désirs bloqués)

Comme cette maladie a un lien avec la salive et qu'elle se manifeste en général chez les enfants, elle est une indication que l'enfant qui en souffre se sent *craché* dessus. Il se peut qu'un autre enfant lui crache effectivement dessus, mais le problème est plus fréquent lorsqu'il se sent craché dessus psychologiquement par quelqu'un d'autre qui l'empêche d'avoir ce qu'il veut, qui lui fait des reproches ou qui l'ignore. Il a donc des désirs cachés de cracher sur cette personne, mais se retient; il fait la *sourde oreille*, ce qui s'accumule en lui et cause ce gonflement. Il reçoit le message de se donner le droit d'avoir des peurs et de sentir qu'un jour il sera capable de s'aimer davantage et de prendre sa place.

CAUSES MENTALES (peurs et croyances)

Si tu es un adulte souffrant de cette maladie, tu reçois le message que tu vis une situation qui te rappelle quelque chose vécu étant jeune et qui te blesse encore. Tu continues à te comporter comme l'enfant que tu étais. Cette situation te donne donc l'occasion de réaliser que si tu as le sentiment que quelqu'un te crache dessus, c'est que tu le laisses te cracher dessus. Tu peux donc utiliser cette situation pour t'affirmer et arrêter de te sentir inférieur. Prends conscience que l'autre a aussi peur que toi. Reconnais la peur en lui, aie de la compassion pour lui et avoue-lui ce qui se passe en toi. L'autre est là pour te montrer qu'à cause de ce que tu crois de toi, tu craches toi-même sur ce que tu es.

Si c'est un enfant qui souffre de cette maladie, aide-le en lui lisant ce qui est écrit plus haut et en lui expliquant qu'il a le pouvoir de se guérir comme il a eu le pouvoir de se créer cette maladie avec sa façon de penser. Réfère-toi en plus à MALADIES IN-FANTILES.

BESOIN ET MESSAGE SPIRITUEL

Ton grand besoin est de t'AIMER, d'accepter tes peurs du moment. Prends le temps de trouver ce dont tu as PEUR POUR TOI dans cette situation. Ton Dieu intérieur t'invite à accueillir cette peur qui te pousse à agir ainsi, en te rappelant que tout est temporaire. Il te dit d'accueillir tes limites actuelles

et de reconnaître davantage ta propre valeur. Ce n'est qu'après t'être accueilli dans tes peurs et tes limites que tu pourras te diriger vers ce que tu veux vraiment. Souviens-toi que cette partie en toi qui a peur est convaincue de te protéger. Si tu te sens capable d'assumer les conséquences de vivre selon les besoins de ton être, rassure-la.

ORGASME (Absence d')

BLOCAGE PHYSIQUE

La définition qui suit se rapporte à la personne qui, lors des relations sexuelles, ne réussit pas à atteindre l'orgasme, le plus haut degré du plaisir sexuel.

CAUSES ÉMOTIONNELLES (désirs bloqués)

Comme l'orgasme représente l'ouverture de tous les centres d'énergie du corps (les chakras), si tu souffres de ce blocage, cela indique que tu utilises l'absence d'orgasme pour refuser ce qui vient de l'autre. Tu as de la difficulté à t'ouvrir au *cadeau* de l'autre et surtout de la difficulté à accepter ce qui vient du sexe opposé. Tu préfères te contrôler plutôt que de t'abandonner à l'autre et de jouir de sa présence. Tu es sans doute une personne contrôlante en général. De plus, comme l'orgasme physique est synonyme de plaisir, tu dois avoir de la difficulté à t'autoriser des plaisirs dans ta vie quotidienne sans te sentir coupable.

CAUSES MENTALES (peurs et croyances)

Si tu crois punir l'autre en bloquant ton orgasme, tu fais fausse route car c'est toi-même que tu punis. L'orgasme est le moyen par excellence pour fusionner avec le sexe opposé, et surtout t'ouvrir à la fusion intérieure de tes principes féminin et masculin. De plus, une relation sexuelle est une expérience très énergisante lorsque vécue dans l'amour et le don de soi. L'orgasme physique est là pour te rappeler la grande fusion de l'âme et de l'esprit à laquelle nous aspirons tous.

Tu as grand intérêt à apprendre à lâcher prise dans ta vie, à t'abandonner davantage plutôt que croire que si tu ne contrôles pas, les autres vont te contrôler. Tu reçois en plus le message d'apprendre à t'aimer davantage et à accepter l'idée que tu mérites du plaisir dans ta vie. C'est ta responsabilité de te créer une vie plaisante et non celle des autres. Les autres ne peuvent te donner ce que tu ne peux toi-même te donner (loi spirituelle de cause à effet).

BESOIN ET MESSAGE SPIRITUEL

Ton grand besoin est de t'AIMER, d'accepter tes peurs du moment. Prends le temps de trouver ce dont tu as PEUR POUR TOI dans cette situation. Ton Dieu intérieur t'invite à accueillir cette peur qui te pousse à agir ainsi, en te rappelant que tout est temporaire. Il te dit d'accueillir tes limites actuelles et de reconnaître davantage ta propre valeur. Ce n'est qu'après t'être accueilli dans tes peurs et tes limites que tu pourras te diriger vers ce que tu veux vraiment. Souviens-toi que cette partie en toi qui a

473

peur est convaincue de te protéger. Si tu te sens capable d'assumer les conséquences de vivre selon les besoins de ton être, rassure-la.

ORGELET

BLOCAGE PHYSIQUE

L'orgelet est un abcès de la glande du cil. C'est une affection qui a tendance à récidiver, surtout chez les personnes présentant des troubles digestifs. Cet abcès est très douloureux et lorsqu'il crève, il laisse échapper du pus.

CAUSES ÉMOTIONNELLES (désirs bloqués)

Le fait d'avoir un orgelet t'indique que tu es une personne réactive qui a de la difficulté à accueillir et à accepter ce que tu vois près de toi. L'orgelet est à l'œil ce que le FEU SAUVAGE est à la lèvre. Tu es sans doute le genre de personne qui voudrait voir seulement ce qui fait ton affaire. Tu veux par conséquent contrôler ce qui se passe autour de toi. Quand tu accuses les autres de ne pas voir les choses comme toi, cela te fait vivre de la colère. Lorsque tu la retiens, elle finit par sortir sous forme d'orgelet.

Ce problème peut aussi t'indiquer que ce que tu as vu a réveillé un sentiment d'humiliation en toi. C'est le cas si tu es porté à te cacher quand tu as un orgelet, trouvant cela honteux.

CAUSES MENTALES (peurs et croyances)

Même si tu n'es pas d'accord avec ce que tu vois, sache qu'il est impossible dans la vie de tout contrôler. Tu ne peux avoir de la maîtrise que sur toi-même. Cependant, tu as le pouvoir de lâcher prise et de regarder les autres avec les yeux de ton cœur, ce qui t'aidera à accepter leur différence et à devenir plus chaleureux. Tu n'as plus à t'identifier à ce que tu vois chez les autres. Tu es ce que tu es et les autres sont ce qu'ils sont. Accepter la différence de tout un chacun est un grand acte d'amour. Ce dont ton âme a le plus besoin, c'est de développer plus de tolérance par rapport à ce que tu vois autour de toi et en toi, ce qui t'apportera plus de paix intérieure et une vision plus claire des gens autour de toi.

BESOIN ET MESSAGE SPIRITUEL

Ton grand besoin est de t'AIMER, d'accepter tes peurs du moment. Prends le temps de trouver ce dont tu as PEUR POUR TOI dans cette situation. Ton Dieu intérieur t'invite à accueillir cette peur qui te pousse à agir ainsi, en te rappelant que tout est temporaire. Il te dit d'accueillir tes limites actuelles et de reconnaître davantage ta propre valeur. Ce n'est qu'après t'être accueilli dans tes peurs et tes limites que tu pourras te diriger vers ce que tu veux vraiment. Souviens-toi que cette partie en toi qui a peur est convaincue de te protéger. Si tu te sens capable d'assumer les conséquences de vivre selon les besoins de ton être, rassure-la.

ORTEILS (Problèmes aux)

BLOCAGE PHYSIQUE

Les orteils sont le prolongement du pied et sont aussi appelés *doigts de pied*. Les problèmes aux orteils les plus connus sont : *déformation, fracture, crampes, cor (durillon), blessure* et *ongle incarné*.

CAUSES ÉMOTIONNELLES (désirs bloqués)

Comme les pieds représentent notre façon d'avancer dans la vie, les orteils représentent notre perception des détails de cet avancement. La plupart des problèmes aux orteils t'empêchant de marcher librement et avec aisance t'indiquent que tu te crées des peurs inutiles concernant ta façon d'aller de l'avant ou de percevoir ton avenir. Tu t'inquiètes surtout de détails qui t'empêchent de voir la globalité d'une situation donnée. Tu regardes trop l'arbre et ne vois plus la forêt. Tu finis par perdre contact avec tes désirs et tu te ralentis de plus en plus dans tes élans.

Généralement, l'orteil le plus affecté est le gros orteil; l'ongle incarné en est un exemple. Comme cet orteil donne la direction aux autres, un problème à celui-ci représente de la culpabilité ou du regret par rapport à la direction que tu as décidé de prendre ou encore, de la culpabilité face à la direction que tu veux prendre. Cette culpabilité ne manquera pas d'influencer ton avenir.

En ce qui concerne une FRACTURE, une CRAMPE ou un COR, lis les explications qui les concernent dans ce livre.

CAUSES MENTALES (peurs et croyances)

Accepte l'idée qu'il est tout à fait humain d'avoir peur de l'inconnu et que ce n'est que dans l'action que tu pourras vérifier ce qui est bon pour toi et ce qui ne l'est pas. En te laissant arrêter par les détails, tu continues à entretenir tes peurs et tu bloques ainsi ce que tu veux. De plus, sache que, quelle que soit ta décision face à l'avenir, avoir des regrets ne peut que développer davantage de peurs. *Il n'y a pas d'erreurs; il n'y a que des expériences* qui te serviront pour l'avenir.

Ton problème d'orteil t'envoie donc comme message de reprendre contact avec ce que tu veux vraiment pour ton avenir et de ne pas te laisser arrêter par trop de détails.

BESOIN ET MESSAGE SPIRITUEL

Ton grand besoin est de t'AIMER, d'accepter tes peurs du moment. Prends le temps de trouver ce dont tu as PEUR POUR TOI dans cette situation. Ton Dieu intérieur t'invite à accueillir cette peur qui te pousse à agir ainsi, en te rappelant que tout est temporaire. Il te dit d'accueillir tes limites actuelles et de reconnaître davantage ta propre valeur. Ce n'est qu'après t'être accueilli dans tes peurs et tes limites que tu pourras te diriger vers ce que tu veux vraiment. Souviens-toi que cette partie en toi qui a peur est convaincue de te protéger. Si tu te sens capable d'assumer les conséquences de vivre selon les besoins de ton être, rassure-la.

OS (Problèmes aux)

BLOCAGE PHYSIQUE

Les os, étant les éléments constitutifs du squelette, assurent la stabilité de la stature et participent au mouvement. Par problèmes aux os, on entend toutes les maladies qui débutent par « ostéo » (tel qu'*ostéoporose*, etc.) ainsi qu'une douleur aux os. Pour une FRACTURE, réfère-toi en plus à la définition dans ce livre.

CAUSES ÉMOTIONNELLES (désirs bloqués)

Les os, étant la partie solide du corps, représentent le soutien. Un problème aux os t'indique ce qui suit.

- Tu vis une peur de ne pas être assez soutenu ou une peur de ne pas assez bien soutenir les autres.

- Tu te dévalorises ou tu ne te sens pas assez solide pour t'occuper de ta vie par toi-même.

- Si tu te sens souvent obligé de soutenir les autres, c'est que tu as besoin que les autres soient dépendants de toi pour te sentir important. Tu as de la difficulté à y arriver par toi-même.

- Tu te dévalorises dès que tu ne te sens plus utile.

- Il est aussi probable que tu craignes l'autorité, ou une autorité en une certaine matière. Tu es porté à te dévaloriser face à l'autorité. Il est donc fort probable que tu essaies de devenir autoritaire ou contrôlant pour que personne n'ait d'autorité sur toi.

Pour les maladies commençant par « ostéo » et se terminant par « ite », tu dois en plus ajouter de la colère et te référer à INFLAMMATION.

CAUSES MENTALES (peurs et croyances)

Ton corps te dit qu'il est temps que tu te stabilises dans la vie en faisant des choses dans le monde physique qui te plaisent, sans croire que c'est égoïste. Il te dit de plus que tu as tout ce qu'il faut pour créer ta propre stabilité sans croire que tu dois dépendre des autres pour te sentir aimé.

Tu n'as plus besoin de croire que tu es *trop* ou *pas assez* ceci ou cela pour être une personne importante. Permets-toi de te valoriser à travers ce que tu es et non à travers les résultats des autres, de ceux que tu aimes. Face à l'autorité, sache que ce n'est pas parce que quelqu'un est une autorité dans un domaine particulier que cette personne *vaut* plus que toi. Prends plutôt contact avec les domaines où tu pourrais en montrer aux autres. Tout un chacun a des talents. Si tu ne peux t'en trouver, je te suggère de le demander à ceux qui te connaissent bien.

En résumé le message dont tu as le plus besoin, c'est de croire davantage en toi et de te sentir plus solide face à toi-même, en reconnaissant que tu as beaucoup plus de puissance que tu ne le crois.

BESOIN ET MESSAGE SPIRITUEL

Ton grand besoin est de t'AIMER, d'accepter tes peurs du moment. Prends le temps de trouver ce dont tu as PEUR POUR TOI dans cette situation. Ton Dieu intérieur t'invite à accueillir cette peur qui te pousse à agir ainsi, en te rappelant que tout est temporaire. Il te dit d'accueillir tes limites actuelles et de reconnaître davantage ta propre valeur. Ce n'est qu'après t'être accueilli dans tes peurs et tes limites que tu pourras te diriger vers ce que tu veux vraiment. Souviens-toi que cette partie en toi qui a peur est convaincue de te protéger. Si tu te sens capable d'assumer les conséquences de vivre selon les besoins de ton être, rassure-la.

OSLER (Maladie d')

Cette maladie est une endocardite (partie interne du cœur) infectieuse. Comme elle est valvulaire et accompagnée de fièvre, réfère-toi à CŒUR et à FIÈVRE.

OSTÉOPOROSE

Réfère-toi à OS en y ajoutant que l'ostéoporose indique que tu laisses ta blessure de rejet prendre trop d'importance.

OTALGIE

Une otalgie est une douleur ressentie au niveau de l'oreille. Réfère-toi à OREILLES et à DOULEUR.

OTITE

Une otite est un processus infectieux au niveau de l'oreille externe ou de l'oreille moyenne. Réfère-toi à OREILLES et à INFLAMMATION en y ajoutant de la colère refoulée et de la culpabilité.

OVAIRES (Problèmes aux)

BLOCAGE PHYSIQUE

Les deux ovaires sont les glandes sexuelles de la femme (à l'opposé des testicules chez l'homme) qui sécrètent les hormones sexuelles féminines et forment les ovules à féconder. Les problèmes inhérents à l'ovaire sont les *douleurs, l'inflammation (ovarite), le cancer* et *l'ablation*.

CAUSES ÉMOTIONNELLES (désirs bloqués)

Les ovaires sont les glandes qui relient le corps physique de la femme à son chakra (centre d'énergie) sacré. Ce chakra est relié à l'énergie du *pouvoir de créer* chez la femme. Les deux fonctions des ovaires, la reproduction (créer un enfant) et la féminité sont affectées chez la femme qui souffre à un ou aux deux ovaires.

Le fait d'avoir un problème aux ovaires attire ton attention sur le fait que tu n'es pas assez en contact avec ton pouvoir de créer. Tu es trop dans le *je ne suis pas capable*. Tu t'inquiètes facilement quand vient le temps pour toi de créer quelque chose par toi-même, surtout parce que tu es une femme. Tu peux même avoir de la difficulté à commencer quelque chose. Tu ne fais pas assez confiance à tes idées et à ton intuition féminine.

CAUSES MENTALES (peurs et croyances)

Ton corps te dit qu'il est temps de commencer à croire que tu peux accomplir des choses par toi-même. Ce n'est pas parce que tu es une femme que tu peux moins. Celle qui se diminue beaucoup parce qu'elle est une femme a souvent, en plus, des problèmes de menstruation. Elle essaie trop de prouver aux hommes ce qu'elle peut faire alors qu'à l'intérieur d'elle-même, elle ne s'en croit pas si capable.

N'oublie pas que pour créer un enfant, ça prend un homme et une femme. Il en est ainsi pour toi : pour créer ta vie, ça prend le pouvoir de ton homme intérieur et de ta femme intérieure. En sachant que tu peux faire confiance au pouvoir créateur de ton homme intérieur, tu pourras ainsi donner du pouvoir à ta femme intérieure pour créer à sa guise. Pour y arriver, tu dois te faire confiance ainsi qu'aux hommes dans ta vie.

BESOIN ET MESSAGE SPIRITUEL

Ton grand besoin est de t'AIMER, d'accepter tes peurs du moment. Prends le temps de trouver ce

dont tu as PEUR POUR TOI dans cette situation. Ton Dieu intérieur t'invite à accueillir cette peur qui te pousse à agir ainsi, en te rappelant que tout est temporaire. Il te dit d'accueillir tes limites actuelles et de reconnaître davantage ta propre valeur. Ce n'est qu'après t'être accueilli dans tes peurs et tes limites que tu pourras te diriger vers ce que tu veux vraiment. Souviens-toi que cette partie en toi qui a peur est convaincue de te protéger. Si tu te sens capable d'assumer les conséquences de vivre selon les besoins de ton être, rassure-la.

OXYUROSE

Une oxyurose est une infestation de l'intestin par des vers blancs appelés oxyures. Ce sont les parasites intestinaux les plus répandus chez les enfants. Réfère-toi à PARASITES.

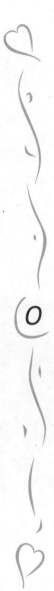

PAGET (Maladie de)

Cette maladie est une affection chronique du mamelon et de l'aréole du sein chez la femme. Il se constitue sur le sein une surface rouge suintante qui pèle, qui est croûteuse par plaques, qui saigne parfois et le mamelon est rétracté. Réfère-toi à SEINS.

PAGET (Maladie osseuse de)

Cette maladie est une ostéite déformante chronique caractérisée par une augmentation anormale du volume des os, notamment des os longs et des os de la voûte du crâne. Cette maladie s'observe surtout dans la vieillesse. Réfère-toi à OS.

PALPITATIONS

Les palpitations sont la perception par une personne de battements cardiaques qui normalement ne sont pas ressentis. Cette sensation de cœur qui saute correspond en général à des irrégularités très brèves du cœur. Réfère-toi à CŒUR en y ajoutant que ces palpitations se produisent en général lorsque la personne a de la difficulté à accepter de vivre quelque chose d'émouvant, de poignant. Elle voudrait sauter de joie ou de peur, mais ne se le permet pas.

P

PALUDISME

Le paludisme est une maladie infectieuse due à un parasite transmis par la piqûre de certains moustiques. Il est caractérisé par des frissons, de la fièvre, de l'anémie et une évolution chronique entrecoupée de rechutes. L'accès typique débute par un frisson qui dure de vingt à soixante minutes, dit accès froid, par opposition à la phase qui lui succède au cours de laquelle la température s'élève entre 40°C et 42ºC, dit accès chaud, suivie par une période de sueurs, ce qui laisse le malade épuisé. Réfère-toi à FIÈVRE et à PARASITES.

PANARIS

Un panaris est une infection due à des germes variés et responsable d'une destruction par nécrose (mort des cellules) d'une partie des doigts. Réfère-toi à DOIGTS et à ABCÈS en y ajoutant un refoulement, une lassitude d'esprit, un manque d'envie de donner un coup de main aux autres ou de travailler.

PANCARDITE

Une pancardite est une inflammation des trois tuniques du cœur, observée surtout au cours de rhumatisme articulaire aigu. Elle est déterminée par une insuffisance cardiaque avec lésions valvulaires et réaction péricardique.

Réfère-toi à CŒUR, à RHUMATISME et à IN-FLAMMATION.

PANCRÉAS

Réfère-toi soit à PANCRÉATITE, HYPOGLYCÉ-MIE, DIABÈTE ou CANCER.

PANCRÉATITE

Une pancréatite est un syndrome pouvant être dramatique qui résulte d'une inflammation du tissu pancréatique et des vaisseaux. Réfère-toi à la définition du DIABÈTE, sauf qu'au blocage émotionnel, il faut ajouter que cette maladie se manifeste quand tu viens de vivre un événement que tu as dramatisé et qui te fait vivre de vives émotions et de la colère à cause de tes trop grandes attentes. En général, la pancréatite se manifeste chez quelqu'un qui s'en fait trop pour sa famille.

Réfère-toi en plus à INFLAMMATION.

PARALYSIE

BLOCAGE PHYSIQUE

Le terme *paralysie* est utilisé pour caractériser une abolition, un arrêt de fonction soit sensitive, soit motrice.

On distingue :

· la monoplégie quand la paralysie concerne un petit groupe de muscles;
· la diplégie quand la paralysie touche les deux membres supérieurs ou inférieurs;
· la quadriplégie quand la paralysie touche les quatre membres;
· la paraplégie en cas d'atteinte de la partie inférieure du corps;
· l'hémiplégie quand la paralysie touche la moitié droite ou gauche du corps.

CAUSES ÉMOTIONNELLES (désirs bloqués)

Le fait de souffrir de paralysie t'indique que tu vis une situation jugée trop difficile pour toi et dont tu veux te sauver, c'est-à-dire fuir cette situation ou encore, fuir une personne. Cette situation te *paralyse*. C'est le moyen idéal pour te faire aider et te faire prendre en charge par quelqu'un d'autre. Ainsi, tu n'auras pas à faire face seul à la situation ou à la personne indésirable. Pour savoir dans quel domaine le problème se situe, regarde à quoi sert la partie du corps paralysée.

CAUSES MENTALES (peurs et croyances)

Si tu souffres de paralysie, il est important pour toi de réaliser qu'il n'y a que toi qui puisses te limiter. C'est toi seulement qui crois que tu ne peux pas faire face à ce qui se passe dans ta vie. Ton corps te dit que tu peux fuir si tu le veux, mais le problème, lui, demeurera. Un jour ou l'autre, tu auras à y faire face, voire même dans une autre vie, s'il le faut.

Sache que tout être humain se fait toujours arriver la solution en même temps que le problème. Lorsqu'il arrête de porter toute son attention sur le problème, il peut alors voir la solution qui est là, tout près. Il n'en tient qu'à toi de décider de croire en ton Dieu intérieur (ta puissance intérieure) qui est aussi présent pour toi que pour les autres, ce qui t'aidera à vivre pleinement les expériences auxquelles tu as à faire face.

BESOIN ET MESSAGE SPIRITUEL

Ton grand besoin est de t'AIMER, d'accepter tes peurs du moment. Prends le temps de trouver ce dont tu as PEUR POUR TOI dans cette situation. Ton Dieu intérieur t'invite à accueillir cette peur qui te pousse à agir ainsi, en te rappelant que tout est temporaire. Il te dit d'accueillir tes limites actuelles et de reconnaître davantage ta propre valeur. Ce n'est qu'après t'être accueilli dans tes peurs et tes limites que tu pourras te diriger vers ce que tu veux vraiment. Souviens-toi que cette partie en toi qui a peur est convaincue de te protéger. Si tu te sens capable d'assumer les conséquences de vivre selon les besoins de ton être, rassure-la.

PARALYSIE DE BELL

Réfère-toi à BELL.

PARANOÏA

Réfère-toi à PSYCHOSE.

PARASITES

BLOCAGE PHYSIQUE

Les parasites sont des organismes animaux ou végétaux qui vivent, de façon permanente ou temporaire, aux dépens d'une autre espèce vivante (leur hôte), mais sans la détruire.

CAUSES ÉMOTIONNELLES (désirs bloqués)

On dit que la grande majorité des gens souffrent de parasites à divers degrés, d'une façon plus ou moins nuisible. Il est intéressant de constater que nous appelons un humain un *parasite* lorsqu'il vit aux dépens des autres, alors qu'il pourrait subvenir à ses besoins.

Le fait de souffrir de parasites signifie que tu te laisses *parasiter* par les autres et surtout par leurs pensées et leur façon de vivre.

Les enfants souffrent beaucoup de parasites parce qu'ils se laissent trop envahir par le monde adulte. Ils se sentent obligés de se forcer à ne pas être eux-mêmes pour se faire aimer des adultes.

Il est aussi fréquent qu'une personne, en voyage dans un autre pays, *attrape* des parasites, ce qui est en réalité un message pour elle. Plus tu te laisses parasiter, plus tu reçois le message que tu accordes trop d'importance à des détails. Ils t'envahissent, tu leur laisses prendre trop de place.

CAUSES MENTALES (peurs et croyances)

Tu n'as pas à te forcer pour *ÊTRE* une autre personne en croyant qu'ainsi tu seras plus aimé. Tu as déjà tout ce qu'il faut pour être une personne aimable et acceptable. Respecte-toi et les autres te respecteront. Ne laisse entrer aucune pensée ou croyance inutile en toi, tout comme tu ne laisserais pas entrer n'importe qui dans ta maison. Grâce à ces parasites, ton corps te dit que personne n'a le pouvoir de te *parasiter* si tu ne le laisses pas faire. Il n'y a que toi qui puisses te laisser faire.

BESOIN ET MESSAGE SPIRITUEL

Ton grand besoin est de t'AIMER, d'accepter tes peurs du moment. Prends le temps de trouver ce dont tu as PEUR POUR TOI dans cette situation. Ton Dieu intérieur t'invite à accueillir cette peur qui te pousse à agir ainsi, en te rappelant que tout est temporaire. Il te dit d'accueillir tes limites actuelles et de reconnaître davantage ta propre valeur. Ce n'est qu'après t'être accueilli dans tes peurs et tes limites que tu pourras te diriger vers ce que tu veux vraiment. Souviens-toi que cette partie en toi qui a peur est convaincue de te protéger. Si tu te sens capable d'assumer les conséquences de vivre selon les besoins de ton être, rassure-la.

PARÉSIE

La parésie est une paralysie légère ou incomplète, se traduisant par une diminution de la force musculaire. Réfère-toi à PARALYSIE et à FAIBLESSE.

PARINAUD (Syndrome de)

Ce syndrome est une paralysie verticale du regard. Réfère-toi à PARALYSIE, en y ajoutant que le fait d'en souffrir signifie que tu ne veux pas regarder ce qui se passe. Ta façon de regarder une situation ou une personne te paralyse.

PARKINSON (Maladie de)

BLOCAGE PHYSIQUE

Les symptômes caractéristiques de cette maladie associent, dans des proportions variables : tremblement de la tête et des mains, rigidité et troubles complexes de la motricité volontaire et involontaire; visage figé; tête inclinée en avant; parole modifiée; timbre de la voix sourd et de plus en plus faible; écriture affectée et tous les gestes de la vie courante effectués avec lenteur. Les hommes en sont davantage atteints.

À NOTER : être en présence d'une trop grande quantité de métaux lourds (comme le mercure) peut aussi causer mêmes ces symptômes.

CAUSES ÉMOTIONNELLES (désirs bloqués)

Si tu es affecté par cette maladie, c'est signe que tu es une personne rigide et que tu t'es beaucoup retenu depuis longtemps pour cacher ta sensibilité, ta vulnérabilité, ton anxiété et tes peurs, surtout lorsque tu es indécis. Tu as beaucoup voulu tout contrôler et maintenant ta maladie te dit que tu es arrivé à tes limites et que tu ne peux plus tout contrôler, pour toi-même et pour les autres. Ton système nerveux est fatigué de vivre toute cette tension intérieure que tu t'es créée en gardant tout caché.

Si tu trembles, surtout des mains, il est probable que tu aurais voulu retenir quelqu'un ou quelque chose ou que tu t'en veux de ne pas secouer un proche qui ne répond pas à tes attentes.

CAUSES MENTALES (peurs et croyances)

Comme c'est une maladie qui évolue lentement, cela donne une chance à la personne atteinte de renverser le processus. Si c'est ton cas, apprends à faire plus confiance en l'Univers et aux gens en général. Révise ta notion du lâcher-prise sur les résultats obtenus par toi et les autres. La partie en toi qui croit que toi et les autres devez vous retenir pour que tout soit parfait est fatiguée. Donne-toi le droit de ne pas être parfait, d'être indécis et même de te tromper. Ainsi, il te sera plus facile d'accorder ce même droit aux autres. De plus, accepte l'idée qu'il est très humain d'avoir des peurs et que tu ne peux plus être l'homme ou la femme bionique que tu croyais devoir être.

BESOIN ET MESSAGE SPIRITUEL

Ton grand besoin est de t'AIMER, d'accepter tes peurs du moment. Prends le temps de trouver ce dont tu as PEUR POUR TOI dans cette situation. Ton Dieu intérieur t'invite à accueillir cette peur qui te pousse à agir ainsi, en te rappelant que tout est temporaire. Il te dit d'accueillir tes limites actuelles et de reconnaître davantage ta propre valeur. Ce n'est qu'après t'être accueilli dans tes peurs et tes limites que tu pourras te diriger vers ce que tu veux vraiment. Souviens-toi que cette partie en toi qui a peur est convaincue de te protéger. Si tu te sens capable d'assumer les conséquences de vivre selon les besoins de ton être, rassure-la.

PAROTIDITE

Réfère-toi à OREILLONS et à INFLAMMATION.

PAUPIÈRES (Mal aux)

BLOCAGE PHYSIQUE

Les paupières sont des organes mobiles protégeant les yeux contre les agressions extérieures (poussières, froid, lumière). Les paupières peuvent souffrir d'irritations, de gonflement ou d'eczéma.

CAUSES ÉMOTIONNELLES (désirs bloqués)

Un mal à une paupière t'indique que tu ne te protèges pas assez contre les agressions extérieures, c'est-à-dire que tu te laisses trop influencer par ce que tu vois. Il se peut aussi que tu ne te donnes pas le droit de fermer les paupières pour te reposer ou te retirer. Tu veux trop *voir à tout*.

Si tes paupières sont gonflées, cela t'indique que tu retiens trop tes larmes, que tu as de la difficulté à lâcher prise et à montrer ta peine ou ta tristesse.

CAUSES MENTALES (peurs et croyances)

Si tu souffres d'irritation, sache que c'est ta perception de ce qui se passe qui t'irrite et non pas ce qui se passe véritablement. Si tu ne peux tolérer ce qui se passe, permets-toi de te retirer, de te reposer. Cela te permettra, une fois reposé, de t'affirmer davantage et de faire tes demandes, sans pour autant vouloir contrôler les autres et t'attendre à ce qu'ils acquiescent à tes demandes. Tu as intérêt à développer plus de tolérance.

Pour l'eczéma ou autre problème de peau sur la paupière, réfère-toi en plus à ECZÉMA et à PEAU.

BESOIN ET MESSAGE SPIRITUEL

Ton grand besoin est de t'AIMER, d'accepter tes peurs du moment. Prends le temps de trouver ce dont tu as PEUR POUR TOI dans cette situation. Ton Dieu intérieur t'invite à accueillir cette peur qui te pousse à agir ainsi, en te rappelant que tout est temporaire. Il te dit d'accueillir tes limites actuelles et de reconnaître davantage ta propre valeur. Ce n'est qu'après t'être accueilli dans tes peurs et tes limites que tu pourras te diriger vers ce que tu veux vraiment. Souviens-toi que cette partie en toi qui a

peur est convaincue de te protéger. Si tu te sens capable d'assumer les conséquences de vivre selon les besoins de ton être, rassure-la.

PEAU (Problèmes de)

BLOCAGE PHYSIQUE

La peau, enveloppe extérieure du corps, est constituée par une couche profonde (le derme) et une couche superficielle (l'épiderme). Elle est donc la protection du corps et exerce un contact permanent avec le monde extérieur. Les problèmes de peau, très nombreux, sont tous mentionnés dans ce livre à leur place respective.

Pour une peau sèche, réfère-toi à ICHTYOSE. Lorsque le problème de peau te pousse à te gratter, réfère-toi en plus à DÉMANGEAISONS. Pour des ROUGEURS SUR LA PEAU, réfère-toi en plus à cette définition.

CAUSES ÉMOTIONNELLES (désirs bloqués)

La peau, en général, a une relation avec la valorisation de soi face à l'extérieur. Étant l'enveloppe du corps, elle représente l'image qu'une personne a d'elle-même. Si tu veux savoir quelle image tu as de toi-même, tu n'as qu'à décrire ta peau. Par exemple, une peau douce signifie que tu te considères comme étant une personne douce.

Si tu es affecté par un problème de peau, voici les causes probables de ce problème.

- Tu portes trop d'attention à ce que les autres peuvent penser de toi ainsi qu'à leurs jugements.

- Tu ne te permets pas assez d'être toi-même et tu te rejettes trop facilement.

- Tu te sens souvent atteint dans ton intégrité.

- Tu es aussi très sensible à ce qui se passe à l'extérieur, tu te laisses trop facilement toucher par les autres (au sens figuré).

- Tu as de la difficulté à t'aimer tel que tu es.

- Si le problème de peau est accompagné de pus, cela signifie que quelqu'un ou quelque chose *te pue au nez*, au point où tu te provoques ce problème pour t'en éloigner.

- Un problème de peau sérieux est aussi un excellent moyen d'éloigner les autres. La peau aide à prendre contact avec les autres mais elle peut aussi être un moyen pour ne pas avoir de contact.

- Il est aussi possible que tu aies tellement honte de ce que tu es ou de ce que tu pourrais être que tu refuses de t'attacher à quelqu'un d'autre, utilisant ton problème de peau comme excuse. Tu deviens intouchable.

- Tu voudrais faire *peau neuve*, c'est-à-dire changer complètement.

- Lorsque tu as tenté sans succès de te rapprocher de quelqu'un et que tu entretiens par la suite

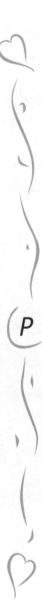

beaucoup de rancune et de haine, tu peux même te créer un cancer de la peau.

La partie affectée du corps représente le domaine dans lequel le problème est surtout vécu (ex. : un problème de peau au visage indique une peur de perdre la face). Vérifie alors dans ce livre ce que cette partie signifie.

Si le problème affecte seulement la partie superficielle de la peau (ex. VITILIGO), cela t'indique que tu vis difficilement une séparation, une perte de contact ou une perte de communication. Tu ressens ce genre de situation comme un rejet ou une rupture définitive. Tu es du genre à vouloir sauver les autres, surtout les membres du sexe opposé.

CAUSES MENTALES (peurs et croyances)

La peau étant un organe très visible pour toi et les autres, si tu as un problème à ce niveau qui paraît et te dérange, il t'indique que ta façon de penser et tes croyances à ton sujet te dérangent et que tu as peur du jugement des autres. Tu crois qu'eux seuls détiennent la vérité à ton sujet?

Pour refaire ton image de toi-même, je te suggère de prendre du temps pour noter tes belles qualités et, après en avoir fait la liste, ajoutes-en une de plus chaque jour. Demande aux autres de t'aider si tu éprouves de la difficulté.

Tu reçois un message important de te donner le droit d'avoir des faiblesses, des limites et des peurs, sans croire pour autant que tu ne vaux rien. Ta valeur vient de la qualité de ton cœur, de la personne spéciale que tu es au plus profond de toi et non de ce qui passe dans le monde physique ou de ce que les autres peuvent penser de toi.

Tu as le droit de prendre une décision pour *sauver ta propre peau* sans t'accuser, même si cette décision ne convient pas à ceux que tu aimes.

BESOIN ET MESSAGE SPIRITUEL

Ton grand besoin est de t'AIMER, d'accepter tes peurs du moment. Prends le temps de trouver ce dont tu as PEUR POUR TOI dans cette situation. Ton Dieu intérieur t'invite à accueillir cette peur qui te pousse à agir ainsi, en te rappelant que tout est temporaire. Il te dit d'accueillir tes limites actuelles et de reconnaître davantage ta propre valeur. Ce n'est qu'après t'être accueilli dans tes peurs et tes limites que tu pourras te diriger vers ce que tu veux vraiment. Souviens-toi que cette partie en toi qui a peur est convaincue de te protéger. Si tu te sens capable d'assumer les conséquences de vivre selon les besoins de ton être, rassure-la.

PELADE

BLOCAGE PHYSIQUE

La pelade est une maladie caractérisée par la chute de cheveux (ou de poils) qui laisse, par plaques arrondies, le cuir chevelu blanc et lisse. Autour, les cheveux sont aussi nombreux qu'à l'état normal. Il peut aussi y avoir une pelade totale.

CAUSES ÉMOTIONNELLES (désirs bloqués)

Comme les cheveux et les poils sont une protection additionnelle à la peau pour toutes les espèces animales et pour les hommes, le fait de perdre autant de cheveux ou de poils est une indication que tu te coupes de ta protection. Suite à un incident ou à une décision, tu ne te sens plus protégé et tu vis probablement beaucoup de peurs dont celle de ne pas t'en sortir tout seul. Tu es du genre à avoir de la difficulté à demander la protection des autres. Il se peut aussi que tu essaies souvent de protéger les autres pour cacher ta peur de ne pas être protégé.

CAUSES MENTALES (peurs et croyances)

Si tu souffres de pelade, tu reçois le message de reprendre contact avec ton être, ton *JE SUIS* et tu dois savoir que tu as toujours la protection de ton *DIEU* intérieur. De plus, avant de croire que personne ne veut te protéger ou que tu te dois de protéger les autres, il est recommandé de bien vérifier auprès de ceux qui t'entourent s'ils ont vraiment besoin de ta protection et aussi, de faire tes demandes quand tu en as besoin. Ose te permettre d'exprimer tes peurs. Réfère-toi en plus à CHEVEUX.

BESOIN ET MESSAGE SPIRITUEL

Ton grand besoin est de t'AIMER, d'accepter tes peurs du moment. Prends le temps de trouver ce dont tu as PEUR POUR TOI dans cette situation. Ton Dieu intérieur t'invite à accueillir cette peur qui te pousse à agir ainsi, en te rappelant que tout est temporaire. Il te dit d'accueillir tes limites actuelles

et de reconnaître davantage ta propre valeur. Ce n'est qu'après t'être accueilli dans tes peurs et tes limites que tu pourras te diriger vers ce que tu veux vraiment. Souviens-toi que cette partie en toi qui a peur est convaincue de te protéger. Si tu te sens capable d'assumer les conséquences de vivre selon les besoins de ton être, rassure-la.

PELLAGRE

La pellagre est une maladie due à une déficience de la vitamine B, caractérisée par des lésions de la peau, l'inflammation des muqueuses de la bouche et divers troubles digestifs et nerveux.

Réfère-toi à PEAU et à BOUCHE en y ajoutant de la colère.

PELLICULES

Une pellicule est une squame sur le cuir chevelu (une lamelle qui se détache de la peau). Il peut s'agir de squames fines et poudreuses ou de squames grasses et grossières.

Réfère-toi à PEAU et à CHEVEUX.

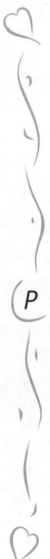

PÉNIS (Problèmes au)

BLOCAGE PHYSIQUE

Le pénis est à l'homme ce que le vagin est à la femme. C'est l'organe copulateur de l'homme, c'est-à-dire l'organe qui lui permet de s'unir à la femme et d'atteindre un orgasme. Les problèmes les plus connus qui peuvent survenir au pénis sont des *démangeaisons,* de l'*impuissance*, l'*éjaculation précoce*, une *malformation*, une *tumeur* ou un *kyste*. Réfère-toi aux descriptions de ces problèmes qui sont dans ce livre, en prenant en considération ce qui suit.

CAUSES ÉMOTIONNELLES (désirs bloqués)

Les problèmes qui empêchent un homme de faire l'amour lui rappellent qu'il désire faire l'amour mais qu'il se bloque, en général d'une façon inconsciente. Si c'est ton cas, soit que tu te sentes coupable ou qu'une peur t'en empêche. Il se peut aussi que tu ne crois pas mériter de te faire plaisir, et ce, pas seulement au plan sexuel. Comme l'énergie sexuelle est l'énergie nécessaire pour créer un enfant, elle est aussi un symbole de la capacité d'une personne à créer sa vie. Ce message peut aussi t'indiquer que tu vis de la peur ou de la culpabilité à vouloir créer ta vie telle que tu la veux.

CAUSES MENTALES (peurs et croyances)

Si tu vis ce problème, ton corps te dit de te donner le droit de faire l'amour et d'en jouir et que les peurs ou les culpabilités qui t'habitent – qui viennent probablement de croyances familiales – ne te sont plus utiles. Tout ce que tu as pu apprendre concernant la sexualité n'est pas nécessairement vrai pour toi. L'acte sexuel est un merveilleux moyen de communication et d'expression de ton amour envers la personne aimée. Apprends à utiliser ton pénis avec amour et il se fera un plaisir de reprendre ses fonctions naturelles.

Tu reçois en plus un message de ton âme qu'il est grand temps que tu t'apprécies davantage et que tu te permettes d'avoir du plaisir, non seulement dans ta vie sexuelle, mais dans tous les domaines de ta vie. Tu as tout ce qu'il faut pour créer ce que tu veux; tu n'as qu'à décider de créer et te donner le droit d'utiliser ton pouvoir créateur.

BESOIN ET MESSAGE SPIRITUEL

Ton grand besoin est de t'AIMER, d'accepter tes peurs du moment. Prends le temps de trouver ce dont tu as PEUR POUR TOI dans cette situation. Ton Dieu intérieur t'invite à accueillir cette peur qui te pousse à agir ainsi, en te rappelant que tout est temporaire. Il te dit d'accueillir tes limites actuelles et de reconnaître davantage ta propre valeur. Ce n'est qu'après t'être accueilli dans tes peurs et tes limites que tu pourras te diriger vers ce que tu veux vraiment. Souviens-toi que cette partie en toi qui a peur est convaincue de te protéger. Si tu te sens capable d'assumer les conséquences de vivre selon les besoins de ton être, rassure-la.

PERFORATION

BLOCAGE PHYSIQUE

Une perforation est une partie du corps qui est transpercée, percée ou traversée de petits trous.

CAUSES ÉMOTIONNELLES (désirs bloqués)

Si tu souffres d'un problème de perforation, il est probable que tu te sentes transpercé par une situation, un incident ou une autre personne. As-tu l'impression que quelqu'un veut t'enlever un morceau, une partie de toi?

CAUSES MENTALES (peurs et croyances)

Par ce message, ton corps te dit de regarder la réalité d'un autre œil et de vérifier autour de toi si ce que tu crois est vraiment la réalité. Tu es sûrement une personne très sensible et tu prends les choses et les gens trop à cœur. Ce ne sont pas les autres qui t'envahissent, mais bien toi qui te laisses envahir. En changeant ta façon de penser, tu pourras vérifier que les autres n'ont pas nécessairement les intentions que tu leur prêtes.

BESOIN ET MESSAGE SPIRITUEL

Ton grand besoin est de t'AIMER, d'accepter tes peurs du moment. Prends le temps de trouver ce dont tu as PEUR POUR TOI dans cette situation. Ton Dieu intérieur t'invite à accueillir cette peur qui te pousse à agir ainsi, en te rappelant que tout est temporaire. Il te dit d'accueillir tes limites actuelles

et de reconnaître davantage ta propre valeur. Ce n'est qu'après t'être accueilli dans tes peurs et tes limites que tu pourras te diriger vers ce que tu veux vraiment. Souviens-toi que cette partie en toi qui a peur est convaincue de te protéger. Si tu te sens capable d'assumer les conséquences de vivre selon les besoins de ton être, rassure-la.

PÉRICARDITE

Une péricardite est une inflammation aiguë ou chronique du péricarde, sac fibroséreux enveloppant le cœur. Réfère-toi à CŒUR et à INFLAMMATION, en y ajoutant de la colère refoulée.

PÉRITONITE

BLOCAGE PHYSIQUE

Une péritonite est une inflammation du péritoine, membrane tapissant la cavité abdominale. Un signe de péritonite est une douleur toujours présente, très intense, voire même atroce. La douleur ressemble à *un coup de poignard*. D'abord localisée, la douleur se diffuse rapidement à travers tout l'abdomen. Elle peut être accompagnée par des vomissements, des intestins qui ne fonctionnent pas normalement, un pouls accéléré et de la fièvre. Une contracture abdominale se retrouve lors de l'examen physique.

CAUSES ÉMOTIONNELLES (désirs bloqués)

Cette maladie indique une colère refoulée et de la culpabilité. Si tu souffres de ce problème, vérifie ce qui pourrait te concerner dans les causes probables listées ci-dessous.

- Tu vis une situation comme un *coup de poignard*, une agression.

- Tu retiens trop ta colère en toi.

- Tu es une personne très sensible, mais tu t'empêches de sentir à cause de ta rigidité. Tu cherches plutôt à te faire croire que tout s'arrangera, ne voulant pas montrer que tu es touché par ce qui se passe.

- Tu veux te montrer brave, courageux. Très souvent, tu ne veux même pas savoir que tu vis beaucoup de peurs.

- Tu vis de la colère et de la culpabilité envers toi-même parce que tu t'en veux de ne pas pouvoir changer une situation que tu considères invivable.

CAUSES MENTALES (peurs et croyances)

Tu dois arrêter de croire que de montrer ou de reconnaître tes peurs signifie que tu passeras pour un faible. Ton corps te dit qu'il est temps de montrer ta vulnérabilité et d'arrêter de t'en demander autant. Tu n'as plus besoin de te punir et de te faire mal en faisant semblant que tu es une personne bionique (qui peut tout). Tu es humain et c'est en acceptant cet état que tu pourras te faire aider et passer à travers la situation que tu vis plus facilement. Avec cette maladie, tu reçois le message très important d'avoir plus de tolérance envers toi-même et d'apprendre à accepter tes limites.

Réfère-toi en plus à INFLAMMATION.

BESOIN ET MESSAGE SPIRITUEL

Ton grand besoin est de t'AIMER, d'accepter tes peurs du moment. Prends le temps de trouver ce dont tu as PEUR POUR TOI dans cette situation. Ton Dieu intérieur t'invite à accueillir cette peur qui te pousse à agir ainsi, en te rappelant que tout est temporaire. Il te dit d'accueillir tes limites actuelles et de reconnaître davantage ta propre valeur. Ce n'est qu'après t'être accueilli dans tes peurs et tes limites que tu pourras te diriger vers ce que tu veux vraiment. Souviens-toi que cette partie en toi qui a peur est convaincue de te protéger. Si tu te sens capable d'assumer les conséquences de vivre selon les besoins de ton être, rassure-la.

PERTES BLANCHES

Réfère-toi à LEUCORRHÉE.

PETIT MAL

Réfère-toi à ÉPILEPSIE.

PHARYNGITE

La pharyngite est une inflammation du pharynx, le conduit entre les fosses nasales et le larynx. Ses parois musculaires sont responsables de la progression du bol alimentaire, de la bouche vers l'œsophage. Le pharynx joue également un rôle important dans la phonation et dans l'audition. Réfère-toi à GORGE et à INFLAMMATION, en y ajoutant de la colère refoulée.

PHLÉBITE

La phlébite est une inflammation de la paroi d'une veine, associée à la formation d'un caillot à l'intérieur de cette veine. En général, la localisation initiale du caillot se fait au niveau des veines du pied, du mollet ou de la cuisse. Réfère-toi à JAMBE, à THROMBOSE et à INFLAMMATION, en y ajoutant que tu te fais du mauvais sang, c'est-à-dire que tu t'inquiètes, tu te tourmentes dans les moments d'incertitude et d'attente, ce qui te fait vivre beaucoup de colère, surtout envers toi-même.

PHOBIE

Réfère-toi à NÉVROSE.

PICOTE

Réfère-toi à VARICELLE.

PIED (Problèmes au)

BLOCAGE PHYSIQUE

Les pieds sont les extrémités des jambes qui permettent à celles-ci d'avancer. Les problèmes aux pieds sont tellement nombreux que la podologie est devenue une spécialité.

Lorsque le problème concerne un des os du pied, réfère-toi à OS (PROBLÈME AUX), en plus de ce qui suit.

CAUSES ÉMOTIONNELLES (désirs bloqués)

Comme les pieds sont le moyen par lequel les jambes peuvent avancer, ils représentent le moyen utilisé pour aller de l'avant dans la vie. Avoir des problèmes aux pieds t'indique ce qui suit. Vérifie ce qui t'appartient.

- Tu as de la difficulté à trouver les moyens nécessaires pour avancer.

- Tu as l'impression de faire du surplace, de ne pas pouvoir avancer, de piétiner.

- Il se peut de plus que tu veuilles fuir et que tu ne sois pas assez ancré dans le monde physique.

- Si tes pieds font plus mal au repos que dans l'action, cela dénote en général qu'il t'est difficile de t'autoriser à t'arrêter pour te reposer.

- Se peut-il que tu veuilles aller trop vite ou en faire trop pour arriver à tes buts?

- Il est aussi probable que tu te valorises trop d'après tes performances alors que tu as davantage besoin de te valoriser pour ce que tu es.

CAUSES MENTALES (peurs et croyances)

Ce sont tes peurs qui te font vivre ce problème. Il est aussi possible que tu te laisses arrêter par les autres. Ton indécision quant à la direction à prendre n'est plus bénéfique pour toi. Un mal de pied peut aussi se produire chez une personne qui accepte mal ou qui a peur d'une *mise à pied*, c'est-à-dire de perdre son emploi. Tu reçois le message d'être plus conscient de la réalité plutôt que d'écouter tes peurs.

Vas-y, fonce, n'hésite pas à prendre les moyens que tu juges nécessaires pour avancer. Ne te laisse pas *marcher sur les pieds* par quelqu'un d'autre. Cela te donnera l'occasion de vivre différentes expériences et de découvrir tes talents cachés. Sens-toi supporté et la vie te supportera.

Tes pieds sont très importants pour ton corps physique : ils le supportent et t'aident à avancer dans la vie. Ils te disent que tu dois avancer allègrement, dans la joie et le lâcher-prise. De plus, tes pieds sont en contact direct et constant avec la Terre qui, symboliquement, représente notre mère nourricière. Un problème aux pieds t'indique donc que tu dois demeurer bien ancré à la réalité du *ici et maintenant*, en faisant davantage confiance à l'Univers et à ton intuition.

BESOIN ET MESSAGE SPIRITUEL

Ton grand besoin est de t'AIMER, d'accepter tes peurs du moment. Prends le temps de trouver ce dont tu as PEUR POUR TOI dans cette situation. Ton Dieu intérieur t'invite à accueillir cette peur qui te pousse à agir ainsi, en te rappelant que tout est temporaire. Il te dit d'accueillir tes limites actuelles et de reconnaître davantage ta propre valeur. Ce n'est qu'après t'être accueilli dans tes peurs et tes limites que tu pourras te diriger vers ce que tu veux vraiment. Souviens-toi que cette partie en toi qui a peur est convaincue de te protéger. Si tu te sens capable d'assumer les conséquences de vivre selon les besoins de ton être, rassure-la.

PIERRES AUX REINS

Réfère-toi à CALCULS et à REINS.

PILOSITÉ

BLOCAGE PHYSIQUE

Souffrir de pilosité signifie une présence de poils sur une région du corps de façon excessive.

CAUSES ÉMOTIONNELLES (désirs bloqués)

Comme se sont seulement les femmes affectées qui se plaignent d'avoir ce genre de problème (les hommes l'acceptent mieux), cette définition s'adresse plutôt à elles.

Si tu vis ce problème, il est fort possible que tu vives de la honte et que tu désires cacher les parties de ton corps qui ont trop de poils. Si c'est le cas, prends le temps de faire le lien entre la honte et la partie du corps affectée. Par exemple, si c'est ton visage qui est affecté, tu aurais honte de ce que les autres peuvent voir de toi. Si ce sont tes bras, tu aurais honte de ce que tes bras font ou ne font pas.

CAUSES MENTALES (peurs et croyances)

Deviens consciente que la pilosité attire davantage l'attention sur ta partie masculine. As-tu peur que les gens voient la femme en toi? Tu le désires ardemment, mais tu t'attires une situation qui t'en empêche. Cela indique que ta peur est plus grande que ton désir. Tu as intérêt à apprendre à aimer davantage la femme en toi et à arrêter de la renier. Le moyen idéal (et le plus rapide) pour y parvenir est d'accepter ta mère telle qu'elle est. Se peut-il que tu aies eu honte de ta mère? Le fait de te réconcilier avec elle fera ressortir davantage la femme en toi.

BESOIN ET MESSAGE SPIRITUEL

Ton grand besoin est de t'AIMER, d'accepter tes peurs du moment. Prends le temps de trouver ce dont tu as PEUR POUR TOI dans cette situation.

Ton Dieu intérieur t'invite à accueillir cette peur qui te pousse à agir ainsi, en te rappelant que tout est temporaire. Il te dit d'accueillir tes limites actuelles et de reconnaître davantage ta propre valeur. Ce n'est qu'après t'être accueilli dans tes peurs et tes limites que tu pourras te diriger vers ce que tu veux vraiment. Souviens-toi que cette partie en toi qui a peur est convaincue de te protéger. Si tu te sens capable d'assumer les conséquences de vivre selon les besoins de ton être, rassure-la.

PINÉALE (Problèmes de la GLANDE)

Réfère-toi à ÉPIPHYSE.

PIPI AU LIT

Réfère-toi à ÉNURÉSIE.

PIQÛRES

Une piqûre, soit par un insecte ou un objet piquant (aiguille), est la sensation produite par ce qui brûle et démange.

Réfère-toi à BRÛLURE et à DÉMANGEAISONS.

PITUITAIRE (Problèmes de la GLANDE)

Réfère-toi à HYPOPHYSE.

PLAQUETTES (Diminution de)

Les plaquettes sont de petites cellules, de deux à trois microns de diamètre, sans noyau, de formes très diverses, ayant pour rôle la coagulation du sang lorsqu'il y a saignement. Lorsqu'il y a diminution de ces plaquettes, il est plus difficile d'arrêter le saignement. Réfère-toi à HÉMORRAGIE.

PLEURÉSIE

Une pleurésie est une inflammation aiguë ou chronique de la plèvre (enveloppe séreuse recouvrant les poumons). Elle se traduit par les symptômes suivants : une douleur thoracique, c'est-à-dire comme un point sur le côté, une toux sèche, quinteuse et douloureuse, de la difficulté à respirer, de la fièvre et l'accélération des battements du cœur.

Réfère-toi à POUMONS en y ajoutant du mécontentement et des émotions refoulées. Si tu souffres de ce problème, tu reçois le message que tu aurais intérêt à te permettre de pleurer et de montrer tes émotions.

PNEUMONIE

La pneumonie est une maladie pulmonaire d'origine infectieuse ou virale. Elle se caractérise par un début brutal avec température élevée, un malaise général, une fatigue importante, des douleurs musculaires, des maux de tête, de la toux et des douleurs thoraciques.

Réfère-toi à POUMONS en y ajoutant qu'il a dû se produire un événement soudain dans ta vie qui a affecté ton espace et que tu as de la difficulté à accepter.

POIDS (Problèmes de)

Réfère-toi à OBÉSITÉ.

POIGNET (Problèmes au)

BLOCAGE PHYSIQUE

Le poignet est l'articulation unissant l'avant-bras à la main. Les traumatismes au niveau du poignet sont fréquents et dangereux pour une articulation aussi sensible et complexe. Les plus courants sont les DOULEURS, l'ENTORSE, la FRACTURE et le TUNNEL CARPIEN BLOQUÉ. Réfère-toi au problème en question dans ce livre en plus de ce qui suit.

CAUSES ÉMOTIONNELLES (désirs bloqués)

Comme toute articulation représente la flexibilité chez une personne, un problème au niveau du poignet veut attirer ton attention sur un manque de flexibilité dans ta façon de décider à quoi doivent servir tes mains.

Voici les différentes possibilités qui t'aideront à découvrir ce qui te nuit.

- Tu ne te donnes pas le droit d'utiliser tes mains pour faire quelque chose qui te plaît. Tu les utilises pour faire autre chose tout en essayant de prouver ta valeur ainsi.

- Quand tu fais ce qui te plaît, tu te sens coupable au lieu de jouir du moment présent.

- Tu t'en demandes beaucoup trop et tu peux même penser que tu ne mérites pas de faire un travail amusant ou facile pour toi.

- Tu travailles *à la force du poignet*, c'est-à-dire par tes seuls moyens et en faisant de grands efforts.

CAUSES MENTALES (peurs et croyances)

Ton corps te dit que ta façon de penser est trop rigide. Si tu crois que ce que tu veux faire est trop pour toi, que tu n'es pas à la hauteur de cette tâche, ton corps te dit que ce n'est pas vrai. Le contraire est aussi vrai : si tu crois que quelqu'un abuse de toi via ce que tu fais, ton corps te dit que ce n'est pas vrai non plus. Toute tâche doit être faite dans l'amour et non dans la peur, la culpabilité ou avec des attentes.

Si c'est la peur de te tromper qui t'empêche de faire ce qui te plaît, je te rappelle que dans la vie, il n'y a pas d'erreurs, seulement des expériences.

Si c'est le poignet droit qui est affecté, cela a un lien avec ta capacité de donner alors que le côté gauche a un lien avec ta capacité de recevoir.

Le message que tu reçois est que tu dois lâcher prise et passer à l'action dans l'amour, l'acceptation et la reconnaissance. Tu peux aussi te permettre de te faire aider ou guider.

BESOIN ET MESSAGE SPIRITUEL

Ton grand besoin est de t'AIMER, d'accepter tes peurs du moment. Prends le temps de trouver ce dont tu as PEUR POUR TOI dans cette situation. Ton Dieu intérieur t'invite à accueillir cette peur qui te pousse à agir ainsi, en te rappelant que tout est temporaire. Il te dit d'accueillir tes limites actuelles et de reconnaître davantage ta propre valeur. Ce n'est qu'après t'être accueilli dans tes peurs et tes limites que tu pourras te diriger vers ce que tu veux vraiment. Souviens-toi que cette partie en toi qui a peur est convaincue de te protéger. Si tu te sens capable d'assumer les conséquences de vivre selon les besoins de ton être, rassure-la.

POILS (Perte de)

Réfère-toi à PELADE et à CHEVEUX.

POINTS NOIRS (comédons)

Réfère-toi à BOUTONS.

POITRINE (Mal à la)

BLOCAGE PHYSIQUE

La poitrine est la partie du corps qui s'étend des épaules à l'abdomen et qui contient le cœur et les poumons. La définition qui suit s'applique seulement aux *douleurs* à la poitrine.

CAUSES ÉMOTIONNELLES (désirs bloqués)

En métaphysique, la poitrine représente la famille. Une douleur à la poitrine peut dénoter une douleur vécue, suite au désir insatisfait de te blottir contre la poitrine d'un de tes parents. Le message peut aussi venir du fait que tu te retiens de laisser quelqu'un d'autre se blottir contre ta poitrine.

Se peut-il que tu sois du genre à te *gonfler la poitrine* en te croyant indispensable dans la famille et que tu veuilles trop pour les autres?

CAUSES MENTALES (peurs et croyances)

Tu n'as plus à dépendre des autres pour ton bonheur, c'est-à-dire croire que quand les autres s'occupent de toi, c'est une preuve de leur amour. Tu es la seule personne à pouvoir te donner l'amour dont tu as besoin. Il en est ainsi avec les autres. Tu n'as donc plus à tout faire pour ta famille afin qu'ils t'aiment davantage. Tu as grand intérêt à apprendre et à appliquer la notion de responsabilité. Ainsi, tu arrêteras de te punir parce que tu te sens coupable.

Avec ces douleurs à la poitrine, ton corps te dit de t'aimer davantage et de te donner le droit d'être ce que tu es, c'est-à-dire de t'accepter avec tes défauts, tes faiblesses et tes limites.

Réfère-toi en plus à DOULEUR.

BESOIN ET MESSAGE SPIRITUEL

Ton grand besoin est de t'AIMER, d'accepter tes peurs du moment. Prends le temps de trouver ce dont tu as PEUR POUR TOI dans cette situation. Ton Dieu intérieur t'invite à accueillir cette peur qui te pousse à agir ainsi, en te rappelant que tout est temporaire. Il te dit d'accueillir tes limites actuelles et de reconnaître davantage ta propre valeur. Ce n'est qu'après t'être accueilli dans tes peurs et tes limites que tu pourras te diriger vers ce que tu veux vraiment. Souviens-toi que cette partie en toi qui a peur est convaincue de te protéger. Si tu te sens capable d'assumer les conséquences de vivre selon les besoins de ton être, rassure-la.

POLIOMYÉLITE

La poliomyélite est une maladie infectieuse due à un virus. C'est une affection redoutable à cause de ses possibilités de paralysies aux membres, accompagnées de séquelles fonctionnelles, ainsi que de ses éventuelles paralysies respiratoires.

Si les membres sont atteints, réfère-toi à PARALYSIE et si c'est plutôt une paralysie respiratoire, réfère-toi à POUMONS en prenant en considération que le mot polio en grec ancien signifie « gris ». Si tu es atteint de cette maladie, il est probable que tu te sentes sale, souillé à l'intérieur, ce qui te cause un grand désespoir. Réfère-toi aussi à INFLAMMATION.

POLYPE

Un polype désigne une petite tumeur ou une tuméfaction bénigne. Réfère-toi à KYSTE.

POTT (Mal de)

Cette maladie est une forme de tuberculose, localisée aux vertèbres. Elle commence par un pincement discal non spécifique. Ensuite, le disque est atteint, sa destruction pouvant être partielle ou aboutir rapidement à une fonte discale complète. Le processus gagne ensuite le corps vertébral.

Réfère-toi à TUBERCULOSE et à DOS.

POUCE (Mal au)

Réfère-toi à DOIGTS.

POUMONS (Problèmes aux)

BLOCAGE PHYSIQUE

Les poumons sont les principaux organes de la respiration, car c'est à leur niveau que se font les échanges gazeux entre l'air et le sang (transformation du sang veineux en sang artériel). Ils approvisionnent donc l'organisme en oxygène, carburant des cellules, et ils éliminent le gaz carbonique, déchet de la combustion de ces cellules. Les problèmes aux poumons sont très nombreux et incluent tous les problèmes respiratoires.

CAUSES ÉMOTIONNELLES (désirs bloqués)

Les poumons ont un lien direct avec la vie, le désir de vivre, la capacité de bien vivre, car les poumons apportent l'oxygène aux cellules, donc la vie au corps humain. Un problème aux poumons est indicatif d'un mal de vivre. Voici les causes d'un problème aux poumons qui peuvent te concerner.

- Tu te sens triste.

- Tu vis du désespoir ou du découragement au point de ne plus désirer vivre.

- Tu te sens étouffé par une situation ou par une personne, ce qui t'empêche d'aspirer la vie à ton goût.

- Tu as le sentiment de ne plus avoir l'espace nécessaire pour bouger afin de te sortir d'une certaine situation.

- Tu as peur de souffrir ou de voir quelqu'un d'autre souffrir.

- Tu as peur de mourir ou de voir quelqu'un d'autre mourir. Une personne qui commence à penser qu'elle serait mieux morte que vivante perd ses désirs, carburant essentiel du corps émotionnel.

- Respirer veut dire indépendance, liberté. La première inspiration nous libère de notre mère. Une difficulté à respirer indique donc une angoisse à être autonome, à te couper de ta mère ou à faire face à l'inconnu.

CAUSES MENTALES (peurs et croyances)

Comme les poumons sont parmi les organes vitaux les plus importants du corps, le problème que tu vis est un message important. Plus le problème est sérieux au plan physique, plus le message est urgent pour toi. Au lieu de dramatiser une certaine situation, prends le temps de voir le bon côté de ta vie et toutes les possibilités de bonheur qui peuvent y surgir. Toi seul peux créer ce bonheur et cette joie de vivre, en changeant tes croyances, ce qui changera ton attitude face à la vie. Reprends contact avec une vie sociale plus active.

Ton corps te dit donc d'*aspirer la vie à pleins poumons*, de recommencer à éprouver des désirs et d'apprécier la vie davantage. Tu dois réaliser que tu es le seul à posséder le pouvoir de t'enfermer, de t'étouffer ou de te laisser étouffer par ce qui t'entoure.

Prends quelques bonnes respirations plusieurs fois par jour, dehors de préférence, ce qui t'aidera non seulement au plan physique mais aussi aux plans émotionnel et mental.

BESOIN ET MESSAGE SPIRITUEL

Ton grand besoin est de t'AIMER, d'accepter tes peurs du moment. Prends le temps de trouver ce dont tu as PEUR POUR TOI dans cette situation. Ton Dieu intérieur t'invite à accueillir cette peur qui te pousse à agir ainsi, en te rappelant que tout est temporaire. Il te dit d'accueillir tes limites actuelles et de reconnaître davantage ta propre valeur. Ce n'est qu'après t'être accueilli dans tes peurs et tes limites que tu pourras te diriger vers ce que tu veux vraiment. Souviens-toi que cette partie en toi qui a peur est convaincue de te protéger. Si tu te sens capable d'assumer les conséquences de vivre selon les besoins de ton être, rassure-la.

POUX

Les poux de tête sont des petits insectes contaminant surtout les enfants. Il existe également les poux du pubis et du corps. Réfère-toi à PARASITES.

PRÉMENSTRUEL (Syndrome)

Réfère-toi à MENSTRUATION.

PRESBYTIE

BLOCAGE PHYSIQUE

La presbytie est une anomalie de la vision, le défaut d'un œil qui ne voit plus nettement les objets rapprochés en raison d'une mauvaise accommodation.

CAUSES ÉMOTIONNELLES (désirs bloqués)

Selon la science médicale, il est normal que cette mauvaise accommodation de l'œil se manifeste chez l'humain vers l'âge de quarante-cinq ans. Il est vrai que la médecine traditionnelle se base souvent sur des statistiques et des hypothèses et que, statistiquement, il y a beaucoup plus de personnes passé cet âge qui souffrent de presbytie que l'opposé. Il est intéressant de constater que le mot *accommodation*, lorsqu'on parle de l'œil, signifie *mise au point faite par l'œil dans la fonction visuelle* et que ce même mot signifie aussi *s'ajuster facilement aux personnes et aux circonstances*.

En métaphysique, on peut en déduire que si tu souffres de presbytie, tu as probablement de la difficulté à t'ajuster à ce qui se passe près de toi. Trouves-tu difficile de te regarder dans le miroir, de voir ton corps vieillir, de ne plus te trouver aussi désirable? Trouves-tu difficile de regarder ta situation familiale présente ou ta situation au travail?

CAUSES MENTALES (peurs et croyances)

Le fait de ne plus voir aussi bien de près est un message très précis de ton corps qui veut te laisser savoir que tu te laisses trop déranger par ce que tu vois près de toi. Il te dit d'arrêter de croire que parce que tu vieillis, tu as moins de capacités. Physiquement, il se peut que ton corps commence à être usé, ce qui est tout à fait naturel, mais par contre, émotionnellement et mentalement, tu prends des forces avec l'âge, grâce à la maturité et la sagesse acquises.

Il est aussi important d'arrêter d'avoir peur pour toi à cause de ce qui se passe dans ta vie en ce moment. Tu ne peux pas tout contrôler. Ton corps te dit que tu devrais avoir moins d'attentes, vivre plus dans ton moment présent et accepter ce que tu vois dans ta réalité actuelle.

Il te dit en plus que tu t'attardes probablement trop à la dimension physique; cela brouille ta vision intérieure et tu ne te vois pas avec toute la valeur que tu as et que tu as acquise au fil des années. N'oublie pas que la façon dont tu vois la vie aujourd'hui déterminera ton avenir. Ta capacité à t'ajuster facilement aux personnes et aux circonstances qui surviendront dans ta vie améliorera de beaucoup ta vision et ta qualité de vie.

BESOIN ET MESSAGE SPIRITUEL

Ton grand besoin est de t'AIMER, d'accepter tes peurs du moment. Prends le temps de trouver ce dont tu as PEUR POUR TOI dans cette situation. Ton Dieu intérieur t'invite à accueillir cette peur qui te pousse à agir ainsi, en te rappelant que tout est temporaire. Il te dit d'accueillir tes limites actuelles et de reconnaître davantage ta propre valeur. Ce n'est qu'après t'être accueilli dans tes peurs et tes

limites que tu pourras te diriger vers ce que tu veux vraiment. Souviens-toi que cette partie en toi qui a peur est convaincue de te protéger. Si tu te sens capable d'assumer les conséquences de vivre selon les besoins de ton être, rassure-la.

PRESSION (Haute ou basse)

Réfère-toi à HYPERTENSION ou BASSE PRES-SION.

PROBLÈMES CIRCULATOIRES

Réfère-toi à ARTÈRES.

PROBLÈMES RESPIRATOIRES

Réfère-toi à POUMONS.

PROLAPSUS

BLOCAGE PHYSIQUE

Un prolapsus est la descente d'un organe ou d'une partie d'organe. Les prolapsus les plus courants sont les prolapsus génitaux, en particulier utérins ainsi que la vessie, aussi appelé *descente de vessie*.

Réfère-toi à l'organe concerné en y ajoutant qu'une descente est causée par un affaiblissement des muscles ou des tissus de contention. Ce genre d'affaiblissement se retrouve chez les personnes dépendantes qui souffrent d'abandon. Ton corps te dit d'être plus ferme dans le domaine qui a un lien avec l'endroit où se situe le prolapsus.

Si cette descente crée une pression, par exemple dans le cas de la vessie, ton corps te donne comme message qu'il est temps de décompresser, car toute pression réclame un soulagement. Tu as besoin de sentir la libération du poids que tu endures depuis un certain temps.

PROSTATE (Problèmes de)

BLOCAGE PHYSIQUE

La prostate est une glande annexe de l'appareil génital de l'homme, située autour de l'urètre, sous la vessie. Cette glande sécrète un liquide qui constitue la majeure partie du sperme. Son rôle est de diluer le liquide spermatique très épais, de nourrir et de protéger les spermatozoïdes et d'assurer leur activation. Les problèmes de prostate les plus courants sont les INFLAMMATIONS, les TUMEURS et le CANCER. Tu peux te référer en plus à ces définitions si ces problèmes te concernent.

CAUSES ÉMOTIONNELLES (désirs bloqués)

Cette glande est le lien entre le corps humain et le centre d'énergie (chakra) SACRÉ qui est l'énergie du *pouvoir de créer*. Elle est donc symbolique de la puissance masculine. Les problèmes de prostate sont beaucoup plus fréquents après l'âge de cinquante ans. Si tu en souffres, c'est signe que tu te laisses déranger par une situation dans laquelle tu vis de l'impuissance, une situation que tu ne peux contrôler à ta guise. Ça peut être de l'impuissance sexuelle ou dans un autre domaine physique. Généralement, elle touche le domaine de tes relations affectives, c'est-à-dire que tu veux rendre heureux ceux que tu aimes. Tu es peut-être même devenu las de la vie.

CAUSES MENTALES (peurs et croyances)

Est-ce que tu crois qu'un homme est puissant seulement s'il peut toujours tout faire physiquement et sexuellement comme lorsqu'il était plus jeune? Si c'est le cas, ton corps te dit qu'il n'est pas bénéfique pour toi de croire à cela. Ce n'est pas réaliste. Ce sentiment d'impuissance crée très souvent une baisse de libido. Ton problème à la prostate a pour but de t'aider à reprendre contact avec ton pouvoir de créer ta vie. Il te dit d'arrêter de croire que, parce que tu prends de l'âge, tu es moins puissant et moins capable de créer du nouveau dans ta vie.

Tu reçois en plus le message que tu ne peux pas tout contrôler dans la vie et que tu ne peux pas toujours répondre aux attentes de ceux que tu aimes. L'Univers (notre Dieu intérieur) fait toujours arriver des situations dans ta vie pour t'aider à lâcher prise afin que tu puisses créer autre chose de mieux. Tu dois cesser de croire qu'en déléguant, tu perds de la valeur. Au contraire, cela s'appelle de la sagesse. Il est temps pour toi d'utiliser toutes les forces émotionnelles et mentales que tu as développées au fil des années pour créer quelque chose de nouveau et d'accepter de te laisser aider physiquement par des plus jeunes.

BESOIN ET MESSAGE SPIRITUEL

Ton grand besoin est de t'AIMER, d'accepter tes peurs du moment. Prends le temps de trouver ce dont tu as PEUR POUR TOI dans cette situation. Ton Dieu intérieur t'invite à accueillir cette peur qui te pousse à agir ainsi, en te rappelant que tout est temporaire. Il te dit d'accueillir tes limites actuelles et de reconnaître davantage ta propre valeur. Ce n'est qu'après t'être accueilli dans tes peurs et tes limites que tu pourras te diriger vers ce que tu veux vraiment. Souviens-toi que cette partie en toi qui a peur est convaincue de te protéger. Si tu te sens capable d'assumer les conséquences de vivre selon les besoins de ton être, rassure-la.

PRURIT

Réfère-toi à DÉMANGEAISONS.

PSORIASIS

Le psoriasis est une affection de la peau très fréquente que l'on peut observer à tous les âges de la vie. Il se manifeste sous forme de plaques, surtout aux zones exposées aux traumatismes, c'est-à-dire aux coudes, aux genoux, au cuir chevelu, aux paumes des mains et aux plantes des pieds. Il peut occasionnellement se propager au reste du corps. Ces plaques sont faites de lamelles accumulées les unes sur les autres. Les plaques anciennes, plus épaisses, sont blanches et s'en vont en poussière au contact des vêtements.

Réfère-toi à PEAU en y ajoutant les possibilités suivantes :

- Tu n'es pas bien dans ta peau et que tu veux faire *peau neuve*. Te reconnais-tu dans une ou plusieurs des attitudes suivantes qui t'empêcheraient d'être bien dans ta peau?

- Tu ne te sens pas reconnu pour ce que tu es.

- Tu souffres d'un problème d'identité et tu désires prendre une personnalité autre que la tienne.

- Tu as de la difficulté à accepter qui tu es dans cette vie.

Le message que tu reçois est d'accepter ce que tu es maintenant, avec toutes tes qualités, tes défauts, tes peurs, tes faiblesses, tes forces, tes talents, etc., sans avoir honte de rien et sans avoir peur de te faire rejeter.

PSYCHOSE

BLOCAGE PHYSIQUE

Une psychose est une affection mentale atteignant la globalité de l'être psychique, perturbant gravement la personnalité. Elle est caractérisée par des symptômes trahissant de façon évidente des troubles majeurs du comportement. Le sujet psychotique est prisonnier d'un univers accessible à lui seul et souffre d'un état plus ou moins accentué de dépersonnalisation. La *paranoïa* et la *schizophrénie* sont des exemples de psychoses. Différents types d'hallucinations ou de délires peuvent accompagner la psychose.

Il est important de faire la différence entre la psychose et la névrose. Le sujet atteint de névrose perçoit le caractère maladif de ses troubles alors que celui qui souffre de psychose n'est pas conscient du désordre de sa personnalité.

CAUSES ÉMOTIONNELLES (désirs bloqués)

Si tu es affecté par ce problème d'ordre mental, voici certaines attitudes qui peuvent t'aider à mieux comprendre cette affection.

- Tu n'es plus en contact avec ton *JE SUIS*.

- Tu vis de la haine face à tes deux parents.

- Tu souffres depuis ton enfance de ne pas avoir été reconnu pour ce que tu étais par tes parents ou ceux qui ont joué le rôle de parents. Tu as donc tenté d'être quelqu'un d'autre afin de te faire reconnaître.

- La psychose s'est déclenchée lorsque tu as atteint ta limite mentale de ne pas être toi-même.

- Tu fuis dans l'irréel.

- Tu as tellement voulu être diverses personnalités que tu as complètement perdu contact avec ce que tu veux être.

- Tu refuses généralement de te faire aider, préférant tenir les autres responsables de ta misère et de ta douleur, surtout les personnes du sexe opposé.

- Tu te sens presque toujours victime de tout ce qui t'arrive.

- Tu es porté à fixer ton attention sur quelque chose ou sur quelqu'un jusqu'à l'obsession.

- Tu as complètement perdu le sens de la réalité.

CAUSES MENTALES (peurs et croyances)

Si tu souffres de psychose ou de tendances psychotiques, tu dois réaliser une fois pour toutes qu'il n'y a que toi qui puisses reprendre contact avec ce que tu es et la vie telle qu'elle est. Le fait de croire que fuir dans l'irréel est bénéfique pour toi ne t'aidera jamais à te libérer de la grande détresse que tu vis. Au contraire, cette solution te crée davantage de problèmes.

Quelles que soient les souffrances vécues durant ton jeune âge, il n'est jamais trop tard pour t'en sortir. Le moyen par excellence pour y parvenir est le pardon véritable, tel que décrit à la fin de ce livre. Selon mes observations, ce moyen donne des résultats extraordinaires et durables.

Si tu lis cette description pour quelqu'un d'autre, sache que tu ne peux pas régler un problème aussi sérieux pour une autre personne, même avec toutes les meilleures intentions au monde. Tu peux lui suggérer de lire ce texte, mais sans insister. Par contre, lui parler d'amour et l'encourager à faire le pardon avec ses deux parents peut être très bénéfique. Il est préférable qu'une personne du même sexe aide la personne psychotique, surtout si c'est un cas avancé.

Réfère-toi en plus à FOLIE et à OBSESSION.

BESOIN ET MESSAGE SPIRITUEL

Ton grand besoin est de t'AIMER, d'accepter tes peurs du moment. Prends le temps de trouver ce dont tu as PEUR POUR TOI dans cette situation. Ton Dieu intérieur t'invite à accueillir cette peur qui te pousse à agir ainsi, en te rappelant que tout est temporaire. Il te dit d'accueillir tes limites actuelles et de reconnaître davantage ta propre valeur. Ce n'est qu'après t'être accueilli dans tes peurs et tes limites que tu pourras te diriger vers ce que tu veux vraiment. Souviens-toi que cette partie en toi qui a peur est convaincue de te protéger. Si tu te sens capable d'assumer les conséquences de vivre selon les besoins de ton être, rassure-la.

PSYCHOSE MANIACO-DÉPRESSIVE

Réfère-toi à PSYCHOSE et à DÉPRESSION.

PTÔSE

BLOCAGE PHYSIQUE

Une ptôse est une anomalie de position d'un organe, lequel se trouve plus bas qu'il ne devrait l'être normalement. Cette définition est valable seulement si cette position crée un problème physique. Si cette position est de naissance et qu'elle ne cause aucun inconvénient, c'est parce que c'est sa position naturelle pour cette personne, même si elle est considérée anormale par la médecine. La définition qui suit s'applique à une ptôse acquise au fil des années et non congénitale.

CAUSES ÉMOTIONNELLES (désirs bloqués)

Selon l'organe souffrant de ptôse, le corps a un message différent. Prenons l'exemple d'une femme ayant des seins bas, donc tombants : cela indique que cette femme souffre, en tant que mère, de se sentir *plus basse* que ce qu'elle désire être. C'est à chaque personne de déterminer ce qu'*être bas* signifie pour elle. Ça peut vouloir dire ne pas être ou se sentir à la hauteur des attentes des autres ou ne pas suffisamment agir selon son propre idéal, etc.

Si c'est un autre organe, fais le lien avec l'utilité de celui-ci et vérifie ce qu'il signifie dans ce livre. En général, tout affaissement se produit chez une personne dépendante qui a besoin de l'attention des autres pour se sentir aimée et plus importante.

CAUSES MENTALES (peurs et croyances)

Ce message est là pour t'aider à devenir conscient de ta valeur'et surtout, pour que tu arrêtes de te comparer aux autres ou à un idéal que tu t'es créé, t'en demandant ainsi beaucoup trop. Donne-toi le droit d'avoir des limites et si tu n'arrives pas à voir ta valeur, n'hésite pas à demander aux autres de t'aider à la reconnaître.

Cependant, ton corps t'indique que toi seul as le pouvoir de te *remonter* dans ta propre estime. Si tu demandes aux autres de t'aider, ils ne peuvent que te conseiller; ils ne peuvent pas faire le travail en profondeur à ta place. N'oublie pas que ton corps te démontre physiquement ce à quoi tu crois mentalement.

BESOIN ET MESSAGE SPIRITUEL

Ton grand besoin est de t'AIMER, d'accepter tes peurs du moment. Prends le temps de trouver ce dont tu as PEUR POUR TOI dans cette situation. Ton Dieu intérieur t'invite à accueillir cette peur qui te pousse à agir ainsi, en te rappelant que tout est temporaire. Il te dit d'accueillir tes limites actuelles, et de reconnaître davantage ta propre valeur. Ce n'est qu'après t'être accueilli dans tes peurs et tes limites que tu pourras te diriger vers ce que tu veux vraiment. Souviens-toi que cette partie en toi qui a peur est convaincue de te protéger. Si tu te sens capable d'assumer les conséquences de vivre selon les besoins de ton être, rassure-la.

PYORRHÉE DENTAIRE

Réfère-toi à GENCIVE.

RACHITISME

BLOCAGE PHYSIQUE

Le rachitisme est une maladie qui atteint l'organisme durant sa période de croissance. Cette maladie atteint les bébés et ce ralentissement de croissance est dû surtout, selon la médecine, à une carence en vitamine D.

CAUSES ÉMOTIONNELLES (désirs bloqués)

Le bébé qui souffre de rachitisme est un enfant qui souffre d'une carence affective. Ce n'est pas nécessairement un bébé ayant des parents qui ne s'occupent pas de lui. C'est plutôt un bébé aux prises avec de grands besoins affectifs. Il s'empêche de croître normalement, espérant continuer à recevoir davantage de soins, tout comme un bébé.

CAUSES MENTALES (peurs et croyances)

Si tu es le parent d'un bébé qui souffre de rachitisme, sache que, même en lui administrant la vitamine D dont il a besoin, il est important de parler au bébé. N'hésite pas à lui parler comme à un adulte. Les bébés captent notre langage d'une façon vibratoire. Dis-lui qu'il devra apprendre à devenir autonome un jour ou l'autre. S'il continue à croire qu'il sera plus aimé en devenant dépendant de l'attention des autres, il s'assure d'être amèrement déçu plus tard. Ce n'est pas en demeurant un bébé que les autres auront plus de temps pour lui. Il doit accepter le fait que ses parents, ou ceux qui jouent le rôle de parents, s'occupent de lui au meilleur de leurs connaissances et selon leurs limites et leurs capacités.

BESOIN ET MESSAGE SPIRITUEL

Le plus grand besoin de l'enfant est de s'AIMER, d'accepter ses peurs du moment. Invite cet enfant à accueillir cette peur qui le pousse à agir ainsi, en lui disant que tout est temporaire. Dis-lui d'accueillir ses limites actuelles et de reconnaître davantage sa propre valeur. Ce n'est qu'après s'être accueilli dans ses peurs et ses limites qu'il pourra se diriger vers ce qu'il veut vraiment. Ces paroles vont directement à l'âme de l'enfant qui peut facilement comprendre ce langage.

RAGE

BLOCAGE PHYSIQUE

La rage est une redoutable maladie virale de l'animal, malheureusement transmissible à l'homme par l'intermédiaire de la salive, lors d'une morsure par un animal malade. Les troubles constatés sont tous d'origine nerveuse : excitation, irritabilité, agressivité, puis paralysie.

CAUSES ÉMOTIONNELLES (désirs bloqués)

Si tu te fais mordre par un animal souffrant de rage, il est fort probable que tu vives une grande rage intérieure depuis un certain temps, suite à un incident très irritant, voire même paralysant. Tu as réussi à refouler cette rage à un tel point qu'elle t'a paralysé; tu ne peux plus fonctionner normalement dans ton quotidien alors que c'est l'opposé que tu désires. L'animal qui t'a mordu est de passage dans ta vie pour attirer ton attention sur cette rage qui te nuit beaucoup, qui t'empêche de réaliser tes désirs.

CAUSES MENTALES (peurs et croyances)

Il y a sûrement une grande peur qui t'empêche d'exprimer ta rage. Tu es possiblement du genre à très bien te contrôler, surtout pour retenir tes colères. On a dû t'enseigner, étant jeune, qu'il n'était pas bien de faire des colères. Cette rage intérieure dénote une grande douleur et une rancune envers quelqu'un qui t'irrite et que tu trouves agressant.

Cette maladie est un message important et urgent qu'il est grand temps que tu te permettes de vivre cette rage et d'arrêter de la vivre seul. Ton corps t'indique de plus que tu es rendu au bout de tes limites et que tu ne peux plus te contrôler. Aie de la compassion pour toi-même et donne-toi le droit de souffrir. Il t'est fortement suggéré de faire les étapes du pardon indiquées à la fin de ce livre.

BESOIN ET MESSAGE SPIRITUEL

Ton grand besoin est de t'AIMER, d'accepter tes peurs du moment. Prends le temps de trouver ce dont tu as PEUR POUR TOI dans cette situation. Ton Dieu intérieur t'invite à accueillir cette peur qui te pousse à agir ainsi, en te rappelant que tout est temporaire. Il te dit d'accueillir tes limites actuelles et de reconnaître davantage ta propre valeur. Ce n'est qu'après t'être accueilli dans tes peurs et tes

limites que tu pourras te diriger vers ce que tu veux vraiment. Souviens-toi que cette partie en toi qui a peur est convaincue de te protéger. Si tu te sens capable d'assumer les conséquences de vivre selon les besoins de ton être, rassure-la.

RAIDEUR ARTICULAIRE

La raideur articulaire est une diminution de la mobilité articulaire pouvant aboutir à l'ankylose. Réfère-toi à ARTICULATIONS en y ajoutant que le fait de souffrir de ce problème est une indication que tu manques de flexibilité, que tu es trop raide, surtout face à toi-même, alors que ton plus grand désir est de t'aimer, d'être plus flexible envers toi. Pour savoir dans quel domaine tu vis cette inflexibilité, réfère-toi à l'utilité de la partie du corps souffrant de raideur et vérifie la définition dans ce livre.

RATE (Problèmes à la)

BLOCAGE PHYSIQUE

La rate est un organe situé à la base du poumon gauche. La rate joue un rôle important dans la lutte contre l'infection. Elle participe également à l'épuration du sang et constitue un important réservoir de sang qui peut, en cas de besoin, libérer rapidement des globules rouges dans la circulation générale et ainsi suppléer, en partie, à une éventuelle perte de sang.

Les problèmes à la rate peuvent être des *contusions,* des *ruptures,* la *splénomégalie (grosse rate),* une *tumeur* ou un *cancer.*

CAUSES ÉMOTIONNELLES (désirs bloqués)

Voici ce qu'un problème à la rate peut signifier. Vérifie ce à quoi tu t'identifies.

- Tu te crées trop de soucis, tu vis trop d'inquiétude, au point même d'en devenir obsédé, ce qui bloque la joie dans ta vie.

- Tu t'empêches de désirer ce qui te ferait plaisir.

- Tu as perdu la force de lutter et tu te laisses emporter par le découragement.

- Tu te sens vidé, tu n'as plus de réserves pour faire face aux obstacles habituels de la vie.

- Paradoxalement, tu peux rire jusqu'à *en avoir mal à la rate.* Tu ris à l'extérieur, mais tu pleures à l'intérieur.

CAUSES MENTALES (peurs et croyances)

Tu dois arrêter de croire que la vie est un drame et que tu dois t'en faire autant. Ta rate a pour mission de voir à l'intégrité de ton sang et de combattre les infections. En étant malade, elle te dit que tu as la même mission de voir à l'intégrité de ta vie et de combattre les influences extérieures. Tu dois te permettre d'avoir des désirs. Tu as tout ce qu'il faut pour y arriver. Ton corps cherche à t'aider à reprendre contact avec ta force intérieure et ta capacité de faire face à la vie avec joie. Il ne te reste qu'à le décider et à arrêter de croire que tu n'es pas assez fort.

Pour une TUMEUR ou un CANCER, réfère-toi en plus à ces définitions.

BESOIN ET MESSAGE SPIRITUEL

Ton grand besoin est de t'AIMER, d'accepter tes peurs du moment. Prends le temps de trouver ce dont tu as PEUR POUR TOI dans cette situation. Ton Dieu intérieur t'invite à accueillir cette peur qui te pousse à agir ainsi, en te rappelant que tout est temporaire. Il te dit d'accueillir tes limites actuelles et de reconnaître davantage ta propre valeur. Ce n'est qu'après t'être accueilli dans tes peurs et tes limites que tu pourras te diriger vers ce que tu veux vraiment. Souviens-toi que cette partie en toi qui a peur est convaincue de te protéger. Si tu te sens capable d'assumer les conséquences de vivre selon les besoins de ton être, rassure-la.

RECTUM (Problèmes au)

Le rectum est le segment terminal du gros intestin donc du tube digestif. Les problèmes courants au rectum sont les suivants : HÉMORROÏDES, POLYPES, HÉMORRAGIES, TUMEUR ou CANCER. Réfère-toi à la définition du problème en question, en y ajoutant qu'il est fort probable que tu te forces trop, que tu te crées de la pression pour terminer quelque chose. Ton corps te dit de t'en demander moins, d'être plus permissif envers toi-même.

RÉGURGITATION

BLOCAGE PHYSIQUE

La régurgitation est le rejet, sans effort, du contenu de l'œsophage (en raison d'un obstacle) ou du contenu de l'estomac, dans la bouche.

CAUSES ÉMOTIONNELLES (désirs bloqués)

En général, ce genre de rejet est tout simplement une indication que ton corps n'avait pas besoin de ce que tu viens de lui donner. Par contre, il se peut qu'une régurgitation se manifeste en même temps que tu rejettes ce que tu viens de voir ou d'entendre près de toi.

CAUSES MENTALES (peurs et croyances)

Si la régurgitation est l'expression d'un rejet de ce qui se passe à l'extérieur, ton corps te donne comme message de vérifier en toi la peur du rejet qui a été réveillée par cet incident. Cette peur a probablement un lien avec ta mère, car la nourriture physique représente symboliquement la mère. Cette peur est-elle encore réelle pour toi?

BESOIN ET MESSAGE SPIRITUEL

Ton grand besoin est de t'AIMER, d'accepter tes peurs du moment. Prends le temps de trouver ce dont tu as PEUR POUR TOI dans cette situation. Ton Dieu intérieur t'invite à accueillir cette peur qui te pousse à agir ainsi, en te rappelant que tout est temporaire. Il te dit d'accueillir tes limites actuelles

et de reconnaître davantage ta propre valeur. Ce n'est qu'après t'être accueilli dans tes peurs et tes limites que tu pourras te diriger vers ce que tu veux vraiment. Souviens-toi que cette partie en toi qui a peur est convaincue de te protéger. Si tu te sens capable d'assumer les conséquences de vivre selon les besoins de ton être, rassure-la.

REINS (Problèmes aux)

BLOCAGE PHYSIQUE

Les reins sont des organes qui ont pour fonction d'éliminer les déchets azotés (urée, acide urique, pigments biliaires, etc.) et de participer activement à l'évacuation des substances étrangères, introduites dans l'organisme (médicaments et substances toxiques en particulier). Ils sont aussi et surtout les organes grâce auxquels et par lesquels s'effectuent la régulation du volume et de la pression osmotique des liquides du corps. La structure rénale est complexe et les problèmes aux reins très variés.

CAUSES ÉMOTIONNELLES (désirs bloqués)

Voici différents comportements qui peuvent nuire à la réalisation de tes désirs. Lesquels te concernent?

- Comme les reins aident à maintenir l'équilibre du volume et de la pression du liquide dans le corps, se peut-il que tu manques d'équilibre au plan émotionnel et que tu t'en fasses trop pour les autres au lieu de lâcher prise?

- L'expression *avoir les reins solides* désigne une personne qui s'assume et qui est de taille à triompher d'une épreuve. Avoir un rein malade peut donc t'indiquer que tu ne te sens pas de taille, que tu peux même te sentir impuissant, soit dans ce que tu entreprends ou avec une autre personne.

- *Avoir les reins solides* peut aussi signifier avoir beaucoup de biens, d'argent. Si ton système s'empoisonne parce que tes reins ne filtrent pas assez, se peut-il que tes biens et ton argent t'empoisonnent la vie au lieu de te la faciliter?

- Éprouves-tu souvent de l'injustice face aux situations difficiles, te portant ainsi à critiquer facilement?

- Quand tu te laisses trop influencer par les croyances des autres, en voulant trop les aider, tu manques de discernement pour toi-même. Tu as donc de la difficulté à faire le tri entre ce qui est bon ou non pour toi.

- Il est aussi probable que tu sois porté à idéaliser une situation ou une personne et que tu souffres de frustration lorsque tes attentes ne sont pas comblées.

- Il se peut que tu sois en train de devenir une victime de la vie à cause de tes attentes irréalistes envers les autres.

CAUSES MENTALES (peurs et croyances)

Plus ton problème de rein est sérieux, plus le message de ton corps est urgent et important. Ton corps veut t'aider à reprendre contact avec ta puissance intérieure et à arrêter de croire que tu ne peux pas faire face comme les autres aux situations difficiles.

Le fait de croire que la vie est injuste pour toi t'empêche de voir ta force intérieure. Cette façon de penser te porte à te comparer aux autres et à te critiquer.

Tes peurs de manquer de biens ou d'argent dans ta vie te coupent de ta grande sensibilité et te font vivre beaucoup d'émotions, ce qui t'empêche d'avoir le discernement nécessaire pour atteindre l'équilibre dans ce que tu possèdes. Tes peurs t'empêchent aussi de faire face aux situations plus difficiles puisqu'elles génèrent une activité mentale trop intense.

Tu as intérêt à regarder les choses et les personnes telles qu'elles sont, sans te créer un idéal imaginaire. Ainsi, en ayant moins d'attentes, ton sentiment d'injustice s'amoindrira.

BESOIN ET MESSAGE SPIRITUEL

Ton grand besoin est de t'AIMER, d'accepter tes peurs du moment. Prends le temps de trouver ce dont tu as PEUR POUR TOI dans cette situation. Ton Dieu intérieur t'invite à accueillir cette peur qui te pousse à agir ainsi, en te rappelant que tout est temporaire. Il te dit d'accueillir tes limites actuelles et de reconnaître davantage ta propre valeur. Ce

n'est qu'après t'être accueilli dans tes peurs et tes limites que tu pourras te diriger vers ce que tu veux vraiment. Souviens-toi que cette partie en toi qui a peur est convaincue de te protéger. Si tu te sens capable d'assumer les conséquences de vivre selon les besoins de ton être, rassure-la.

RESPIRATOIRES (problèmes)

Réfère-toi à POUMONS (problèmes aux).

RÉTENTION D'EAU

Réfère-toi à ŒDÈME.

RÉTINITE

Réfère-toi à YEUX et à INFLAMMATION.

RETT (Syndrome de)

BLOCAGE PHYSIQUE

Ce syndrome est un grave désordre neurologique, provoquant un handicap mental, associé à une infirmité motrice progressive. Jusqu'à maintenant, il n'a été observé que chez les filles et débute en général entre l'âge de six mois et deux ans.

CAUSES ÉMOTIONNELLES (désirs bloqués)

Pour l'adulte qui lit ces lignes, je te suggère de lire ce texte à la petite fille atteinte de ce syndrome. Elle comprendra les mots au plan vibratoire, même si elle ne peut le faire intellectuellement.

Comme cette maladie est progressive et que la petite fille est normale à la naissance, cette dernière, pour une raison inconnue, prend la décision qu'elle ne pourra pas faire face à la vie. Elle devient progressivement handicapée des mains et des jambes, donc entièrement dépendante. Il se peut que cette âme, avant de naître, attendait beaucoup de cette prochaine incarnation et que maintenant, elle décide qu'elle ne peut combler ses attentes. Cette enfant vit beaucoup d'insécurité, surtout matérielle et doute d'elle-même.

CAUSES MENTALES (peurs et croyances)

Dis-lui qu'elle doit accepter le fait que si elle a choisi de revenir sur cette planète, c'est parce qu'elle a des expériences à vivre et qu'elle a tout ce qu'il lui faut pour y arriver. Ce n'est qu'en vivant ses expériences qu'elle pourra devenir consciente de toutes ses capacités. Si elle ne le fait pas dans cette vie-ci, elle devra revenir pour le faire dans une autre vie.

En tant que parent de cette enfant, tu ne dois pas te culpabiliser. Cette maladie est un choix de l'enfant; elle fait partie des expériences de vie de son âme. Ton rôle en tant que parent est d'aimer cette enfant inconditionnellement, en lui donnant le droit de décider si elle veut s'en sortir ou pas. Par contre, tu peux exprimer à l'enfant ce que tu vis face à son choix. Il est aussi important que tu respectes tes propres limites. Tous ceux qui entourent cette enfant handicapée ont quelque chose à apprendre de cette expérience.

BESOIN ET MESSAGE SPIRITUEL

Le grand besoin de cette enfant est de s'AIMER, d'accepter ses peurs du moment. Elle reçoit le message d'accueillir ces peurs qui la poussent à penser et à agir ainsi, en se rappelant que tout est temporaire. Elle doit accueillir ses limites actuelles et reconnaître davantage sa propre valeur. Ce n'est qu'après s'être accueillie dans ses peurs et ses limites qu'elle pourra se diriger vers ce qu'elle veut vraiment.

RHINITE

Réfère-toi à NEZ, en y ajoutant de la colère refoulée ainsi qu'à INFLAMMATION.

RHUMATISME

Les rhumatismes, ou plus précisément les maladies rhumatismales, attaquent l'appareil articulaire. Bien que les rhumatismes associent à des degrés divers quelques caractéristiques communes (douleur, impotence fonctionnelle, raideur), on en distingue deux grandes catégories : les rhumatismes dégénératifs (voir ARTHROSE) et les rhumatismes inflammatoires (voir ARTHRITE).

RHUME

BLOCAGE PHYSIQUE

Le rhume (aussi appelé *coryza*) est une inflammation de la muqueuse nasale. Il se manifeste par un écoulement nasal, des crises d'éternuement et une obstruction nasale.

CAUSES ÉMOTIONNELLES (désirs bloqués)

Un rhume est indicatif de plusieurs choses. Voici les différentes attitudes qui peuvent en être la cause et qui te bloquent dans ta vie comme le rhume bloque tes sinus. Quelles sont les attitudes qui te parlent parmi les suivantes?

- Tu vis un trop-plein aux niveaux mental et émotionnel et tu ne sais plus où donner de la tête.

- Tu t'en fais souvent trop pour des détails.

- Tu as de la difficulté à savoir par où commencer, ce qui te fait vivre de la colère, car tu voudrais que tout soit fait avant de commencer.

- Ta confusion mentale t'empêche de bien sentir tes besoins et de bien goûter à ton moment présent.

- Tu as l'impression que quelqu'un ou une situation se *rue* sur toi.

- Le fait d'avoir le nez bouché est aussi indicatif qu'il y a une situation ou une personne que tu ne peux pas sentir en ce moment. Le rhume t'aide donc à ce que cette personne te *fiche la paix,* car cette dernière a peur d'attraper ton rhume.

- Tu t'en veux de te laisser influencer par quelqu'un d'autre et tu veux garder tes distances.

CAUSES MENTALES (peurs et croyances)

Une des grandes causes du rhume est la croyance populaire voulant qu'aussitôt qu'il y a un refroidissement, un rhume se manifeste. Plus une croyance est répandue ou populaire, plus elle a d'influence sur la société. Même si une personne est inconsciente de la plupart de ses croyances, elle se fait quand même arriver ce à quoi elle croit. Une croyance populaire dit aussi qu'on peut *attraper* le rhume de quelqu'un d'autre. Cela se manifeste seulement chez ceux qui y croient. Il est donc important de devenir conscient que tu te laisses influencer par des croyances populaires. Ainsi, la force de leur influence diminuera sur la planète. Toutefois, comme toute maladie a son utilité, le fait de te laisser influencer par une croyance populaire démontre que tu es facilement influençable dans la vie.

De plus, accuser une situation ou une personne pour ce que tu vis n'est pas non plus la solution, car en ne pouvant plus sentir cette situation ou cette personne, tu te coupes toi-même du senti dont tu as besoin pour mieux discerner tes priorités.

Le grand message du rhume est de lâcher prise, de ne pas t'en faire autant pour tout et pour rien. Tu n'as pas besoin de te couper de ton *senti* pour arriver à tout faire et à connaître tes besoins.

Comme le rhume bouche le nez, réfère-toi en plus à NEZ.

BESOIN ET MESSAGE SPIRITUEL

Ton grand besoin est de t'AIMER, d'accepter tes peurs du moment. Prends le temps de trouver ce dont tu as PEUR POUR TOI dans cette situation. Ton Dieu intérieur t'invite à accueillir cette peur qui te pousse à agir ainsi, en te rappelant que tout est temporaire. Il te dit d'accueillir tes limites actuelles et de reconnaître davantage ta propre valeur. Ce n'est qu'après t'être accueilli dans tes peurs et tes limites que tu pourras te diriger vers ce que tu veux vraiment. Souviens-toi que cette partie en toi qui a peur est convaincue de te protéger. Si tu te sens capable d'assumer les conséquences de vivre selon les besoins de ton être, rassure-la.

RHUME DES FOINS

BLOCAGE PHYSIQUE

Ce rhume périodique, dont la cause irritante extérieure est le pollen des plantes et à une durée d'environ sept à huit semaines.

CAUSES ÉMOTIONNELLES (désirs bloqués)

Ce rhume, qui revient au même moment chaque année, indique en général le réveil d'une vieille blessure vécue l'année où le rhume des foins a commencé. En effet, il s'est passé un incident difficile à vivre à ce moment-là, surtout un incident que tu n'as pas voulu sentir. Même si tu as refoulé cette blessure au plus profond de toi, chaque année, le moment où les plantes relâchent leur pollen vient stimuler à nouveau cette ancienne blessure.

CAUSES MENTALES (peurs et croyances)

Ton corps te dit qu'il est temps que tu fasses un processus de pardon. Le fait d'avoir les mêmes symptômes physiques dans ton corps, année après année, indique que tu continues à alimenter une rancune envers la personne que tu crois responsable de ta souffrance. Sache que c'est ta réaction à ce qui s'est passé et non pas cette autre personne qui est responsable de ta douleur. Seul le pardon peut arriver à transformer ce que tu vis (voir les étapes du pardon véritable à la fin de ce livre).

BESOIN ET MESSAGE SPIRITUEL

Ton grand besoin est de t'AIMER, d'accepter tes peurs du moment. Prends le temps de trouver ce dont tu as PEUR POUR TOI dans cette situation. Ton Dieu intérieur t'invite à accueillir cette peur qui te pousse à agir ainsi, en te rappelant que tout est temporaire. Il te dit d'accueillir tes limites actuelles et de reconnaître davantage ta propre valeur. Ce n'est qu'après t'être accueilli dans tes peurs et tes limites que tu pourras te diriger vers ce que tu veux vraiment. Souviens-toi que cette partie en toi qui a peur est convaincue de te protéger. Si tu te sens capable d'assumer les conséquences de vivre selon les besoins de ton être, rassure-la.

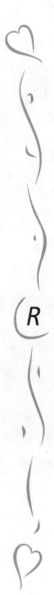

ROGER (Maladie de)

Cette maladie est une malformation cardiaque congénitale, caractérisée par un passage à faible débit du sang, du ventricule gauche vers le ventricule droit. Réfère-toi à CŒUR et à l'information sur les maladies congénitales au début de ce livre.

RONFLEMENT

BLOCAGE PHYSIQUE

Le ronflement est la respiration bruyante par la gorge et le nez qui se fait entendre pendant le sommeil.

CAUSES ÉMOTIONNELLES (désirs bloqués)

Durant le sommeil, l'humain en profite pour se libérer de ce qui s'est passé à l'état d'éveil. C'est pour cette raison que nous rêvons tous. Si tu es affecté par le ronflement, est-il possible que tu veuilles faire plus de bruit le jour, mais que tu te retiennes, soit par peur ou par inconscience de ce désir? As-tu l'impression de ne pas te faire assez entendre? Voilà pourquoi tu te reprends la nuit. Si tu n'oses pas parler ou prendre ta place le jour par peur du rejet, te rends-tu compte que tu vis quand même du rejet à cause de ton ronflement qui éloigne les autres la nuit?

CAUSES MENTALES (peurs et croyances)

Le plus important est de vérifier en quoi cela te dérange le plus de ronfler. Si c'est parce que cela éloigne les autres, le message de ton ronflement est de t'aider à devenir conscient que c'est toi-même qui te rejettes. Les autres sont là pour te montrer ce que tu te fais à toi-même.

Si c'est le fait que c'est très bruyant, avoue-le et donne-toi le droit d'avoir peur de vouloir de l'attention et d'être entendu. Sache de plus que si tu crois que les autres ne t'entendent pas, c'est parce que tu ne te crois pas assez important pour être entendu. Il se peut, de plus, que si les autres ne t'écoutent pas, ils soient simplement un reflet de ta propre incapacité d'écouter. Ton corps te dit : « *Entends les autres et les autres t'entendront. Ils prendront même plaisir à t'écouter.* »

BESOIN ET MESSAGE SPIRITUEL

Ton grand besoin est de t'AIMER, d'accepter tes peurs du moment. Prends le temps de trouver ce dont tu as PEUR POUR TOI dans cette situation. Ton Dieu intérieur t'invite à accueillir cette peur qui te pousse à agir ainsi, en te rappelant que tout est temporaire. Il te dit d'accueillir tes limites actuelles et de reconnaître davantage ta propre valeur. Ce n'est qu'après t'être accueilli dans tes peurs et tes limites que tu pourras te diriger vers ce que tu veux vraiment. Souviens-toi que cette partie en toi qui a peur est convaincue de te protéger. Si tu te sens capable d'assumer les conséquences de vivre selon les besoins de ton être, rassure-la.

RONGER LES ONGLES (Se)

Réfère-toi à ONGLES.

ROSÉOLE

La roséole est une maladie infantile qui consiste en un épisode fébrile de soixante-douze heures, suivi d'une éruption de taches roses sur le tronc et les membres, disparaissant en quarante-huit heures. Réfère-toi à MALADIES INFANTILES et à PEAU.

ROT

Réfère-toi à ÉRUCTATION.

ROUGEOLE

La rougeole est une maladie infectieuse aiguë, appartenant au groupe des fièvres éruptives, qui se déroule en quatre phases bien définies :

1) l'incubation, environ 10 jours;

2) l'invasion (fièvre, rhinite, toux et petites taches à l'extérieur des joues);

3) l'éruption qui commence à la tête et qui descend graduellement sur le reste du corps;

4) la convalescence (disparition de l'éruption et la peau pèle).

Réfère-toi à MALADIES INFANTILES, à PEAU et à FIÈVRE.

ROUGEURS SUR LA PEAU

BLOCAGE PHYSIQUE

La description qui suit se rapporte aux rougeurs sur la peau qui ne créent pas de problèmes particuliers, c'est-à-dire des rougeurs qui ne font pas mal ou qui ne créent pas de démangeaisons.

CAUSES ÉMOTIONNELLES (désirs bloqués)

Ces rougeurs t'indiquent que tu te contrôles pour montrer une certaine personnalité, au point de te sentir pris dans ce rôle, ce qui te fait réagir. Vient un moment où il faut que ça sorte. Tu dois regarder sur quelle partie du corps ces rougeurs se situent, vérifier son utilité pour savoir dans quel domaine tu te contrôles et en lire la définition dans ce livre.

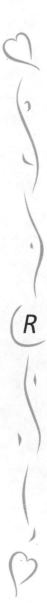

Si ton problème est de rougir très facilement au cou et au visage, une émotion de peur vécue soudainement est souvent en cause. C'est surtout la peur de ne pas répondre aux attentes des autres, c'est-à-dire ne pas avoir la personnalité désirée. Tu as aussi de la difficulté à t'accepter tel que tu es.

CAUSES MENTALES (peurs et croyances)

Si tu te reconnais comme étant une personne qui se force à être quelqu'un d'autre que toi-même, c'est probablement parce que tu as peur d'avoir honte de ne pas être l'idéal que tu t'es créé. As-tu pris le temps de vérifier si les autres ont autant d'attentes que tu le crois? De plus, ta peur du regard des autres est non réaliste et exagérée. Tu es une belle personne à regarder.

BESOIN ET MESSAGE SPIRITUEL

Ton grand besoin est de t'AIMER, d'accepter tes peurs du moment. Prends le temps de trouver ce dont tu as PEUR POUR TOI dans cette situation. Ton Dieu intérieur t'invite à accueillir cette peur qui te pousse à agir ainsi, en te rappelant que tout est temporaire. Il te dit d'accueillir tes limites actuelles et de reconnaître davantage ta propre valeur. Ce n'est qu'après t'être accueilli dans tes peurs et tes limites que tu pourras te diriger vers ce que tu veux vraiment. Souviens-toi que cette partie en toi qui a peur est convaincue de te protéger. Si tu te sens capable d'assumer les conséquences de vivre selon les besoins de ton être, rassure-la.

RUBÉOLE

La rubéole est une maladie infectieuse aiguë, contagieuse, immunisante, appartenant au groupe des fièvres éruptives. Les phases successives sont très semblables à celles de la rougeole. Réfère-toi à MALADIES INFANTILES, à PEAU et à FIÈVRE.

SAIGNEMENT

Réfère-toi à HÉMORRAGIE en prenant en considération que le message est moins fort lors d'un saignement léger.

SAIGNEMENT DE NEZ

BLOCAGE PHYSIQUE

La définition qui suit se rapporte à un saignement de nez intermittent. Si le saignement ne peut être arrêté et qu'il est très important, réfère-toi à HÉMORRAGIE.

CAUSES ÉMOTIONNELLES (désirs bloqués)

Lorsque le nez commence à saigner sans raison apparente, c'est généralement signe que tu vis une perte de joie temporaire. Ce saignement représente souvent le désir de pleurer, mais tu ne te le permets pas. Tu n'écoutes donc pas ton besoin de te libérer d'un stress émotionnel. Le saignement peut représenter un manque de joie dans une activité que tu fais et il devient ton excuse pour arrêter cette occupation ou pour avoir l'attention des autres.

CAUSES MENTALES (peurs et croyances)

Ton corps te dit qu'au lieu de croire qu'il est enfantin ou que tu paraîtrais faible de pleurer, il serait préférable que tu pleures pour te libérer. En voyant le bon côté de ton activité ou en acceptant qu'il n'est pas toujours possible de ne faire que des activités joyeuses, tu te libéreras aux plans émotionnel et mental.

BESOIN ET MESSAGE SPIRITUEL

Ton grand besoin est de t'AIMER, d'accepter tes peurs du moment. Prends le temps de trouver ce dont tu as PEUR POUR TOI dans cette situation. Ton Dieu intérieur t'invite à accueillir cette peur qui te pousse à agir ainsi, en te rappelant que tout est temporaire. Il te dit d'accueillir tes limites actuelles et de reconnaître davantage ta propre valeur. Ce n'est qu'après t'être accueilli dans tes peurs et tes limites que tu pourras te diriger vers ce que tu veux vraiment. Souviens-toi que cette partie en toi qui a peur est convaincue de te protéger. Si tu te sens capable d'assumer les conséquences de vivre selon les besoins de ton être, rassure-la.

SALIVAIRES (Problèmes aux glandes)

BLOCAGE PHYSIQUE

Les glandes salivaires sécrètent la salive, dont les rôles sont multiples et importants : elles humectent les parois de la bouche, imbibent les aliments, ce qui aide à les avaler et à former le bol alimentaire, et amorcent la digestion des amidons. Les problèmes les plus courants des glandes salivaires sont *l'hypersalivation (trop saliver), l'hyposalivation (ne pas assez saliver)* et les *oreillons*.

CAUSES ÉMOTIONNELLES (désirs bloqués)

L'expression *saliver* signifie *avoir l'eau à la bouche*, c'est-à-dire avoir un désir ardent pour quelque chose. Si tu salives trop, un ou plusieurs des comportements suivants t'appartient.

- Tu as trop de désirs.

- Tu vis de l'impatience en voulant aller trop vite pour avaler de nouvelles idées; tu ne prends pas assez de temps pour vérifier si tu en as vraiment besoin.

- Tu veux trop souvent faire plaisir aux autres ou les rendre heureux.

- Quelqu'un te met en colère et tu voudrais cracher sur cette personne; tu as besoin de beaucoup de salive pour le faire. Le fait de te retenir fait en sorte que ta salive s'accumule dans ta bouche.

- Si tu ne salives pas assez, voici ce que ça peut signifier pour toi.

- Tu es probablement une personne très suspecte qui ne veut rien avaler des autres.

- Tu as peur de te faire avoir et tu te prives ainsi de plusieurs expériences nouvelles.

- Tu as une attitude sèche qui te fait paraître plus indifférent que tu ne l'es en réalité.

- Tu te coupes souvent de tes propres désirs.

CAUSES MENTALES (peurs et croyances)

Si tu as le problème de trop saliver, ton corps te dit d'arrêter de croire que tu dois tout avaler des autres. Personne ne peut rendre une autre personne heureuse. Tu peux donner tout l'amour que tu désires aux autres, mais eux seuls peuvent décider si cela les rend heureux ou non. Ainsi, en gardant ton énergie pour t'occuper de tes propres besoins et de ton bonheur, tu ne vivras plus de colère ou d'agressivité envers les autres et tu ne désireras plus cracher sur une situation ou sur une autre personne. Il est important aussi que tu sois en contact avec tes besoins et que tu sois réaliste dans tes désirs de satisfaire ces besoins. Tu peux trouver le juste milieu.

Si tu souffres de ne pas assez saliver, ton corps veut t'aider à devenir conscient que tu dois avoir une attitude plus ouverte face aux autres et aux nouvelles idées. Permets-toi de montrer ta sensibilité et de faire confiance aux autres. Sache que de toute façon, chacun récolte ce qu'il a semé, alors laisse-toi aller à récolter de bonnes choses pour toi. Laisse-les entrer dans ta vie.

Pour les OREILLONS, voir la description dans ce livre.

BESOIN ET MESSAGE SPIRITUEL

Ton grand besoin est de t'AIMER, d'accepter tes peurs du moment. Prends le temps de trouver ce dont tu as PEUR POUR TOI dans cette situation. Ton Dieu intérieur t'invite à accueillir cette peur qui te pousse à agir ainsi, en te rappelant que tout est

temporaire. Il te dit d'accueillir tes limites actuelles et de reconnaître davantage ta propre valeur. Ce n'est qu'après t'être accueilli dans tes peurs et tes limites que tu pourras te diriger vers ce que tu veux vraiment. Souviens-toi que cette partie en toi qui a peur est convaincue de te protéger. Si tu te sens capable d'assumer les conséquences de vivre selon les besoins de ton être, rassure-la.

SALPINGITE

BLOCAGE PHYSIQUE

Une salpingite est une inflammation ou une infection d'une trompe de Fallope.

Réfère-toi à TROMPES DE L'UTÉRUS en y ajoutant de la colère vécue et refoulée. Réfère-toi aussi à INFLAMMATION.

SANG (Problèmes de)

BLOCAGE PHYSIQUE

Le sang est formé par des cellules en suspension dans un liquide appelé *plasma*. Il joue le rôle d'*intendant* du corps humain : il apporte aux tissus les éléments nutritifs provenant des poumons (l'oxygène), du tube digestif (les aliments nutritifs), de différents organes (par exemple les produits de transformation au niveau du foie). Ensuite, il *récupère*, au niveau des tissus, les déchets qui seront ensuite éliminés de l'organisme. Il joue également un rôle d'*informateur* en véhiculant les hormones. La définition suivante s'applique à tous les problèmes qui peuvent affecter la qualité du sang et ses différentes fonctions.

CAUSES ÉMOTIONNELLES (désirs bloqués)

On appelle *intendant* celui qui est chargé de bien administrer ton corps. Si tu as un problème au niveau de ton sang, voici quelques attitudes pouvant en être la cause :

- Tu as de la difficulté à bien administrer ta vie, selon tes vrais besoins. Vivre véritablement signifie vivre différentes expériences dans l'acceptation et la joie. Ne plus administrer ta vie est signe que tu dramatises trop certaines situations, ce qui t'empêche d'avoir une vision globale de ta vie.

- Tu te *fais du mauvais sang*, c'est-à-dire que tu t'inquiètes pour tout et pour tous. Tu es certainement une personne trop émotive.

- Tu t'empêches de sentir ce qui se passe dans la réalité.

- Tu as de la difficulté à te donner une bonne transfusion d'acceptation inconditionnelle face à toi-même, cette forme d'amour inconditionnel étant l'élément le plus important pour améliorer la qualité du sang.

- Une autre façon de bloquer ta sensibilité est d'avoir trop de *sang-froid* ce qui te rend froid et impassible, car tu caches bien tes sentiments.

- De plus, on peut faire un lien entre *sang* et *sans*. Tu es *sans* joie à cause d'un sentiment de manque profond de quelque chose dans ta vie.

CAUSES MENTALES (peurs et croyances)

L'importance du sang dans ton corps te donne une indication sur l'importance de bien administrer ta vie dans la JOIE et l'acceptation de ce que tu es. Ce problème est là pour te rappeler qu'il est grand temps que tu te mettes à croire en toi d'une façon différente. Tu es beaucoup plus que ce que tu crois. Deviens conscient de ta valeur, de tes vrais besoins et prends la décision que toi seul peux gérer ta vie. Au lieu de croire que tu ne peux le faire tout seul et d'attendre après les autres, fais une liste de tous tes talents, tes capacités et de ce que tu as accompli jusqu'à présent. Ainsi, tu recommenceras peu à peu à écouter tes vrais besoins, en réalisant que tu es la personne la plus importante dans ta vie, ce qui t'apportera davantage de joie. Tu es sur Terre pour ta propre évolution et non pour celle des autres. Toi seul a le pouvoir d'y voir.

BESOIN ET MESSAGE SPIRITUEL

Ton grand besoin est de t'AIMER, d'accepter tes peurs du moment. Prends le temps de trouver ce dont tu as PEUR POUR TOI dans cette situation. Ton Dieu intérieur t'invite à accueillir cette peur qui te pousse à agir ainsi, en te rappelant que tout est temporaire. Il te dit d'accueillir tes limites actuelles et de reconnaître davantage ta propre valeur. Ce n'est qu'après t'être accueilli dans tes peurs et tes limites que tu pourras te diriger vers ce que tu veux

vraiment. Souviens-toi que cette partie en toi qui a peur est convaincue de te protéger. Si tu te sens capable d'assumer les conséquences de vivre selon les besoins de ton être, rassure-la.

SCARLATINE

La scarlatine est une maladie éruptive apparaissant à la suite d'une infection. Le début, en général brutal, est marqué par une fièvre, une angine et puis en vingt-quatre heures l'éruption peut apparaître. La peau du corps au complet devient de couleur écarlate. Réfère-toi à FIÈVRE, ANGINE, PEAU et ROUGEURS SUR LA PEAU, en y ajoutant que tu vis une forte colère suite à une situation inattendue qui est arrivée brusquement dans ta vie.

SCHEUERMANN (Maladie de)

Cette maladie est une *épiphysite* douloureuse assez fréquente chez l'adolescent. Elle se manifeste par des douleurs dorsales et lombaires et après quelques mois d'évolution, une déformation apparaît : le dos devient bombé, courbé, arrondi vers l'extérieur. De plus, une raideur anormale est constatée. Réfère-toi à DOS en y ajoutant que tu essaies de te raidir, car tu as l'impression d'avoir une ou plusieurs personnes sur ton dos. Tu as intérêt à t'affirmer davantage et à reconnaître non seulement que les autres ne sont pas sur ton dos, mais que c'est toi qui les laisses te monter dessus.

SCHIZOPHRÉNIE

La schizophrénie est une psychose, c'est-à-dire une maladie mentale dont le malade n'est pas conscient (contrairement à la névrose) et caractérisée par la perte du contact avec la réalité et par des troubles plus ou moins graves de la personnalité. Réfère-toi à PSYCHOSE.

SCHÜLLER (Maladie de)

Cette maladie consiste en une *ostéoporose* circonscrite au crâne. Elle se manifeste par des douleurs crâniennes très accentuées et une difficulté à effectuer des mouvements de la tête. Réfère-toi à OS et à TÊTE.

SCIATIQUE

BLOCAGE PHYSIQUE

Une sciatique est un syndrome correspondant à l'atteinte du nerf sciatique. Ce nerf est le plus long du corps humain. Il commence dans la partie lombaire de la colonne vertébrale, traverse la fesse, la cuisse, la jambe, pour se terminer au pied. Le début d'une sciatique est souvent brutal, marqué par une douleur vive sur une partie du nerf sciatique.

CAUSES ÉMOTIONNELLES (désirs bloqués)

Souffrir de névralgie au nerf sciatique est indicatif en général d'une insécurité vécue face à ton avenir ou une peur inconsciente de manquer d'argent ou de biens matériels. J'ai bien dit *inconsciente* car j'ai pu remarquer que ce problème arrive surtout chez quelqu'un qui ne manque de rien, mais qui vivrait très difficilement si elle perdait ce qu'elle a. La douleur est encore plus vive si tu considères que tu en as déjà plus que tes proches.

Ce problème se situe donc surtout au niveau du *avoir*. Si le nerf sciatique te fait souffrir, tu es inconscient de cette insécurité, car tu es assuré de ne pas être attaché aux biens matériels.

Une douleur au nerf sciatique peut aussi t'indiquer une rancune, de l'agressivité retenue et un refus de te soumettre à une idée ou à une personne, toujours dans le domaine matériel.

CAUSES MENTALES (peurs et croyances)

Tu as certainement appris – probablement de tes parents – que ce n'est pas bien d'aimer les choses terrestres. Voilà pourquoi tu te sentirais coupable d'admettre que tu aimes l'argent et les biens matériels. Cette culpabilité t'empêche d'aller de l'avant, de foncer dans la vie et de risquer davantage. Ton corps t'envoie un grand message, car la douleur que tu vis avec cette sciatique est une indication du mal que tu te fais avec ta façon de penser. De quoi veux-tu te punir? L'intensité de ta douleur indique le degré de punition que tu crois mériter. Tu dois d'abord devenir conscient que tu es attaché aux biens matériels puis te donner le droit de l'être. Ose admettre que tu as peur de perdre ce que tu possèdes. Si c'est vraiment au-delà de tes limites de risquer davantage parce que tu as trop peur de perdre tes acquis, accepte tes limites du moment et prends la décision de passer à l'action aussitôt que tu le pourras.

De plus, il est important de cesser de croire qu'il est mal d'aimer les biens terrestres; les aimer est tout à fait humain. Le jour où tu auras assez confiance en ta capacité de créer au fur et à mesure tout ce dont tu as besoin, tu n'auras plus peur de perdre tes acquis et tu pourras te permettre de continuer à les aimer, mais sans y être attaché.

Aussi, le fait de croire qu'il est injuste d'en avoir plus que tes proches n'est pas bénéfique pour toi. Dans la vie, il n'y a que la justice divine. Nous récoltons tous ce que nous semons.

Si la sciatique t'indique que tu éprouves de la rancune envers quelqu'un. Réfère-toi aux étapes du pardon à la fin de ce livre. Le pardon te donnera plus de flexibilité et de souplesse quant aux idées des autres et à leur caractère. Tu te libéreras de l'impression d'avoir à te soumettre aux autres.

BESOIN ET MESSAGE SPIRITUEL

Ton grand besoin est de t'AIMER, d'accepter tes peurs du moment. Prends le temps de trouver ce dont tu as PEUR POUR TOI dans cette situation. Ton Dieu intérieur t'invite à accueillir cette peur qui te pousse à agir ainsi, en te rappelant que tout est

temporaire. Il te dit d'accueillir tes limites actuelles et de reconnaître davantage ta propre valeur. Ce n'est qu'après t'être accueilli dans tes peurs et tes limites que tu pourras te diriger vers ce que tu veux vraiment. Souviens-toi que cette partie en toi qui a peur est convaincue de te protéger. Si tu te sens capable d'assumer les conséquences de vivre selon les besoins de ton être, rassure-la.

SCLÉRODERMIE

La sclérodermie est une affection qui atteint surtout les femmes. Elle se reconnaît par la peau mince qui ne plisse pas et qui colle au squelette. Au niveau de la face, les paupières sont rétractées et la bouche est réduite à un trait mince. Quant aux mains, elles sont lisses et petites, et les mouvements plutôt gênés car les doigts sont très rigides. La sclérodermie peut s'étendre à tout le corps, enfermant la malade dans une cuirasse cartonnée.

Réfère-toi à SCLÉROSE EN PLAQUES et à PEAU en y ajoutant que tu reçois un message important d'arrêter de vouloir t'enfermer dans ta cuirasse. Tu as cru bon de t'endurcir parce que tu croyais qu'ainsi tu serais protégé, mais tu t'es coupée de ta sensibilité. Tu veux donner l'impression d'être une personne dure et forte alors que la tendresse en toi a très hâte de pouvoir s'exprimer. Tu as intérêt à devenir moins exigeante envers toi-même et à arrêter de tant te contrôler. Tu as surtout besoin de t'aimer plutôt que de te rejeter.

SCLÉROSE EN PLAQUES

BLOCAGE PHYSIQUE

Une sclérose est le durcissement d'un organe ou d'un tissu. La sclérose en plaques est caractérisée par l'existence de lésions multiples, disséminées dans tout le système nerveux.

CAUSES ÉMOTIONNELLES (désirs bloqués)

Souffrir de sclérose en plaques est indicatif de plusieurs comportements et attitudes. Vérifie ce à quoi tu t'identifies le plus dans ce qui suit.

- Tu es du genre à vouloir te durcir pour ne pas souffrir dans certaines situations.

- Tu manques de souplesse ce qui t'empêche de t'adapter à quelqu'un ou à une situation.

- Tu as l'impression que quelqu'un *joue avec tes nerfs* et tu vis une révolte intérieure contre cette personne.

- Ayant dépassé tes limites, tu abandonnes complètement et ne sais plus de quel côté aller.

- Tu es figé, tu as arrêté d'évoluer.

- Tu désires que quelqu'un te prenne en charge, mais tu te forces pour paraître indépendant, ne voulant pas avouer ta dépendance.

- Tu veux que tout soit parfait et tu t'en demandes beaucoup.

573

- Tu veux plaire à tout prix. Comme tu ne peux arriver seul à satisfaire cet idéal non réaliste, devenir handicapé te donne une excuse pour ne pas être aussi parfait que tu désires et ne pas avoir à plaire à tous.

- Tu as de la difficulté à accepter que ceux qui en font moins que toi en ont plus que toi.

CAUSES MENTALES (peurs et croyances)

Plus la maladie est grave et plus ton corps t'envoie un message important et urgent. Il te dit de laisser sortir ta douceur naturelle et d'arrêter de te durcir, c'est-à-dire d'être dur envers toi-même et d'avoir des pensées dures envers les autres.

Donne-toi le droit d'être dépendant au niveau affectif avant de le devenir complètement avec ta maladie. Admets que tu as peur d'*être plaqué là*. Tu n'as pas à devenir une victime de la vie pour accepter d'être dépendant.

Lâche prise, tu n'as plus besoin de t'en demander autant. Je te suggère de regarder l'idéal de personne que tu essaies d'atteindre et de réaliser que cet idéal est au-delà de tes limites. Tu n'as rien à prouver à qui que ce soit. Tu n'as plus à entretenir cette grande peur de déplaire qui t'empêche d'être toi-même. De plus, cette attitude t'empêche d'évoluer comme ton cœur le désire.

Il se peut fort bien que tu aies tellement été déçu de ton parent du même sexe que tu fais maintenant tout pour ne pas être comme lui, ce qui est trop exigeant pour toi. L'acceptation et le pardon (surtout envers toi-même pour avoir tant jugé ce parent) peuvent avoir un effet très bénéfique pour ta guérison. Je te réfère à la fin de ce livre pour les étapes du pardon.

BESOIN ET MESSAGE SPIRITUEL

Ton grand besoin est de t'AIMER, d'accepter tes peurs du moment. Prends le temps de trouver ce dont tu as PEUR POUR TOI dans cette situation. Ton Dieu intérieur t'invite à accueillir cette peur qui te pousse à agir ainsi, en te rappelant que tout est temporaire. Il te dit d'accueillir tes limites actuelles et de reconnaître davantage ta propre valeur. Ce n'est qu'après t'être accueilli dans tes peurs et tes limites que tu pourras te diriger vers ce que tu veux vraiment. Souviens-toi que cette partie en toi qui a peur est convaincue de te protéger. Si tu te sens capable d'assumer les conséquences de vivre selon les besoins de ton être, rassure-la.

SCOLIOSE

Une scoliose est une courbure anormale de la colonne vertébrale qui, au lieu d'être située à la verticale lorsque le bassin est équilibré, présente des incurvations en forme de « S ». Réfère-toi à DOS en y ajoutant que le fait de souffrir d'une scoliose est signe que tu ne te crois pas assez solide pour prendre des décisions. Tu penches trop d'un côté.

SCORBUT

BLOCAGE PHYSIQUE

Le scorbut est une maladie d'origine carentielle, due à l'absence ou à l'insuffisance de vitamine C dans le régime alimentaire. On reconnaît cette maladie par une grande lassitude, des faiblesses aux genoux, des douleurs musculaires, des lésions de la peau, des lésions buccales, des gencives gonflées qui saignent et la chute spontanée des dents.

CAUSES ÉMOTIONNELLES (désirs bloqués)

Lorsqu'il y a carence au plan physique, il y a carence au plan émotionnel. Si tu souffres de scorbut, tu reçois comme message que tu es trop dépendant des autres et que tu nécessites leur amour, leurs soins et leur attention pour te sentir aimé. Tu dois apprendre à te combler d'amour toi-même et ce que tu reçois des autres doit être considéré comme le glaçage sur ton gâteau. Tu oses rarement faire tes demandes et passer à l'action pour la manifestation de tes désirs parce que tu espères que les autres les devineront.

CAUSES MENTALES (peurs et croyances)

Le fait de souffrir de cette maladie indique qu'il est urgent de croire que tu as déjà tout ce dont tu as besoin pour te faire plaisir. En tout premier, reprends contact avec ce que tu veux et ensuite, prends la décision que tu le feras arriver toi-même. Cela ne t'empêche pas de demander de l'aide en cours de route, mais tu dois apprendre à ne plus dépendre des autres pour te décider. Une personne autonome n'est pas nécessairement une personne qui fait tout par elle-même. C'est plutôt une personne qui prend ses propres décisions et lorsque quelqu'un lui refuse son aide, elle ne s'écroule pas; elle trouve plutôt un autre moyen pour arriver à ce qu'elle veut.

BESOIN ET MESSAGE SPIRITUEL

Ton grand besoin est de t'AIMER, d'accepter tes peurs du moment. Prends le temps de trouver ce dont tu as PEUR POUR TOI dans cette situation. Ton Dieu intérieur t'invite à accueillir cette peur qui te pousse à agir ainsi, en te rappelant que tout est temporaire. Il te dit d'accueillir tes limites actuelles et de reconnaître davantage ta propre valeur. Ce n'est qu'après t'être accueilli dans tes peurs et tes limites que tu pourras te diriger vers ce que tu veux vraiment. Souviens-toi que cette partie en toi qui a peur est convaincue de te protéger. Si tu te sens capable d'assumer les conséquences de vivre selon les besoins de ton être, rassure-la.

SEINS (Problèmes aux)

BLOCAGE PHYSIQUE

Les seins sont les organes abritant les glandes responsables de la sécrétion lactée. Les problèmes aux seins les plus courants sont les *douleurs, le durcissement, les mastites, les mastoses, les kystes, les tumeurs* et *le cancer*. Pour le CANCER, s'y référer en plus.

CAUSES ÉMOTIONNELLES (désirs bloqués)

Les seins ont un lien direct avec notre façon de materner, soit nos enfants, notre famille, notre conjoint ou le monde en général. Avoir un problème à un sein, autant pour l'homme que pour la femme, a un lien avec une insécurité vécue face à bien nourrir ou protéger ceux qu'on materne. Materner signifie continuer à traiter l'autre comme s'il était un enfant encore dépendant de sa mère.

Pour une personne droitière, le sein droit a un lien avec son conjoint ou sa famille ou d'autres personnes près d'elle. Son sein gauche a plus un lien avec son enfant (ou même son enfant intérieur). Pour une gauchère, c'est l'inverse.

Si tu as un problème à un sein, voici la ou les causes émotionnelles qui peuvent te concerner.

- Tu te forces pour avoir l'air maternel, pour être un bon parent.

- Tu t''en fais trop pour ceux que tu aimes, au détriment de tes propres besoins.

- Tu leur en veux inconsciemment de ne plus avoir de temps pour toi à cause de leurs nombreuses demandes.

- Tu es très directif et contrôlant dans ta façon de materner.

- Tu maternes au point d'être trop prudent.

- Si tu es une femme et que ton problème au niveau des seins est d'ordre strictement esthétique, tu reçois le message que tu t'en fais trop pour ton image. Les seins que tu as – qu'ils soient trop petits ou trop gros – n'ont rien à voir avec la personne formidable que tu es. TU N'ES PAS TES SEINS.

CAUSES MENTALES (peurs et croyances)

En vivant un problème relié à ta façon d'être mère ou de materner, tu reçois un message à l'effet qu'un processus de pardon est à faire avec ta propre mère ou la personne qui a joué ce rôle quand tu étais jeune. Si ta façon de materner te cause un problème, il est facile d'en conclure que la façon de materner de ta mère t'a sûrement causé un problème. Au lieu de te forcer ou de te plaindre de ce que tu vis, il est temps de réaliser que tu n'es pas ici pour protéger et bien nourrir tous ceux que tu aimes.

S'ils te demandent de l'aide et que tu es en mesure d'en donner sans aller au-delà de tes limites, c'est-à-dire dans le respect de toi-même, n'hésite pas à materner, mais fais-le dans l'amour, la joie et le plaisir. Si tu ne peux pas ou ne veux pas aider, avoue-le et donne-toi le droit de ne pas pouvoir le faire pour le moment. Tes limites actuelles ne seront pas nécessairement les mêmes toute ta vie. Ton sens du devoir est trop grand, tu t'en demandes trop. Tu dois apprendre à lâcher prise de ceux que tu aimes. Ce n'est pas parce qu'ils deviennent autonomes qu'on te les arrache du sein. L'amour maternel peut demeurer sans que tu te sentes obligé de materner continuellement.

BESOIN ET MESSAGE SPIRITUEL

Ton grand besoin est de t'AIMER, d'accepter tes peurs du moment. Prends le temps de trouver ce dont tu as PEUR POUR TOI dans cette situation. Ton Dieu intérieur t'invite à accueillir cette peur qui te pousse à agir ainsi, en te rappelant que tout est temporaire. Il te dit d'accueillir tes limites actuelles et de reconnaître davantage ta propre valeur. Ce n'est qu'après t'être accueilli dans tes peurs et tes limites que tu pourras te diriger vers ce que tu veux vraiment. Souviens-toi que cette partie en toi qui a peur est convaincue de te protéger. Si tu te sens capable d'assumer les conséquences de vivre selon les besoins de ton être, rassure-la.

SÉNILITÉ

BLOCAGE PHYSIQUE

La sénilité est un état d'affaiblissement progressif de l'activité physique et psychique, tel qu'on peut l'observer au cours de la vieillesse, mais aussi dans le cas d'une activité trop intense ou prolongée. Les fonctions sensorielles, relationnelles et intellectuelles sont gravement affectées.

CAUSES ÉMOTIONNELLES (désirs bloqués)

Cet état est vécu chez la personne âgée qui veut se faire gâter, qui veut qu'on s'occupe d'elle, car elle n'a pas accepté ce manque d'attention dont elle a beaucoup souffert étant jeune. C'est une personne qui était, et qui est encore, en manque affectif.

CAUSES MENTALES (peurs et croyances)

Si tu dois t'occuper d'une personne sénile, tu dois le faire dans l'amour et l'acceptation. Sinon, la situation risque de devenir tellement désagréable que tout le monde se retrouvera perdant. Par contre, tu peux lui expliquer qu'elle n'a pas à se rendre si malade pour avoir de l'attention. Elle pourrait trouver d'autres moyens moins souffrants pour y arriver. Tu peux lui offrir de l'aider à trouver ces moyens. Étant assurée de continuer à recevoir des gâteries même en n'étant plus sénile, cette personne a de fortes chances de prendre du mieux.

Elle aurait intérêt, en plus, à pardonner à ses parents pour le manque de soins ou d'affection dont elle a souffert durant sa jeunesse, en acceptant qu'ils en ont reçu très peu eux-mêmes et que personne ne peut donner ce qu'il n'a pas. Ensuite, se pardonner de leur en avoir voulu et se donner le droit de rechercher des gâteries en ce moment. Se référer aux étapes du pardon à la fin de ce livre.

N'hésite pas à lire ce message à la personne affectée. Son âme le comprendra même si tu doutes qu'elle puisse le comprendre mentalement.

BESOIN ET MESSAGE SPIRITUEL

Le grand besoin de cette personne est de s'AIMER, d'accepter ses peurs du moment. Vérifie si elle sait ce dont elle a PEUR POUR ELLE dans cette situation. Son Dieu intérieur l'invite à accueillir cette peur qui la pousse à agir ainsi, en lui rappelant que tout est temporaire. Il lui dit d'accueillir ses limites actuelles et de reconnaître davantage sa propre valeur. Ce n'est qu'après s'être accueilli dans ses peurs et ses limites que cette personne pourra se diriger vers ce qu'elle veut vraiment.

SEPTICÉMIE

Une septicémie est une infection, généralement grave, due à la diffusion massive dans tout l'organisme de bactéries, à partir d'un foyer septique (qui produit l'infection). C'est une décharge répétée et prolongée. C'est une forme d'empoisonnement du sang. Réfère-toi à SANG et à FIÈVRE en y ajoutant que si tu es affecté par cette maladie, c'est que tu vis une obsession quelconque qui t'empoisonne. Tu reçois le message qu'il est devenu urgent de faire un processus de pardon, tel que décrit à la fin de ce livre.

SIDA

BLOCAGE PHYSIQUE

Le SIDA ou *syndrome d'immunodéficience acquise* présente les symptômes de vingt-cinq maladies. De nombreux livres ont été écrits sur cette maladie par des scientifiques américains et européens. Elle semble faire l'objet d'une grande controverse. En effet, il n'y a pas de quoi s'affoler si un patient souffre d'un cancer, de rhumatisme articulaire, d'un sarcome ou d'une pneumonie, s'il a la diarrhée, est atteint de démence, de mycoses ou de tuberculose, s'il a la fièvre, une éruption herpétique ou toutes sortes de symptômes neurologiques ou des déficiences. Ce sont des maladies courantes tout à fait normales aux yeux de la société. Il suffit que cette même personne soit séropositive pour que tous ces symptômes deviennent soudainement « sidatiques ».

Il est important de savoir que la *séroposivité* n'est pas le SIDA. Une personne séropositive est celle dont le test sanguin indique la présence d'anticorps V.I.H. (*virus d'immunodéficience humaine.*). On dit que 99 % des séropositifs ne présentent aucun des symptômes du SIDA.

CAUSES ÉMOTIONNELLES (désirs bloqués)

Le sida a un lien direct avec l'amour de soi. Si tu en souffres, c'est signe que tu t'autodétruis par manque d'amour de toi-même. Il est fort probable que tu n'acceptes pas ton sexe, que tu aurais préféré naître du sexe opposé. Cette maladie est présente chez les hétérosexuels et les homosexuels. En certaines parties de la planète, telles l'Afrique, l'Asie et les Indes, c'est la population hétérosexuelle qui est la plus atteinte à cause de la prostitution et des relations sexuelles non protégées. De plus en plus de bébés naissent avec le SIDA.

Plusieurs croient que c'est une maladie sexuelle, mais c'est plutôt la maladie de ceux qui, ne s'aimant pas, sont portés à compenser au niveau sexuel pour se donner l'illusion d'être aimés, acceptés par les autres. Si tu souffres de cette maladie, voici certaines de tes attitudes probables.

- Tu es très dépendant.

- Tu crois que ton homosexualité est tellement mal que tu dois te punir.

- Tu te dévalorises parce que tu vis beaucoup de culpabilité et de déception face à toi-même.

- Tu utilises cette maladie pour te punir, espérant ainsi neutraliser ta culpabilité. Tu te punis donc en te bloquant au niveau de tes rapports sexuels, ton moyen le plus utilisé pour te sentir aimé.

CAUSES MENTALES (peurs et croyances)

Cette maladie n'est pas mortelle si tu arrêtes de croire que tu ne mérites pas de vivre. Accepte l'idée que chaque déception vécue, et que tu crois injuste, est causée par tes nombreuses attentes d'être aimé des autres. Tu veux être aimé parce que tu ne crois pas assez en ta valeur, *à l'être extraordinaire que tu ES.*

Ton corps t'envoie le message qu'il est devenu urgent pour toi de commencer à t'aimer tel que tu es, avec ton grand cœur rempli d'amour. En effet, il est remarquable de constater que les personnes sidéennes ont souvent un cœur tellement grand qu'elles peuvent aimer le monde entier sans problème. Tu n'as qu'à reprendre contact avec ce grand cœur qui t'habite et l'utiliser pour t'aimer tel que tu es, avec le sexe que tu as choisi avant de naître. Au plus profond de ton âme, une raison importante et majeure t'a fait choisir ce sexe pour ton incarnation. Même si ton choix n'a pas eu l'air de plaire à certaines personnes (par exemple tes parents), il n'en demeure pas moins qu'eux aussi ont une leçon à apprendre, des expériences à vivre dans l'amour, avec ton choix. L'important pour toi, c'est de voir à ta propre évolution et de grandir dans l'amour, la seule raison d'être de tous les humains sur cette Terre.

BESOIN ET MESSAGE SPIRITUEL

Ton grand besoin est de t'AIMER, d'accepter tes peurs du moment. Prends le temps de trouver ce dont tu as PEUR POUR TOI dans cette situation. Ton Dieu intérieur t'invite à accueillir cette peur qui te pousse à agir ainsi, en te rappelant que tout est temporaire. Il te dit d'accueillir tes limites actuelles et de reconnaître davantage ta propre valeur. Ce n'est qu'après t'être accueilli dans tes peurs et tes limites que tu pourras te diriger vers ce que tu veux vraiment. Souviens-toi que cette partie en toi qui a peur est convaincue de te protéger. Si tu te sens capable d'assumer les conséquences de vivre selon les besoins de ton être, rassure-la.

SILICOSE

La silicose est une affection pulmonaire due à l'inhalation répétée de poussières bien déterminées, de la silice libre. La gravité de cette affection tient en partie au fait qu'elle continue d'évoluer même après l'arrêt de l'exposition au risque.

Réfère-toi à POUMONS en y ajoutant que le message est directement lié à ta façon de penser par rapport à ton travail. Il est intéressant de constater que beaucoup de travailleurs, exposés aux mêmes poussières, ne contractent pas la maladie.

L'ego a toujours besoin d'un agent physique de façon à pouvoir accuser quelqu'un ou quelque chose d'autre d'être la cause de sa maladie. Voilà un bon exemple d'une cause qui semble seulement physique, car la responsabilité de la silice a été établie avec certitude. Nous devons demeurer prudents et cesser de nous laisser convaincre par notre ego et les apparences physiques.

SINUSITE

Une sinusite est l'inflammation de la muqueuse qui tapisse les fosses nasales et les sinus de la face. Réfère-toi à NEZ en y ajoutant que tu vis de la colère, car tu sens que quelqu'un ou quelque chose te résiste et te contrarie. Tu reçois le message que tu ne peux pas tout contrôler dans ta vie. Tu as besoin d'apprendre et de mettre en pratique le lâcher-prise. Réfère-toi aussi à INFLAMMATION.

SOMMEIL (Problèmes de)

Les problèmes de sommeil les plus courants sont : CAUCHEMAR, ÉNURÉSIE (mouiller le lit la nuit), INSOMNIE, NARCOLEPSIE (maladie du sommeil) et SOMNAMBULISME. Réfère-toi au problème qui te concerne dans ce livre.

SOMNAMBULISME

Le somnambulisme s'observe plutôt chez les enfants et les adolescents. Il se caractérise par des déplacements en plein sommeil avec une coordination normale des gestes et même la prononciation de phrases bien construites. Le somnambule revient de lui-même vers son lit et son sommeil se poursuit sans autre perturbation. Il n'a aucun souvenir le lendemain de ce qui s'est passé durant son sommeil. Le somnambulisme est rarement un problème pour celui qui le vit. Il l'est plutôt pour ceux avec qui il vit puisqu'ils ont peur pour lui.

Cette période de somnambulisme se passe la nuit au moment où l'enfant vit un rêve d'une façon très intense. Il ne différencie pas son monde physique du monde des rêves. Cela se produit davantage chez les enfants qui possèdent une imagination très fertile et qui ne peuvent vivre leurs grands désirs à l'état éveillé. Ils se reprennent dans leurs rêves nocturnes.

SPASMOPHILIE

Les symptômes cliniques de la spasmophilie sont identiques à la FIBROMYALGIE. Réfère-toi à cette définition, en y ajoutant que tu as le sentiment que ton grand cœur et ton dévouement ne sont pas assez reconnus alors que tu aurais intérêt à vérifier que c'est le cas au lieu de décider toi-même qu'il en est ainsi.

SPLÉNITE

La splénite est une inflammation de la rate.

Réfère-toi à RATE et à INFLAMMATION en y ajoutant que tu vis de la colère.

STÉRILITÉ

BLOCAGE PHYSIQUE

La stérilité – qu'il ne faut pas confondre avec l'*impuissance* – se définit comme l'incapacité de procréer, c'est-à-dire de produire ou de libérer des gamètes (spermatozoïdes et ovules) fécondants ou fécondables, ou de permettre leur rencontre.

CAUSES ÉMOTIONNELLES (désirs bloqués)

J'ai eu maintes fois l'occasion de constater que des personnes déclarées stériles par leur médecin ont eu un enfant tandis que d'autres, qui ne présentaient aucune anomalie, donc fertiles, ne pouvaient en avoir.

Voici les causes probables de ce problème et vérifie à quoi tu t'identifies.

• Le fait d'être stérile fait partie de l'expérience que tu as à vivre dans cette vie-ci. Se peut-il que tu désires avoir un enfant seulement parce que tu crois qu'il est normal d'en avoir ou parce que tes parents ont hâte de devenir grands-parents?

- Veux-tu un enfant seulement pour pouvoir te sentir plus femme, car tu as de la difficulté à accepter ta féminité? Il se peut que tu sois stérile justement pour apprendre à être heureuse et à t'accepter complètement, sans avoir d'enfant.

- Il est possible que la peur qui t'habite face à cette expérience soit plus forte que ton désir d'avoir des enfants. La stérilité est donc un moyen inconscient utilisé pour ne pas avoir d'enfant. Si c'est ton cas, n'abandonne pas ton désir d'avoir un enfant.

- Es-tu du genre à t'accuser d'être improductif, de ne pas obtenir les résultats positifs recherchés dans un domaine quelconque, au point de te sentir inutile?

CAUSES MENTALES (peurs et croyances)

Pour savoir si ta stérilité est là pour t'aider à accepter de ne pas avoir d'enfant parce que c'est une expérience que tu as à vivre dans cette vie-ci ou si elle est causée par une peur inconsciente, utilise les questions suggérées à la fin de ce livre pour trouver ton blocage mental.

Si tu es une femme, as-tu connu une femme qui a eu de la difficulté à accoucher? Qu'as-tu appris de tes parents au sujet d'avoir des enfants? As-tu peur de perdre quelqu'un en ayant un enfant ou de perdre ta belle taille?

Deviens conscient que toute peur enregistrée par le passé n'est pas nécessairement vraie pour toujours et avec tout le monde. Tu devras décider qui va gagner : ton désir ou ta peur. Quelle que soit ta décision, donne-toi le droit de la prendre. C'est ta vie et tu peux en faire ce que tu veux. Tu n'as qu'à être prêt à assumer les conséquences de tes décisions.

De plus, je te suggère de vérifier avec ceux qui te connaissent s'ils te considèrent improductif et tu découvriras que ce que tu appelles *improductif* est loin d'être ce que les autres pensent de toi.

BESOIN ET MESSAGE SPIRITUEL

Ton grand besoin est de t'AIMER, d'accepter tes peurs du moment. Prends le temps de trouver ce dont tu as PEUR POUR TOI dans cette situation. Ton Dieu intérieur t'invite à accueillir cette peur qui te pousse à agir ainsi, en te rappelant que tout est temporaire. Il te dit d'accueillir tes limites actuelles et de reconnaître davantage ta propre valeur. Ce n'est qu'après t'être accueilli dans tes peurs et tes limites que tu pourras te diriger vers ce que tu veux vraiment. Souviens-toi que cette partie en toi qui a peur est convaincue de te protéger. Si tu te sens capable d'assumer les conséquences de vivre selon les besoins de ton être, rassure-la.

STRABISME

BLOCAGE PHYSIQUE

Le strabisme (aussi appelé *loucherie*) est l'incapacité pour une personne de fixer un objet avec les deux yeux; ces derniers fonctionnent de façon indépendante et non en collaboration.

CAUSES ÉMOTIONNELLES (désirs bloqués)

L'expression *Loucher sur quelque chose* signifie *Jeter des regards pleins de convoitise ou d'envie*. Se peut-il que cette définition te convienne? Dans quel domaine es-tu porté à envier les autres?

De plus, il a été noté que souffrir de strabisme dénote une difficulté à faire fonctionner les deux hémisphères du cerveau en même temps. Tu es soit dans ton senti ou dans ton rationnel. Tu as donc de la difficulté à voir les choses telles qu'elles sont. Il se peut que tu te sois cru en danger constant au cours de ta jeunesse, forçant ainsi tes yeux à regarder vers l'extérieur pour voir venir le danger et t'en protéger. Voici les différentes significations du strabisme, selon l'œil qui louche et de quel côté il louche :

L'œil gauche qui louche vers le haut dénote une émotivité sentimentale supérieure à la moyenne.

L'œil droit qui louche vers le haut dénote une émotivité intellectuelle et une personne qui laisse facilement dériver sa pensée.

L'œil gauche qui louche vers l'extérieur dénote une activité instinctive sans liaison avec le mental. La grande sensibilité commande l'action au détriment de la parole donnée, sans qu'il y ait pour cela mauvaise volonté de la personne.

L'œil droit qui louche vers l'extérieur dénote une relation maladroite entre le mental et l'objet visé. Cela se traduit par un effort intellectuel, destiné à compenser l'effort normal de l'œil droit. Le mental tourne en rond. Il peut y avoir tendance à la dépression.

L'œil gauche qui louche vers l'intérieur dénote un complexe d'infériorité dû à la crainte. Cette personne se base trop sur sa partie sensible et oublie une grande partie d'elle.

L'œil droit qui louche vers l'intérieur dénote une grande susceptibilité, le mental et l'attention de la personne étant trop dirigés sur sa propre personne et une personne apte à être batailleuse et rancunière.

L'œil gauche qui louche vers le haut et l'extérieur dénote une personne irrationnelle et rêveuse, qui n'a pas la notion du temps.

L'œil droit qui louche vers le haut et l'extérieur dénote un mental irrationnel, indiscipliné et même amoral.

CAUSES MENTALES (peurs et croyances)

Comme le strabisme se développe durant l'enfance ou l'adolescence, il est facile d'en déduire que le blocage part de là. Si c'est du côté droit, il est plus probable que ce problème ait un lien avec tes études, donc influencé par ta vie scolaire ou la façon dont on voulait que tu apprennes. Si c'est du côté gauche, le problème a davantage un lien avec ta vie affective, donc avec tes parents ou la famille.

En plus de faire des exercices physiques pour bien raccorder les fonctions des deux hémisphères de ton cerveau (avec un édu-kinésiologue), il est important de bien réviser les décisions que tu as prises durant ton enfance en te basant sur ce qui est écrit sur les blocages émotionnels ci-dessus.

Accepte l'idée que c'est toi qui ne voulais pas voir les choses ou les personnes telles qu'elles étaient par peur pour toi. Par contre, aujourd'hui, n'étant plus la même personne qu'à l'époque où tu avais pris cette décision, tu peux donc prendre de nouvelles décisions lesquelles t'aideront à voir avec plus de justesse ce qui se passe en toi et autour de toi.

BESOIN ET MESSAGE SPIRITUEL

Ton grand besoin est de t'AIMER, d'accepter tes peurs du moment. Prends le temps de trouver ce dont tu as PEUR POUR TOI dans cette situation. Ton Dieu intérieur t'invite à accueillir cette peur qui te pousse à agir ainsi, en te rappelant que tout est temporaire. Il te dit d'accueillir tes limites actuelles et de reconnaître davantage ta propre valeur. Ce n'est qu'après t'être accueilli dans tes peurs et tes limites que tu pourras te diriger vers ce que tu veux vraiment. Souviens-toi que cette partie en toi qui a peur est convaincue de te protéger. Si tu te sens

capable d'assumer les conséquences de vivre selon les besoins de ton être, rassure-la.

STUPEUR

La stupeur est l'arrêt progressif ou brutal de l'activité physique et intellectuelle.

Réfère-toi à ENGOURDISSEMENT, en ajoutant que ce message est plus sérieux qu'un simple engourdissement. La stupeur est souvent ce qui se produit chez une personne qui quitte son corps quand elle vit une grande peur ou un étonnement profond.

STUPEUR CATATONIQUE

La stupeur catatonique est la perte majeure des jeux de physionomie, des gestes ou de la voix. C'est la manifestation principale de la crise aiguë d'un type de schizophrénie. Réfère-toi à PSYCHOSE.

SUDATION

Réfère-toi à TRANSPIRATION.

SUFFOCATION

La suffocation est la difficulté ou l'impossibilité de respirer, dû à un obstacle mécanique et entraînant une rapide asphyxie. Réfère-toi à ASPHYXIE et à POUMONS.

SUICIDE

BLOCAGE PHYSIQUE

Le suicide est l'action de causer volontairement sa propre mort (ou de le tenter) pour en terminer avec la vie.

CAUSES ÉMOTIONNELLES (désirs bloqués)

Il est évident qu'une personne qui décide de se suicider, qu'elle réussisse ou non, arrive à cette décision parce qu'elle croit que c'est la seule solution qui lui reste. Comme beaucoup plus de personnes ratent leurs tentatives de suicide comparativement à celles qui réussissent, j'ai décidé d'inclure cette définition. Si tu as déjà fait une tentative de suicide, en voici les causes probables.

- Tu recherches de l'attention ou quelqu'un pour te prendre en charge.

- Tu joues à la *victime* pour que les autres te prennent en pitié. Tu t'apitoies beaucoup sur ton sort.

- Ta partie *victime* peut être tellement forte que tu te fais arriver sans cesse des difficultés qui viennent confirmer que tu es vraiment une victime de la vie.

- Tu vis probablement de la rancune ou même de la haine envers la ou les personnes qui, selon toi, ne se sont pas assez occupées de toi durant ta jeunesse.

- Tu es du genre à ne pas respecter tes limites et tu voudrais tout avoir immédiatement; il te manque la patience ou le courage nécessaire pour y aller graduellement.

CAUSES MENTALES (peurs et croyances)

Si tu as souvent des idées suicidaires ou si tu as déjà fait quelques tentatives, tu reçois le message qu'au plus profond de toi, tu veux vivre. Par contre, la façon dont tu as envisagé la vie jusqu'à maintenant n'est pas la bonne pour toi. Je te suggère de faire un nouveau plan de vie; fais-toi aider par quelqu'un d'objectif (qui ne se sent pas responsable de ton bonheur) pour faire ce plan, car en général, lorsqu'une personne a des pensées suicidaires, elle est tellement dans la noirceur qu'elle n'arrive plus à voir cette route nouvelle qui répondrait à ses besoins.

Vis une journée à la fois et apprends à respecter tes limites. Tu dois reprendre contact avec ta capacité de créer ta vie. Sache que c'est TA VIE, tu peux en faire ce que tu veux. De toute façon, la vie est éternelle et l'âme, immortelle. Si tu choisis de terminer cette vie avant d'avoir complété ce que tu étais venu faire, sache que tu devras revenir pour recommencer. *TOI SEUL* auras à assumer les conséquences de ta décision. Les gens utilisent plusieurs formes de fuites pour ne pas avoir à prendre la responsabilité de leur propre vie. Le suicide est l'ultime fuite.

Si tu lis ces lignes parce que tu as perdu quelqu'un de cher qui s'est suicidé, tu ne dois pas juger cette personne. Elle a estimé être rendue à sa limite et elle a choisi cette forme de fuite. Des millions de personnes fuient dans l'alcool, la nourriture, les drogues, les médicaments, le travail, etc., et finissent par en mourir. C'est aussi un suicide, mais fait d'une façon progressive plutôt que soudaine. Accepte l'idée que même si son corps physique n'est plus là, son âme vit encore, la vie continue. Lorsque son âme décidera de revenir s'incarner sur cette planète, l'expérience de son suicide l'aidera d'une façon ou d'une autre. Il y a toujours quelque chose à apprendre de toute expérience. Pour toi, ce que tu as à apprendre, c'est le détachement et la réalisation que personne n'appartient à personne.

BESOIN ET MESSAGE SPIRITUEL

Ton grand besoin est de t'AIMER, d'accepter tes peurs du moment. Prends le temps de trouver ce dont tu as PEUR POUR TOI dans cette situation. Ton Dieu intérieur t'invite à accueillir cette peur qui te pousse à agir ainsi, en te rappelant que tout est temporaire. Il te dit d'accueillir tes limites actuelles et de reconnaître davantage ta propre valeur. Ce n'est qu'après t'être accueilli dans tes peurs et tes limites que tu pourras te diriger vers ce que tu veux vraiment. Souviens-toi que cette partie en toi qui a peur est convaincue de te protéger. Si tu te sens capable d'assumer les conséquences de vivre selon les besoins de ton être, rassure-la.

SURDITÉ

Réfère-toi à OREILLES.

SURMENAGE

Réfère-toi à BURNOUT.

SURRÉNALES (Problèmes aux glandes)

BLOCAGE PHYSIQUE

Les deux glandes surrénales sont situées au-dessus du pôle supérieur de chaque rein. Elles ont plusieurs fonctions : en état d'urgence, elles sécrètent l'adrénaline nécessaire pour alerter le cerveau, accélérer le rythme cardiaque et mobiliser le sucre de réserve pour donner l'énergie nécessaire requise; elles sécrètent la cortisone, une autre hormone jouant un rôle important dans le métabolisme des sucres et agissant comme anti-inflammatoire; elles sécrètent de plus les hormones nécessaires pour maintenir l'équilibre électrolytique. Les divers problèmes sont dus à *l'hypofonctionnement* ou *l'hyperfonctionnement* des glandes.

CAUSES ÉMOTIONNELLES (désirs bloqués)

Ces glandes sont le lien entre le corps physique et le chakra (centre d'énergie) de base, appelé le chakra coccygien. Ce dernier nous fournit l'énergie nécessaire pour maintenir notre foi en notre Mère, la planète Terre, en sa capacité de pourvoir à tous nos besoins de base, c'est-à-dire tout ce qui a trait au *AVOIR* dans la vie. Ces glandes nous maintiennent en état d'alerte face à un danger possible pour nous fournir l'énergie nécessaire pour nous défendre.

Voici plusieurs attitudes possibles pouvant être la cause d'un problème aux glandes surrénales. Prends le temps de vérifier ce qui te concerne.

- Tu entretiens beaucoup de peurs irréelles, surtout face à ta vie matérielle.

- Tu as peur de te tromper de direction.

- Tu n'as pas assez confiance en toi pour combler tes besoins matériels.

- Tu as une imagination trop fertile.

- Tu te dévalorises et t'en veux de ne pas être assez vigoureux et dynamique.

L'hyperfonctionnement est un signe que tu tiens toujours tes glandes surrénales en alerte comme si tu avais à faire face à une urgence ou à un danger quand, en réalité, ça se passe surtout dans ton imagination. Il y a une perte de mesure, une incohérence.

L'hypofonctionnement se manifeste lorsque tu n'as pas su respecter tes limites et que tes glandes sont épuisées. Elles veulent se reposer. Elles te disent en réalité de reposer ton mental, de lâcher prise et de faire plus confiance à l'Univers qui a toujours pris

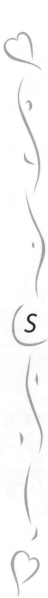

soin de tous ceux (règnes végétal, animal et humain) qui le lui permettent.

CAUSES MENTALES (peurs et croyances)

Ton corps te dit d'arrêter de croire que tu es seul à pourvoir à tes besoins et que seulement ton mental, c'est-à-dire ce que tu as appris jusqu'à maintenant, peut s'occuper de toi. Tu dois accepter qu'il existe aussi une force intérieure en toi, ton DIEU intérieur, qui sait ce dont tu as besoin, beaucoup mieux que ton mental. Ainsi, tes besoins de base seront respectés et bien comblés. Au lieu de t'inquiéter sans cesse, prends le temps de dire merci pour tout ce que tu as dans le moment. Reprends contact avec ta puissance intérieure, ce qui te redonnera le dynamisme nécessaire pour aller dans la direction voulue.

BESOIN ET MESSAGE SPIRITUEL

Ton grand besoin est de t'AIMER, d'accepter tes peurs du moment. Prends le temps de trouver ce dont tu as PEUR POUR TOI dans cette situation. Ton Dieu intérieur t'invite à accueillir cette peur qui te pousse à agir ainsi, en te rappelant que tout est temporaire. Il te dit d'accueillir tes limites actuelles et de reconnaître davantage ta propre valeur. Ce n'est qu'après t'être accueilli dans tes peurs et tes limites que tu pourras te diriger vers ce que tu veux vraiment. Souviens-toi que cette partie en toi qui a peur est convaincue de te protéger. Si tu te sens capable d'assumer les conséquences de vivre selon les besoins de ton être, rassure-la.

SYNCOPE

Réfère-toi à ÉVANOUISSEMENT.

SYNDROME DE CUSHING

Réfère-toi à CUSHING.

SYNDROME DE FATIGUE CHRONIQUE

Réfère-toi à FATIGUE.

SYNDROME Du côlon irritable

Réfère-toi à COLON IRRITABLE.

SYPHILIS

La syphilis est une maladie infectieuse chronique causée par une bactérie et habituellement transmise par contact sexuel.

Réfère-toi à maladies VÉNÉRIENNES.

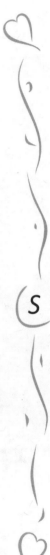

TACHYCARDIE

Une tachycardie est une accélération, régulière ou non, du rythme des battements cardiaques. Réfère-toi à ANXIÉTÉ et à CŒUR. Elle peut aussi être causée par une attaque d'AGORAPHOBIE. T'y référer en plus.

TALON (Douleurs au)

BLOCAGE PHYSIQUE

Le talon est l'extrémité postérieure du pied et sur lequel on s'appuie pour marcher. La grande majorité des douleurs au talon n'ont aucune cause physique apparente.

CAUSES ÉMOTIONNELLES (désirs bloqués)

La personne qui a mal au talon reçoit un ou plusieurs des messages suivants. Vérifie ceux qui te concernent.

- Tu désires aller de l'avant, aller vers tes buts, mais tu hésites parce que tu ne te sens pas appuyé.

- Es-tu du genre à bien aimer avoir le consentement ou la permission de quelqu'un d'autre avant de passer à l'action? Tu n'oses probablement pas t'avouer que tu aimerais bien *être talonné* par quelqu'un.

- Te sens-tu facilement coupable quand tu agis sans l'approbation des autres, ayant de la difficulté à déplaire à quelqu'un ou à te tromper?

- En même temps, par contre, tu souffres certainement d'avoir à supporter de rester sur place qui est l'opposé de ce que tu veux.

CAUSES MENTALES (peurs et croyances)

Ton talon t'indique que tu peux t'appuyer sur toi-même pour prendre des décisions et avancer. Tu es le meilleur soutien que tu puisses avoir. Tu n'as plus besoin de croire que pour prouver ton amour ou pour être aimé, les autres doivent toujours être d'accord avec toi. Il est impossible dans la vie que tout le monde soit toujours d'accord avec toi. Si nous avions tous la même opinion sur tout, la vie serait très ennuyante. Souviens-toi que personne au monde n'est obligé de t'appuyer dans tes projets mais que toi non plus, tu n'es pas obligé d'appuyer tous ceux que tu aimes. Tu peux accepter d'être suivi de près, c'est-à-dire *talonné*, tout en allant de l'avant par toi-même.

BESOIN ET MESSAGE SPIRITUEL

Ton grand besoin est de t'AIMER, d'accepter tes peurs du moment. Prends le temps de trouver ce dont tu as PEUR POUR TOI dans cette situation. Ton Dieu intérieur t'invite à accueillir cette peur qui te pousse à agir ainsi, en te rappelant que tout est temporaire. Il te dit d'accueillir tes limites actuelles et de reconnaître davantage ta propre valeur. Ce n'est qu'après t'être accueilli dans tes peurs et tes

limites que tu pourras te diriger vers ce que tu veux vraiment. Souviens-toi que cette partie en toi qui a peur est convaincue de te protéger. Si tu te sens capable d'assumer les conséquences de vivre selon les besoins de ton être, rassure-la.

TARTRE DENTAIRE

Réfère-toi à DENTS en y ajoutant que tu te rends la vie plus difficile que nécessaire. Tu t'ajoutes des tâches non nécessaires que tu pourrais déléguer.

TDA (Trouble déficitaire de l'attention)

Voir DÉFICIT D'ATTENTION.

TEIGNE

La teigne est une maladie parasitaire du cuir chevelu entraînant la chute des cheveux.

Réfère-toi à PEAU et à CHEVEUX.

TENDINITE

BLOCAGE PHYSIQUE

La tendinite est l'inflammation d'un tendon, un organe conjonctif par lequel un muscle s'insère à un os. On peut se trouver devant une rupture qui se traduit par une douleur vive et brutale et un craquement. Cette maladie peut aller jusqu'à la dégénérescence du tendon.

CAUSES ÉMOTIONNELLES (désirs bloqués)

Souffrir de tendinite est indicatif d'une colère que tu as refoulée. Il est fort probable que tu t''empêches de faire quelque chose par peur d'une rupture. L'endroit du corps affecté par la tendinite donne une indication du domaine où se situe ta peur. Par exemple, si la tendinite se situe dans une main, tu dois regarder ce que tu t'empêches de faire avec ta main qui pourrait occasionner une rupture dont tu te sentirais coupable.

CAUSES MENTALES (peurs et croyances)

Le message que tu reçois avec cette tendinite est qu'il n'est plus nécessaire pour toi de croire que tu peux te permettre de faire ce que tu veux, seulement si cela plaît aux autres ou à quelqu'un en particulier. Il est possible que ta crainte de rupture soit seulement le fruit de ton imagination. Il est conseillé de bien vérifier avec la personne en question si ce que tu crois est la réalité. De plus, tu dois faire part à cette personne de ce que tu veux, de ce qui répondrait à tes besoins.

N'oublie pas non plus que si tu vis autant de colère face à toi-même, c'est que tu n'écoutes pas tes vrais besoins. La colère semble souvent venir d'une cause extérieure, mais la réalité est toute autre lorsqu'on prend le temps d'en vérifier la source. On finit par s'apercevoir que la colère est envers soi.

Réfère-toi en plus à INFLAMMATION.

BESOIN ET MESSAGE SPIRITUEL

Ton grand besoin est de t'AIMER, d'accepter tes peurs du moment. Prends le temps de trouver ce dont tu as PEUR POUR TOI dans cette situation. Ton Dieu intérieur t'invite à accueillir cette peur qui te pousse à agir ainsi, en te rappelant que tout est temporaire. Il te dit d'accueillir tes limites actuelles et de reconnaître davantage ta propre valeur. Ce n'est qu'après t'être accueilli dans tes peurs et tes limites que tu pourras te diriger vers ce que tu veux vraiment. Souviens-toi que cette partie en toi qui a peur est convaincue de te protéger. Si tu te sens capable d'assumer les conséquences de vivre selon les besoins de ton être, rassure-la.

TÉNIASE

Une téniase est une maladie parasitaire due à l'infestation par un ténia (ou ver solitaire). Réfère-toi à PARASITES en y ajoutant que ce qui te parasite prend beaucoup trop de place. Est-il possible en plus qu'étant trop imbu de toi-même, cela t'amène à être plus solitaire, qu'il n'y a plus de place pour les autres?

TENSION

Réfère-toi à HYPERTENSION ou BASSE PRESSION

TESTICULES (Problèmes aux)

Les testicules, au nombre de deux, sont les glandes qui produisent les hormones mâles et les spermatozoïdes. Elles sont normalement placées sous la verge, dans une enveloppe ou bourse, le testicule gauche descendant en général plus bas que le droit. Ces glandes sont à l'homme ce que les ovaires sont à la femme. Les problèmes aux testicules sont variés, ils peuvent aller d'une douleur jusqu'au cancer. Réfère-toi à OVAIRES en transférant à l'homme ce qui est écrit pour la femme.

TÉTANOS

Le tétanos est une maladie infectieuse grave due à l'action de la toxine sécrétée par le bacille de Nicolaïer (Clostridium tetani), un germe à caractère tellurique (qui vit dans la terre). Ce bacille pénètre dans l'organisme par une plaie, surtout une plaie pouvant être souillée de terre.

Réfère-toi à CONVULSIONS en y ajoutant que le tétanos est un message encore plus important et urgent qu'une simple convulsion. L'expression du visage de la personne qui en souffre est changée au point qu'elle peut sembler possédée. Si tu souffres de ce problème, il se peut que l'accident ou la plaie ayant provoqué la maladie soit venu réveiller une profonde douleur en toi. Tu peux avoir enfoui en toi une haine face à quelqu'un d'autre. Seul le pardon expliqué à la fin de ce livre peut avoir un résultat durable et efficace.

TÊTE (Mal de)

BLOCAGE PHYSIQUE

La signification suivante s'applique à un mal de tête normal. Pour les plus gros problèmes reliés à la tête, ainsi que pour les MIGRAINES, se référer à la description de la maladie ou du malaise dans ce livre.

CAUSES ÉMOTIONNELLES (désirs bloqués)

La tête, tel qu'expliqué dans les migraines, a un lien direct avec le *JE SUIS*. Avoir un mal de tête (surtout sur le dessus de la tête) est indicatif de plusieurs comportements qui te nuisent. Vérifie ce qui te concerne parmi ce qui suit.

- Tu te *tapes* sur la tête avec des « *Je suis* » dévalorisants. Tu t'accuses de ne pas être ceci ou cela et surtout pas assez intelligent.

- Tu dis ou tu penses probablement une ou plusieurs des expressions suivantes fréquemment :

– « *Ça me prend la tête* ».
– « *Je me casse la tête* ».
– « *Tu me casses la tête* ».
– « *J'en ai ras le bol* ».
– « *Je suis tombé sur la tête* » (*je suis un peu fou ou folle*).
– « *Je me tape la tête contre les murs* ».
– « *Je ne sais pas où donner de la tête* ».

– « *J'en ai par-dessus la tête* ».
– « *Cela va me retomber sur la tête* » *(je serai accusé).*
– « *Je risque ma tête* ».
– « *J'ai la tête dure* ».
– « *J'ai perdu la tête* ».

- Tu t'en demandes beaucoup.

- Tu te déprécies au lieu de t'apprécier comme tu le mérites.

- Tu es du genre à ne pas t'accepter après un *coup de tête,* t'accusant d'être trop irréfléchi.

- Tu as peur *d'être en tête*, c'est-à-dire être devant, en premier ou responsable de montrer la direction à d'autres.

Si tu as l'impression que la tête va t'éclater, le message que tu reçois est d'arrêter d'accumuler tes émotions en toi par peur du jugement des autres sur ce que tu es ou n'es pas.

Si tu as un mal de tête surtout au front, cela t'indique que tu te forces trop pour tout comprendre. Tu dois donner le temps à ton intellect d'accumuler assez de données dans ta mémoire pour que ton intelligence puisse faire une synthèse et comprendre.

CAUSES MENTALES (peurs et croyances)

Étant le siège de quatre des cinq sens, ta tête est une partie du corps très importante. Lorsqu'elle fait mal, cela t'empêche de bien voir, entendre, sentir et dire ce qui répond à tes vrais besoins, ce qui t'éloigne de ce que tu veux être. Tu reçois le message de reprendre contact avec ton *JE SUIS* véritable, c'est-à-dire ce que tu es pour le moment. Inutile de te forcer à *ÊTRE* ce que tu crois que les autres veulent que tu sois. Aucune personne ne peut arriver à faire cet exploit, c'est-à-dire arriver à être exactement ce que tous ceux qui l'entourent attendent d'elle.

Si tu es plutôt du genre à *tenir tête* aux autres, tu t'empêches aussi d'être toi-même. Tu te fais mal en continuant de croire qu'il est bon pour toi de *tenir tête*. Ta tête t'indique en plus de lâcher prise sur ton mental, c'est-à-dire vouloir tout comprendre mentalement afin de te permettre d'être plus toi-même. Si tu utilises une ou plusieurs des expressions citées plus haut, deviens conscient que la peur cachée derrière ces expressions n'est plus bonne pour toi.

BESOIN ET MESSAGE SPIRITUEL

Ton grand besoin est de t'AIMER, d'accepter tes peurs du moment. Prends le temps de trouver ce dont tu as PEUR POUR TOI dans cette situation. Ton Dieu intérieur t'invite à accueillir cette peur qui te pousse à agir ainsi, en te rappelant que tout est temporaire. Il te dit d'accueillir tes limites actuelles et de reconnaître davantage ta propre valeur. Ce n'est qu'après t'être accueilli dans tes peurs et tes limites que tu pourras te diriger vers ce que tu veux vraiment. Souviens-toi que cette partie en toi qui a peur est convaincue de te protéger. Si tu te sens capable d'assumer les conséquences de vivre selon les besoins de ton être, rassure-la.

TÊTE D'EAU

Réfère-toi à HYDROCÉPHALIE.

THROMBOSE

Une thrombose est la formation d'un caillot dans un élément du système circulatoire, soit dans une veine, une artère ou dans une cavité cardiaque. La gravité de la thrombose est liée à la gravité de l'obstacle créé par le caillot. Réfère-toi à ARTÈRES et à SANG en y ajoutant qu'un morceau ne passe pas maintenant dans ta vie; il bloque ta joie de vivre. Ce morceau est-il une personne ou une situation? C'est toi seul qui as permis à ce morceau de se loger en toi. Tu ne peux pas le blâmer; tu dois plutôt modifier ta perception intérieure.

THYMUS (Problèmes à la glande)

Le thymus est une glande située dans la région inférieure du cou. Le rôle essentiel de cette glande concerne l'immunité. Réfère-toi à CŒUR en y ajoutant ce qui suit.

Cette glande est le lien entre le corps physique et le chakra (centre d'énergie) du cœur. Un problème à cette glande signifie un blocage d'énergie, une fermeture au niveau du cœur. Il est intéressant de constater que cette glande atteint son maximum de croissance à l'âge de la puberté et qu'ensuite, elle commence à diminuer pour s'atrophier presque complètement à l'âge adulte. Cette atrophie correspond bien à l'atrophie de notre capacité de nous aimer en tant qu'adulte.

Je suis convaincue que d'ici quelques générations, la science pourra constater que cette glande a cessé de s'atrophier chez les adultes leur apportant, par le fait même, une plus grande immunité contre les maladies (tel que le SIDA). Le mot immunité signifiant *à l'abri de, libre de,* avoir un problème immunitaire signifie donc que tu ne t'aimes pas assez pour te mettre à l'abri des contraintes quotidiennes venant de l'extérieur. Cette grande immunité se produira lorsque nous aurons recommencé à nous aimer d'une façon inconditionnelle, comme tous les grands maîtres de l'humanité nous l'ont enseigné au cours des siècles.

THYROÏDE (Problèmes de la GLANDE)

BLOCAGE PHYSIQUE

La glande thyroïde, qui a la forme d'un bouclier, est située à la base du cou. Les hormones de cette glande jouent un rôle important à différents niveaux du corps. Les problèmes à cette glande ont tous un lien avec *l'hyperthyroïdie* ou *l'hypothyroïdie.*

CAUSES ÉMOTIONNELLES (désirs bloqués)

La glande thyroïde relie le corps humain au chakra (centre d'énergie) de la gorge. Ce chakra est relié à l'énergie de la volonté, c'est-à-dire à notre capacité de prendre des décisions pour manifester nos besoins, donc créer notre vie selon nos vrais besoins. C'est ainsi que nous croissons en tant qu'individu. Ce chakra est directement relié au chakra sacré situé au niveau des organes génitaux (OVAIRES pour la femme et TESTICULES pour l'homme). Ces centres d'énergie étant interconnectés, un problème dans la région d'un centre d'énergie entraîne un problème dans l'autre région.

Si tu souffres de suractivité de la glande thyroïde (hyperthyroïdie), ton corps te dit une ou plusieurs des choses suivantes qui bloquent ce que tu veux.

- Tu es trop dans l'action.

- Tu désires modérer et créer ta vie, mais tu ne te le permets pas, te croyant obligé de créer celle de tous ceux que tu aimes.

- Tu ne prends pas le temps de vérifier tes propres besoins avant de passer à l'action.

- Tu cherches à prouver quelque chose à quelqu'un ou tu cherches à te faire aimer.

- Tu t'en demandes beaucoup et tu en demandes beaucoup aux autres.

- Tu as souvent peur de ne pas pouvoir agir assez vite, d'avoir les mains liées. Selon toi, il faut *faire vite*.

- Tes actions ne sont pas basées sur la bonne motivation, sur tes vrais besoins.

- Tu peux en plus être du genre à dire n'importe quoi, voire même mentir, pour faire bouger les choses.

- Si tu souffres de sous-activité de la glande thyroïde (hypothyroïdie), voici ce que ton corps veut te dire.

- Tu désires passer davantage à l'action.

- Tu ne fais pas assez de demandes pour obtenir ce que tu veux au plus profond de toi.

- Tu as peur avant même de passer à l'action.

- Tu es souvent assuré de ne pas être assez rapide pour arriver à ce que tu veux.

- Tu n'es pas assez en contact avec ton *JE VEUX*. Ces deux petits mots détiennent un grand pouvoir créateur. Ils t'aident à mettre en mouvement ce qui est nécessaire pour manifester ce que tu veux.

De plus, on dit que ce chakra est l'ouverture à l'abondance. Pourquoi? Parce qu'en écoutant nos vrais besoins, nous honorons notre *JE SUIS* et lorsque celui-ci est vraiment en harmonie, l'humain ne peut que vivre dans l'abondance à tous les niveaux : bonheur, santé, amour, biens, argent, etc.

CAUSES MENTALES (peurs et croyances)

Si ta glande thyroïde est trop active, tu reçois un message important de modérer, de prendre le temps de vérifier ce que tu veux vraiment pour créer la vie qui te ferait plaisir. Tu n'as plus besoin de croire que tu dois toujours être dans l'action pour être important, reconnu ou aimé. Ne plus croire aussi que tout est urgent. Je suis assurée que lorsque tu reviendras à ton rythme naturel, selon tes vrais besoins, cela fera encore plus plaisir à tous ceux qui t'entourent. Comme cette glande est celle de la croissance, en utilisant ton *JE VEUX* seulement selon tes besoins, tu grandiras beaucoup plus au niveau de l'âme, réalisant ainsi ton plan de vie.

Si ta glande thyroïde n'est pas assez active, réalise que toi seul peux la ramener à son état naturel. Croire que tu ne peux pas créer ta vie et que tu ne dois pas faire tes demandes n'est plus bénéfique pour toi. Il est temps aussi d'arrêter de croire que tu n'as pas le droit de faire ce que tu veux. Même si, étant plus jeune, tu as appris à avoir peur de faire tes demandes, ton corps te dit que maintenant, tu peux passer à autre chose.

Il se peut qu'un processus de pardon soit à faire envers la ou les personnes qui ont pu te léser dans tes faits et gestes, ou qui t'ont amené à croire que tu ne pouvais pas faire grand chose par toi-même. Sache que ces personnes ont été là dans ta vie pour te montrer ce que tu es venu apprendre, c'est-à-dire dépasser ta peur de démontrer ta propre volonté de créer. Les étapes du pardon sont mentionnées à la fin de ce livre.

BESOIN ET MESSAGE SPIRITUEL

Ton grand besoin est de t'AIMER, d'accepter tes peurs du moment. Prends le temps de trouver ce dont tu as PEUR POUR TOI dans cette situation.

Ton Dieu intérieur t'invite à accueillir cette peur qui te pousse à agir ainsi, en te rappelant que tout est temporaire. Il te dit d'accueillir tes limites actuelles et de reconnaître davantage ta propre valeur. Ce n'est qu'après t'être accueilli dans tes peurs et tes limites que tu pourras te diriger vers ce que tu veux vraiment. Souviens-toi que cette partie en toi qui a peur est convaincue de te protéger. Si tu te sens capable d'assumer les conséquences de vivre selon les besoins de ton être, rassure-la.

TIC NERVEUX

BLOCAGE PHYSIQUE

Un tic est un mouvement anormal, brusque, involontaire et intermittent, dû à la contraction d'un ou de plusieurs muscles, reproduisant imparfaitement un geste. Ces tics siègent beaucoup plus au niveau des muscles du visage qu'au niveau des autres muscles.

CAUSES ÉMOTIONNELLES (désirs bloqués)

La personne avec un tic nerveux est celle qui s'est tellement contrôlée depuis de nombreuses années qu'elle a maintenant atteint sa limite de contrôle. Ton tic nerveux démontre donc ta perte de contrôle. Tu désires te permettre de montrer tes angoisses, ta tristesse, tes peurs, tes inquiétudes et tes limites, mais tu ne te le permets pas. Tu as surtout peur de ce que les autres vont penser de toi. C'est pour cela que le tic est au visage. C'est la première chose que l'on voit chez une personne. Si le tic nerveux attaque d'autres muscles, regarde à quoi sert la partie du corps affectée pour savoir dans quel domaine tu exerces du contrôle.

CAUSES MENTALES (peurs et croyances)

Ton corps te dit que te contrôler t'a peut-être servi pendant un certain temps, mais que tu ne peux plus le faire. Tu n'as plus besoin de donner une *bonne image* tel que tu l'as appris étant jeune. Tu dois te permettre de laisser sortir tes émotions, tes peurs, tes désirs et tes aspirations devant les autres, en sachant qu'il est possible qu'ils ne soient pas d'accord ou qu'ils puissent te juger. Donne-leur-en le droit avant même de t'exprimer. Fais-le par amour pour toi.

BESOIN ET MESSAGE SPIRITUEL

Ton grand besoin est de t'AIMER, d'accepter tes peurs du moment. Prends le temps de trouver ce dont tu as PEUR POUR TOI dans cette situation. Ton Dieu intérieur t'invite à accueillir cette peur qui te pousse à agir ainsi, en te rappelant que tout est temporaire. Il te dit d'accueillir tes limites actuelles et de reconnaître davantage ta propre valeur. Ce n'est qu'après t'être accueilli dans tes peurs et tes limites que tu pourras te diriger vers ce que tu veux vraiment. Souviens-toi que cette partie en toi qui a peur est convaincue de te protéger. Si tu te sens capable d'assumer les conséquences de vivre selon les besoins de ton être, rassure-la.

TORPEUR

La torpeur est un état d'engourdissement général, physique et psychique. Réfère-toi à ENGOURDIS-SEMENT en y ajoutant que tu te crois et tu te sens abattu alors que ton corps a besoin d'être plus actif.

TORTICOLIS

Le torticolis est un syndrome aigu ou chronique caractérisé par une inclinaison de la tête sur le cou, entraînant une attitude vicieuse, involontaire, permanente ou intermittente et en général douloureuse. Réfère-toi à COU en y ajoutant qu'il est intéressant de remarquer que dans la description médicale, on dit que le torticolis entraîne une attitude vicieuse. Le mot vicieux ici signifie avoir un mauvais penchant. Si tu souffres de torticolis, il est probable que tu te sentes pris dans un cercle vicieux, c'est-à-dire une situation dans laquelle tu te sens enfermé, tordu. Tu as de la difficulté à vivre ton moment présent.

Si le mal t'empêche de faire non de la tête, cela signifie que tu désires profondément dire non à quelqu'un ou à quelque chose, mais tu ne te le permets pas. Si le mal t'empêche de faire oui de la tête, tu veux dire oui à une personne ou à une situation, mais tu as peur. Tu as donc pris un mauvais penchant et tu dois rectifier en faisant une mise au point.

TOUR DE REIN

Réfère-toi à LUMBAGO.

TOURETTE (Syndrome de)

BLOCAGE PHYSIQUE

Cette maladie, qui commence par de simples tics nerveux, progresse vers des mouvements complexes et multiples, incluant des tics respiratoires et vocaux.

CAUSES ÉMOTIONNELLES (désirs bloqués)

Si tu es affecté par ce problème, voici la ou les attitudes qui peuvent te concerner.

- Tu te sens contrôlé, envahi et tu as très peur de perdre le contrôle et de te faire envahir davantage.

- Il est fort probable qu'étant jeune tu aies senti l'un de tes parents (en général celui du sexe opposé) comme étant très contrôlant alors que l'autre parent était pris, contrôlé.

- Tu as pu aussi vivre l'expérience de perdre le contrôle, une expérience qui s'est avérée très difficile pour toi.

- Tu es du genre à vivre souvent de la colère et tu possèdes un sens trop critique.

- Tu cherches à cacher ta vulnérabilité, car tu veux donner l'impression d'être fort.

CAUSES MENTALES (peurs et croyances)

Il est très important que tu te donnes le droit d'être une personne douce, vulnérable. Même si tu as déjà perdu le contrôle plus jeune, cela ne se reproduira pas toujours. De plus, un exercice de pardon avec les deux parents serait d'une aide précieuse pour arriver à te pardonner toi-même (voir les étapes du pardon à la fin de ce livre).

BESOIN ET MESSAGE SPIRITUEL

Ton grand besoin est de t'AIMER, d'accepter tes peurs du moment. Prends le temps de trouver ce dont tu as PEUR POUR TOI dans cette situation. Ton Dieu intérieur t'invite à accueillir cette peur qui te pousse à agir ainsi, en te rappelant que tout est temporaire. Il te dit d'accueillir tes limites actuelles et de reconnaître davantage ta propre valeur. Ce n'est qu'après t'être accueilli dans tes peurs et tes limites que tu pourras te diriger vers ce que tu veux vraiment. Souviens-toi que cette partie en toi qui a peur est convaincue de te protéger. Si tu te sens capable d'assumer les conséquences de vivre selon les besoins de ton être, rassure-la.

TOUX

BLOCAGE PHYSIQUE

La toux est un acte réflexe déclenché par une irritation des voies respiratoires, son but étant d'expulser les mucosités ou les corps étrangers qui les obstruent. La définition qui suit s'applique à une toux sans cause apparente, et non une toux provoquée par une maladie comme l'asthme, la grippe, le rhume, une laryngite, etc.

CAUSES ÉMOTIONNELLES (désirs bloqués)

Être affecté par une toux plus ou moins fréquente mais sans cause apparente signifie que tu es du genre à être facilement irrité. Tu as un critique intérieur très actif. Tu as de la difficulté à être tolérant, surtout envers toi-même. Même si l'irritation provient d'une situation ou d'une personne extérieure, ceci déclenche souvent en toi un processus de critiques envers toi-même. L'éternuement a un lien avec ce qui vient de l'extérieur et la toux avec ce qui se passe à l'intérieur.

CAUSES MENTALES (peurs et croyances)

Chaque fois que tu tousses sans cause apparente, prends le temps de t'arrêter et de regarder ce qui se passait dans tes pensées. Tout se passe tellement rapidement et de façon automatique en toi que tu es inconscient du nombre de fois où tu te critiques, ne t'acceptant pas comme tu es. Cela t'empêche de bien aspirer la vie et de la vivre pleinement comme tu le désires. *Tu n'es pas ce que tu crois être. Tu es beaucoup plus.* Dès le moment où tu deviens conscient d'une irritation intérieure, sois tolérant envers toi et les autres, tout comme tu voudrais qu'un autre le soit envers toi. Rappelle-toi que ta motivation ou celle de l'autre est bonne au lieu d'écouter ce que ta tête veut te faire croire.

BESOIN ET MESSAGE SPIRITUEL

Ton grand besoin est de t'AIMER, d'accepter tes peurs du moment. Prends le temps de trouver ce dont tu as PEUR POUR TOI dans cette situation. Ton Dieu intérieur t'invite à accueillir cette peur qui te pousse à agir ainsi, en te rappelant que tout est temporaire. Il te dit d'accueillir tes limites actuelles et de reconnaître davantage ta propre valeur. Ce n'est qu'après t'être accueilli dans tes peurs et tes limites que tu pourras te diriger vers ce que tu veux vraiment. Souviens-toi que cette partie en toi qui a peur est convaincue de te protéger. Si tu te sens capable d'assumer les conséquences de vivre selon les besoins de ton être, rassure-la.

TRANSPIRATION (Problème de)

BLOCAGE PHYSIQUE

La transpiration est la sécrétion de la sueur par les pores de la peau. Le rôle de la transpiration ou de la sudation est de maintenir la température du corps à la chaleur stable de 37°C. La définition qui suit se rapporte à une personne qui souffre de transpiration abondante et non naturelle comme lors d'un effort soutenu ou provoquée par un bain sauna. Elle touche également la personne qui a une diminution considérable du volume de la sueur expulsée.

CAUSES ÉMOTIONNELLES (désirs bloqués)

Comme la sueur est à 95 % composée d'eau, un problème de transpiration est directement lié à un problème émotif. Le liquide du corps représente symboliquement notre corps émotionnel.

Si tu ne transpires pas assez, c'est signe que tu vis beaucoup d'émotions et que tu les retiens par peur de blesser les autres. Il est fort probable que tu aies aussi un problème de peau. Si c'est le cas, il t'est suggéré de te référer à PEAU.

Si tu transpires trop, c'est signe que tu as maintenant atteint ta limite émotionnelle, c'est-à-dire que tu as trop retenu tes émotions et que tu ne peux plus les retenir.

Si ta transpiration sent mauvais, tu entretiens possiblement des pensées de haine envers toi-même. Tu t'en veux pour toutes les émotions négatives que tu as accumulées depuis plusieurs années.

CAUSES MENTALES (peurs et croyances)

Par une transpiration abondante, ton corps te dit que tu as besoin de t'exprimer, même si ce que tu as à dire ne fait pas l'affaire des autres. Ce que tu crois, face à l'expression de tes émotions, n'est plus bénéfique pour toi. Tes émotions retenues ne te servent en rien. Je te rappelle que le mot *émotion* se rapporte à une activité mentale d'accusation et non à un senti. En apprenant à exprimer davantage tes émotions, tu arrêteras de croire que ce n'est pas bien de vivre des émotions et ainsi, tu pourras reprendre contact avec ta sensibilité. Il est possible que tu sois un peu gauche lorsque tu commenceras à t'exprimer, dû à un manque de pratique. Préviens les autres d'avance pour les préparer psychologiquement. T'exprimer signifie parler de ce que tu ressens et non accuser les autres ou vouloir les changer.

Toutes les personnes qui tentent de bloquer leurs émotions bloquent en même temps leur sensibilité. L'idéal, c'est d'être une personne sensible, sans vivre d'émotions. Il est devenu urgent pour toi de te réconcilier avec ceux avec qui tu as vécu ces fortes émotions et surtout te pardonner, tel que décrit dans le processus de pardon à la fin de ce livre.

BESOIN ET MESSAGE SPIRITUEL

Ton grand besoin est de t'AIMER, d'accepter tes peurs du moment. Prends le temps de trouver ce dont tu as PEUR POUR TOI dans cette situation. Ton Dieu intérieur t'invite à accueillir cette peur qui te pousse à agir ainsi, en te rappelant que tout est temporaire. Il te dit d'accueillir tes limites actuelles et de reconnaître davantage ta propre valeur. Ce n'est qu'après t'être accueilli dans tes peurs et tes limites que tu pourras te diriger vers ce que tu veux vraiment. Souviens-toi que cette partie en toi qui a peur est convaincue de te protéger. Si tu te sens capable d'assumer les conséquences de vivre selon les besoins de ton être, rassure-la.

TREMBLEMENT

Un tremblement est un mouvement anormal involontaire, à type d'oscillations rythmiques, animant une partie du corps ou le corps tout entier. Réfère-toi à PARKINSON, en prenant en considération que si le tremblement est léger, la cause du problème est moins profondément enracinée que si le tremblement est prononcé. De plus, si c'est seulement un membre du corps qui tremble, regarde à quoi ce dernier te sert pour savoir dans quel domaine la rigidité est vécue.

TROMPES DE L'UTÉRUS (Problèmes aux)

BLOCAGE PHYSIQUE

Les trompes de l'utérus, aussi appelées *trompes de Fallope*, au nombre de deux, sont les conduits par lesquels l'ovule peut quitter l'ovaire pour se diriger vers l'utérus. Les trompes livrent en plus le passage aux spermatozoïdes pour aller féconder l'ovule. Le problème le plus courant est l'obstruction d'une ou des deux trompes. Lorsqu'elles souffrent d'inflammation, c'est une *salpingite*.

CAUSES ÉMOTIONNELLES (désirs bloqués)

Comme les trompes sont l'endroit où l'ovule rencontre le spermatozoïde pour créer un enfant, un problème à cet endroit t'indique que tu bloques le lien entre tes principes féminin et masculin. Tu as donc de la difficulté à créer ta vie telle que tu le désires et tu éprouves aussi des difficultés dans tes relations avec les hommes.

CAUSES MENTALES (peurs et croyances)

Ton corps te dit qu'il est temps de t'ouvrir davantage aux idées reçues et de passer à l'action pour créer ta vie, sans te sentir coupable. Ainsi, tu t'ouvriras davantage à ce que l'homme peut t'apporter dans ta vie. Ces peurs, qui t'incitent à te refermer, ne sont plus bénéfiques pour toi.

Réfère-toi en plus à UTÉRUS.

BESOIN ET MESSAGE SPIRITUEL

Ton grand besoin est de t'AIMER, d'accepter tes peurs du moment. Prends le temps de trouver ce dont tu as PEUR POUR TOI dans cette situation. Ton Dieu intérieur t'invite à accueillir cette peur qui te pousse à agir ainsi, en te rappelant que tout est temporaire. Il te dit d'accueillir tes limites actuelles et de reconnaître davantage ta propre valeur. Ce n'est qu'après t'être accueilli dans tes peurs et tes limites que tu pourras te diriger vers ce que tu veux vraiment. Souviens-toi que cette partie en toi qui a peur est convaincue de te protéger. Si tu te sens capable d'assumer les conséquences de vivre selon les besoins de ton être, rassure-la.

TROUBLE DÉFICITAIRE DE L'ATTENTION

Voir DÉFICIT D'ATTENTION.

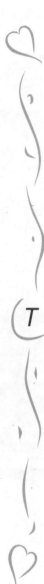

TUBERCULOSE

La tuberculose est une maladie infectieuse et contagieuse qui affecte principalement les poumons. Réfère-toi à POUMONS en y ajoutant que le message
est important et urgent, vu la gravité de cette maladie si elle n'est pas soignée. Lorsque la tuberculose
attaque un autre organe, réfère-toi à la définition de
cet organe dans ce livre.

TUMEUR

Pour une tumeur bénigne, réfère-toi à KYSTE ou à
EXCROISSANCE et pour une tumeur maligne, à
CANCER, en y ajoutant ce qui suit : le mot tumeur
cause en général un conflit additionnel chez la personne diagnostiquée, car celle-ci suppose, consciemment ou non, qu'elle va mourir. Assure-toi de
ne pas te laisser envahir par cette peur, car elle représente une croyance et non la réalité. Toi seul a le
pouvoir de décider ce à quoi tu veux croire.

TUNNEL CARPIEN (Blocage du)

Comme la carpe est une partie du squelette du poignet, réfère-toi à POIGNET.

TYPHOÏDE (Fièvre)

Réfère-toi à FIÈVRE en y ajoutant que le message est urgent en raison de la gravité de cette fièvre si elle n'est pas traitée. Tu vis tellement de colère que tu deviens prostré, abattu et indifférent à ton entourage. Tu dois te hâter de faire ton processus de pardon avec la personne qui a déclenché cette forte colère surtout ne laisse pas ton ego t'empêcher de faire cette démarche qui doit être faite par amour pour toi. Réfère-toi aux étapes du pardon à la fin de ce livre.

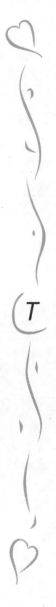

ULCÈRE

Un ulcère est une perte de substance du revêtement cutané ou muqueux, s'accompagnant de lésions plus ou moins profondes des plans tissulaires sous-jacents qui en rendent la cicatrisation difficile. L'ulcère peut se manifester sur plusieurs parties du corps. Réfère-toi dans ce livre à la partie du corps affectée, en y ajoutant que le fait d'en souffrir indique de la rancune de ta part et que ta douleur intérieure a de la difficulté à guérir. Seul le pardon, tel qu'expliqué à la fin de ce livre, peut t'aider à bien cicatriser ta blessure.

URÉMIE

L'urémie est la conséquence terminale de la majorité des affections rénales et elle reflète une insuffisance rénale. Réfère-toi à REINS.

URÉTÉRITE

Une urétérite est l'inflammation de l'uretère, le canal véhiculant l'urine depuis le rein jusqu'à la vessie (ne pas confondre avec urétrite). Réfère-toi à REINS, en y ajoutant que tu dois passer d'une situation à une autre en ce moment et que ce changement n'est pas accepté par manque de lâcher-prise de tes vieilles idées. Cette situation te fait vivre de la colère. Réfère-toi aussi à INFLAMMATION.

URÉTRITE

Réfère-toi à CYSTITE.

URINAIRE (Incontinence)

Réfère-toi à INCONTINENCE URINAIRE.

URINAIRE (Infection)

Réfère-toi à CYSTITE.

URTICAIRE

L'urticaire est une éruption de boutons, accompagnée de démangeaisons et d'œdème (enflure).

Réfère-toi à PEAU, à DÉMANGEAISONS et à ŒDÈME, en y ajoutant le fait que cette maladie se présente souvent sous forme de crise d'urticaire, c'est-à-dire que cette affection n'est pas toujours présente et constante. Tes crises sont en général déclenchées par de fortes émotions et de la peur, face à une situation qui semble, et surtout que tu crois au-delà de tes limites.

UTÉRUS (Problèmes à l')

BLOCAGE PHYSIQUE

L'utérus est un organe musculaire creux chez la femme qui est destiné à contenir l'œuf fécondé pendant toute la grossesse et à expulser l'enfant à la fin de celle-ci. Les problèmes les plus fréquents de l'utérus sont les *fibromes*, la *rétroversion*, les *troubles fonctionnels*, les *infections*, les *tumeurs* et le *cancer*, ainsi que certains problèmes affectant le col de l'utérus. Il est suggéré de te référer à la maladie spécifique dans ce livre, en plus de la définition qui suit. Concernant une *descente de l'utérus* qui obstrue le vagin, réfère-toi à PROLAPSUS.

CAUSES ÉMOTIONNELLES (désirs bloqués)

Comme l'utérus est le premier lieu d'habitation du futur bébé, tout problème à cet organe a un lien avec l'accueil, le foyer, la demeure ou l'abri de quelqu'un. Si tu ne peux enfanter à cause d'un problème à l'utérus, ton corps te dit qu'au plus profond de toi-même, tu veux avoir un enfant, mais qu'une peur encore plus grande que ton désir t'influence au point de te créer un blocage physique ne te permettant pas d'enfanter. Il est possible aussi que si tu t'en veux de ne pas avoir bien accueilli ton enfant, tu souffres d'un problème à l'utérus.

Il est aussi fréquent qu'une femme ayant un problème d'utérus ait de la difficulté à prendre le temps nécessaire pour faire germer une idée nouvelle avant de la manifester concrètement. Se peut-il en plus que tu te sentes coupable de ne pas pouvoir créer un assez bon foyer pour ceux que tu aimes?

CAUSES MENTALES (peurs et croyances)

Avec un tel problème, ton corps te dit de vérifier si la peur qui t'habite face à l'enfantement, peu importe le domaine (un enfant, un projet, etc.), est bien réelle pour toi et si elle est toujours vraie. Ensuite, quel que soit ton choix (de faire face à ta peur ou de te laisser influencer par elle), tu dois te donner le droit de prendre cette décision. De toute façon, peu importe la décision, tu n'échapperas pas aux conséquences. Tu dois te donner le droit d'être humaine et te souvenir que tu n'as de comptes à rendre à personne. Ta vie et tes décisions t'appartiennent.

Au lieu de croire que tu es inadéquate en tant que maman ou future maman, ton corps te dit de te donner le droit d'être qui tu es.

Ton corps te dit de plus qu'il serait préférable pour toi de prendre plus de temps avant de passer à l'action. Cela ne veut pas dire que tu ne dois plus être spontanée, mais plutôt de faire preuve de plus de discernement quant au choix du moment pour agir spontanément. Donne-toi le droit aussi d'avoir des limites. Se peut-il, de plus, que tu utilises l'expression *Je ne peux pas concevoir* dans le sens *Je n'arrive pas à comprendre*? Cela pourrait être suffisant pour t'empêcher de concevoir dans quelque domaine que ce soit. En voulant trop comprendre, tu t'empêches de sentir, ce qui est nécessaire pour aller vers tes besoins.

BESOIN ET MESSAGE SPIRITUEL

Ton grand besoin est de t'AIMER, d'accepter tes peurs du moment. Prends le temps de trouver ce dont tu as PEUR POUR TOI dans cette situation. Ton Dieu intérieur t'invite à accueillir cette peur qui te pousse à agir ainsi, en te rappelant que tout est temporaire. Il te dit d'accueillir tes limites actuelles et de reconnaître davantage ta propre valeur. Ce n'est qu'après t'être accueilli dans tes peurs et tes limites que tu pourras te diriger vers ce que tu veux vraiment. Souviens-toi que cette partie en toi qui a peur est convaincue de te protéger. Si tu te sens capable d'assumer les conséquences de vivre selon les besoins de ton être, rassure-la.

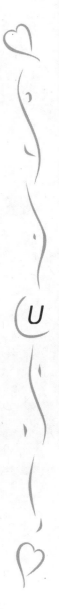

VAGIN (Problèmes au)

BLOCAGE PHYSIQUE

Le vagin est un conduit qui s'étend du col de l'utérus jusqu'à la vulve. Il est l'organe de copulation de la femme et permet le passage du fœtus et du placenta au moment de l'accouchement. Les problèmes les plus courants du vagin sont la VAGINITE, l'HERPÈS, la TUMEUR et le CANCER.

CAUSES ÉMOTIONNELLES (désirs bloqués)

La plupart des problèmes au vagin sont reliés à la vie sexuelle de la femme, car ces problèmes l'empêchent surtout d'avoir des relations sexuelles. Si tu en souffres, c'est que tu désires avoir une vie sexuelle plus satisfaisante, mais que ta perception de la sexualité a besoin d'être révisée. Tu te sens probablement utilisée, manipulée sexuellement et non valorisée. La colère que tu vis résulte du fait que tu ne te donnes pas le droit de désirer des relations sexuelles.

CAUSES MENTALES (peurs et croyances)

Ton corps te dit que ce que tu as appris ou décidé face à la sexualité ne t'est plus bénéfique. Ça l'a peut-être déjà été pour toi dans le passé, mais plus maintenant. Il se peut, étant une femme contrôlante, que tu crois te faire avoir lorsque ce n'est pas toi qui décides du moment des relations sexuelles. Au lieu de croire qu'on abuse de toi et de ton corps, ce dernier préférerait que tu te sentes désirée à la place.

En partant du principe qu'on récolte ce qu'on sème, si tu te sens manipulée, cela signifie que toi aussi tu manipules dans d'autres domaines et que tes intentions, tout comme celles de ton partenaire, ne sont pas méchantes. Il y a toujours de la peur derrière tout contrôle.

Si ta vie sexuelle est insatisfaisante à cause d'un abus sexuel dans ton enfance, ton corps te dit qu'il ne t'est pas bénéfique de te bloquer, car tu continues ainsi à vivre dans les peurs du passé. Le processus de pardon est le moyen le plus rapide et efficace pour se libérer du passé (voir les étapes du pardon à la fin de ce livre).

Pour les autres problèmes du vagin, réfère-toi à la description de la maladie spécifique.

BESOIN ET MESSAGE SPIRITUEL

Ton grand besoin est de t'AIMER, d'accepter tes peurs du moment. Prends le temps de trouver ce dont tu as PEUR POUR TOI dans cette situation. Ton Dieu intérieur t'invite à accueillir cette peur qui te pousse à agir ainsi, en te rappelant que tout est temporaire. Il te dit d'accueillir tes limites actuelles et de reconnaître davantage ta propre valeur. Ce n'est qu'après t'être accueilli dans tes peurs et tes limites que tu pourras te diriger vers ce que tu veux vraiment. Souviens-toi que cette partie en toi qui a peur est convaincue de te protéger. Si tu te sens capable d'assumer les conséquences de vivre selon les besoins de ton être, rassure-la.

VAGINITE

Réfère-toi à VAGIN, en y ajoutant que tu vis beaucoup de colère refoulée, et à INFLAMMATION.

VARICELLE

La varicelle, aussi appelée la *picote*, est l'une des maladies d'éruptions cutanées les plus fréquentes chez les enfants et sans doute la plus bénigne. Elle intéresse surtout le tronc, les membres, et parfois le visage. Réfère-toi à MALADIES INFANTILES.

VARICES

BLOCAGE PHYSIQUE

Les varices sont causées par une dilatation excessive et permanente d'une ou de plusieurs veines, accompagnée d'une altération de la paroi du vaisseau. Une mauvaise circulation du sang en résulte.

CAUSES ÉMOTIONNELLES (désirs bloqués)

Comme le sang en métaphysique est représentatif de la joie de vivre, le fait de souffrir de varices t'indique que la joie ne circule pas librement en toi. Tu désires te donner plus de liberté et de temps libre, mais tu ne sais pas comment faire. Voici des comportements qui en sont la cause. Vérifie ce qui te concerne.

- Tu es du genre à faire beaucoup de tâches bien que tu les trouves pesantes et que tu as l'impression de traîner un poids lourd.

- Tu exagères l'importance de tes soucis, ce qui augmente tes ennuis. Tu as, du même coup, de la difficulté à accomplir tes tâches dans la joie.

- Tu t'obliges à demeurer dans une situation que tu détestes.

Lis la définition de la partie de ton corps qui est affectée par des varices pour savoir dans quel domaine ton problème se situe.

CAUSES MENTALES (peurs et croyances)

Plus tes varices t'apportent une impression de lourdeur, de pesanteur (aux jambes par exemple), plus tu reçois le message que tu trouves la vie lourde, pesante. Es-tu assuré que ce que tu crois être lourd dans ta vie l'est réellement ou te laisses-tu envahir par tes peurs et ton éducation dans ce domaine? Il est temps pour toi d'apprendre que tu n'as plus besoin d'être dirigé par des « *Il faut* ». Tu peux te permettre un repos temporaire, sans croire que tu n'es pas une bonne personne. La petite voix qui te pousse toujours à en faire plus ou mieux n'est pas la voix de ton cœur. Laisse ce dernier, qui connaît davantage tes besoins, te diriger. Donne-toi le droit de choisir ce que tu veux et ce que tu aimes.

BESOIN ET MESSAGE SPIRITUEL

Ton grand besoin est de t'AIMER, d'accepter tes peurs du moment. Prends le temps de trouver ce

dont tu as PEUR POUR TOI dans cette situation. Ton Dieu intérieur t'invite à accueillir cette peur qui te pousse à agir ainsi, en te rappelant que tout est temporaire. Il te dit d'accueillir tes limites actuelles et de reconnaître davantage ta propre valeur. Ce n'est qu'après t'être accueilli dans tes peurs et tes limites que tu pourras te diriger vers ce que tu veux vraiment. Souviens-toi que cette partie en toi qui a peur est convaincue de te protéger. Si tu te sens capable d'assumer les conséquences de vivre selon les besoins de ton être, rassure-la.

VARICOSITE

Réfère-toi à COUPEROSE.

VARIOLE

La variole est une maladie virale, éruptive, redoutable et très contagieuse. Cette maladie est accompagnée d'une forte fièvre et d'une éruption importante sur la peau. Cette éruption commence sur le front et les tempes, puis la tête, les bras, le tronc, pour envahir le corps en entier en trois jours. Pour un enfant, réfère-toi à MALADIES INFANTILES et pour un adulte, à FIÈVRE et à PEAU.

VÉGÉTATIONS ENFLÉES

Réfère-toi à ADÉNOÏDES.

VEINES (Problèmes aux)

Les veines sont les vaisseaux sanguins qui conduisent le sang au cœur après l'avoir reçu des capillaires (tandis que ce sont les artères qui conduisent le sang expulsé du cœur vers les divers tissus de l'organisme). Réfère-toi à ARTÈRES en notant la différence qu'avec un problème aux veines, c'est la circulation venant de l'extérieur qui est mal vécue. Si tu es touché par ce problème, tu crois possiblement que tu n'as pas de *veine* (pas de chance).

VÉNÉRIENNES (Maladies)

BLOCAGE PHYSIQUE

Les maladies vénériennes sont les maladies sexuelles transmissibles, liées à un agent infectieux.

CAUSES ÉMOTIONNELLES (désirs bloqués)

Comme toute maladie vénérienne fait vivre de la honte à la personne affectée, la cause principale de cette maladie est donc la honte vécue face à la sexualité. Si tu es affecté par ce problème, il est probable que tu ne sois pas conscient de cette honte. Voilà ce que ton corps te fait savoir par cette maladie. Une partie de toi veut avoir une vie sexuelle active mais une autre partie veut t'en empêcher. Ce dilemme intérieur te fait vivre de la colère et de la culpabilité face à toi-même. Tu t'en veux de te laisser influencer par les autres et ton éducation. Tu ne te donnes donc pas le droit d'aimer le sexe et peut-être même, d'en être dépendant. Se peut-il de plus que tu doutes de toi-même dans ton choix de partenaire sexuel?

CAUSES MENTALES (peurs et croyances)

Il est intéressant de constater qu'il semble y avoir de plus en plus de maladies vénériennes, même avec tous les progrès de la médecine pour combattre ces maladies. Elles sont là pour te faire savoir que tu dois arrêter de croire en certaines choses qui ont fait partie de ton éducation sexuelle. Avec cette maladie, ton corps te dit de vivre ta sexualité comme tu veux, en te souvenant que ton corps t'appartient et que tu n'as de comptes à rendre à personne.

Tu dois te donner le droit de vivre des expériences sans te sentir coupable. Sache que plus tu veux te contrôler et plus tu seras apte à perdre le contrôle un jour. Il est plus sage de vivre une expérience maintenant et de la vivre dans la joie et l'acceptation. Se donner le droit de vivre une expérience ne veut pas nécessairement dire qu'elle se poursuivra tout au long de ta vie. Au lieu d'entretenir des pensées de honte et d'essayer de cacher tes désirs ou tes actions, il serait plus sage de trouver quelqu'un à qui en parler et d'oser t'ouvrir davantage pour ne plus laisser la honte te diriger.

Il est important, de plus, de te réconcilier avec ceux qui ont eu une influence sur tes croyances au plan sexuel. Réfère-toi aux étapes du PARDON à la fin de ce livre.

BESOIN ET MESSAGE SPIRITUEL

Ton grand besoin est de t'AIMER, d'accepter tes peurs du moment. Prends le temps de trouver ce dont tu as PEUR POUR TOI dans cette situation. Ton Dieu intérieur t'invite à accueillir cette peur qui te pousse à agir ainsi, en te rappelant que tout est temporaire. Il te dit d'accueillir tes limites actuelles et de reconnaître davantage ta propre valeur. Ce n'est qu'après t'être accueilli dans tes peurs et tes limites que tu pourras te diriger vers ce que tu veux vraiment. Souviens-toi que cette partie en toi qui a peur est convaincue de te protéger. Si tu te sens capable d'assumer les conséquences de vivre selon les besoins de ton être, rassure-la.

VENTRE (Mal au)

BLOCAGE PHYSIQUE

Le ventre ou l'abdomen est la partie antérieure de la cavité qui contient l'intestin. La définition qui suit concerne un mal au ventre sans cause apparente, non relié à un autre malaise ou à une autre maladie.

CAUSES ÉMOTIONNELLES (désirs bloqués)

Lorsque c'est le haut du ventre qui te fait mal, c'est-à-dire dans la région du plexus solaire, ton corps t'envoie le message que tu t'en fais trop pour les autres. Tu vis des peurs pour les autres. Tu laisses passer leurs besoins avant les tiens. Je te rappelle par contre que lorsqu'on s'inquiète pour les autres, il y a toujours une peur – souvent inconsciente – pour soi.

Lorsque c'est le bas du ventre qui te fait mal (en bas du nombril), tu reçois le message que tu t'en fais trop pour ce qui se passe en ce moment. Tu vis des peurs pour toi-même. Il se peut que tu aies l'impression que quelqu'un te passe ou veut te *passer sur le ventre*, c'est-à-dire t'écraser pour arriver à ses fins ou que tu aies assez peur pour *te mettre à plat ventre* devant quelqu'un, c'est-à-dire que tu t'humilies pour arriver à tes fins.

CAUSES MENTALES (peurs et croyances)

Pour le haut du ventre, ton corps te dit d'arrêter de croire que tu es ici pour voir au bonheur constant de tous ceux que tu aimes. Tu peux avoir de la compassion pour eux, mais personne ne te demande de te rendre malade pour eux. Tu dois apprendre à les laisser vivre leurs expériences et à leur donner de l'aide seulement lorsqu'ils t'en demandent, tout en respectant tes limites.

Pour le bas du ventre, ton corps te dit que tu crois qu'en t'en faisant beaucoup, en t'inquiétant assez, tu auras plus de chances de faire disparaître les événements ou les personnes qui te font peur en ce moment. Tu as beaucoup plus de chances de trouver la bonne solution en lâchant prise, car ainsi, tu demeures centré. Lorsque tu vis des inquiétudes, tu es décentré et tes décisions sont basées sur la peur plutôt que sur tes vrais besoins. Si tu utilises les expressions *« Ça me prend au ventre »* ou *« Ça me fait mal au ventre »* ou *« Je le sens dans mes tri-*

pes », trouve les peurs cachées derrière ces expressions et réalise qu'elles ne sont plus vraies pour toi.

BESOIN ET MESSAGE SPIRITUEL

Ton grand besoin est de t'AIMER, d'accepter tes peurs du moment. Prends le temps de trouver ce dont tu as PEUR POUR TOI dans cette situation. Ton Dieu intérieur t'invite à accueillir cette peur qui te pousse à agir ainsi, en te rappelant que tout est temporaire. Il te dit d'accueillir tes limites actuelles et de reconnaître davantage ta propre valeur. Ce n'est qu'après t'être accueilli dans tes peurs et tes limites que tu pourras te diriger vers ce que tu veux vraiment. Souviens-toi que cette partie en toi qui a peur est convaincue de te protéger. Si tu te sens capable d'assumer les conséquences de vivre selon les besoins de ton être, rassure-la.

VERGETURES

BLOCAGE PHYSIQUE

Les vergetures sont de petites marques sillonnant la peau aux endroits qui ont été distendus. Elles se manifestent souvent durant une grossesse ou chez une personne qui a pris beaucoup de poids.

CAUSES ÉMOTIONNELLES (désirs bloqués)

Comme les vergetures sont produites par une rupture du tissu élastique de la peau, le message que tu reçois est que tu devrais être davantage flexible, moins rigide dans tes rapports avec les autres et toi-même. Tu n'as pas besoin de te créer une armure de rigidité pour te protéger. La femme enceinte qui voit apparaître des vergetures est celle qui s'en impose davantage parce qu'elle est enceinte. Elle aurait intérêt à demeurer elle-même et à se permettre d'avoir des faiblesses.

CAUSES MENTALES (peurs et croyances)

Tes vergetures sont là pour te dire qu'au moment où elles sont apparues, tu croyais devoir te montrer forte. Tu as donc adopté un masque de rigidité ou tu es allé au-delà de tes limites, croyant que c'était ce qu'il fallait faire. Ton corps te dit de lâcher prise davantage et que ta façon de penser n'est plus bonne pour toi. Pour savoir dans quel domaine cette rigidité est vécue, il importe de regarder à quoi sert la partie du corps qui souffre de vergetures. Je suggère aussi de lire la définition de PEAU et de VARICES.

BESOIN ET MESSAGE SPIRITUEL

Ton grand besoin est de t'AIMER, d'accepter tes peurs du moment. Prends le temps de trouver ce dont tu as PEUR POUR TOI dans cette situation. Ton Dieu intérieur t'invite à accueillir cette peur qui te pousse à agir ainsi, en te rappelant que tout est temporaire. Il te dit d'accueillir tes limites actuelles et de reconnaître davantage ta propre valeur. Ce n'est qu'après t'être accueilli dans tes peurs et tes limites que tu pourras te diriger vers ce que tu veux vraiment. Souviens-toi que cette partie en toi qui a peur est convaincue de te protéger. Si tu te sens capable d'assumer les conséquences de vivre selon les besoins de ton être, rassure-la.

VERRUE

Une verrue est une tumeur cutanée bénigne, se présentant sous forme d'excroissance saillante. Réfère-toi à EXCROISSANCE et à PEAU en y ajoutant ce qui suit. Étant donné qu'une verrue se manifeste à l'extérieur du corps et en diminue la beauté, si tu en es affecté, tu crois en la laideur. Tu te considères possiblement laid dans le domaine relié à la partie du corps où apparaît la verrue ou dans ta façon d'utiliser cette partie du corps. Se peut-il en plus que tu sois du genre à te *ruer* vers quelqu'un ou quelque chose pour te défendre ou te protéger?

VERRUE PLANTAIRE

Réfère-toi à PIEDS.

VER SOLITAIRE

Réfère-toi à TÉNIASE.

VERS INTESTINAUX

Réfère-toi à PARASITES.

VERTIGE

BLOCAGE PHYSIQUE

Le vertige est une sensation subjective d'un déplacement soit du corps, soit des objets environnants, et peut être soit rotatif, soit vertical ou horizontal, mais toujours effectué dans la même direction (ne pas confondre avec étourdissement). Il correspond à une atteinte du vestibule, une partie de l'oreille interne qui est l'organe de l'équilibre.

CAUSES ÉMOTIONNELLES (désirs bloqués)

Le fait de souffrir de vertige t'indique que tu vis une situation dans laquelle tu as l'impression de perdre pied, de perdre le genre d'équilibre que tu avais auparavant, même si la vie *supposément équilibrée* que tu avais ne répondait pas nécessairement à tes besoins. Tu vis souvent de l'angoisse à l'idée de prendre une décision, de te déplacer vers du nouveau. Tes désirs demeurent donc insatisfaits.

Il est possible aussi que tu aies effectué de nombreux changements qui ne semblent pas tellement équilibrés à tes yeux ou aux yeux des autres. Tu éprouves de la difficulté avec le jugement des autres même si tu ne veux pas le voir.

CAUSES MENTALES (peurs et croyances)

Tu reçois le message important d'écouter tes vrais besoins et de changer ta notion au sujet de ce qu'est une vie ou une personne *équilibrée*. Plus tu continues à entretenir la peur de ne pas être une personne équilibrée, plus il y a de chances que tu vives un déséquilibre.

Je te suggère, de plus, de vérifier la définition de l'AGORAPHOBIE dans ce livre. Il pourrait y avoir un lien.

BESOIN ET MESSAGE SPIRITUEL

Ton grand besoin est de t'AIMER, d'accepter tes peurs du moment. Prends le temps de trouver ce dont tu as PEUR POUR TOI dans cette situation. Ton Dieu intérieur t'invite à accueillir cette peur qui te pousse à agir ainsi, en te rappelant que tout est temporaire. Il te dit d'accueillir tes limites actuelles et de reconnaître davantage ta propre valeur. Ce n'est qu'après t'être accueilli dans tes peurs et tes limites que tu pourras te diriger vers ce que tu veux vraiment. Souviens-toi que cette partie en toi qui a peur est convaincue de te protéger. Si tu te sens capable d'assumer les conséquences de vivre selon les besoins de ton être, rassure-la.

VÉSICULE BILIAIRE (Problèmes de)

La vésicule biliaire est un réservoir qui stocke la bile sécrétée par le foie pour éviter que celle-ci ne s'écoule dans l'intestin, entre les périodes de digestion. Lors de la digestion, la vésicule biliaire s'ouvre pour déverser les sels biliaires dans le duodénum. Ces sels sont nécessaires pour l'absorption des graisses par l'intestin. Le problème le plus courant de la vésicule biliaire est la formation de petites pierres (ou calculs) ou d'une seule grosse pierre obstruant le canal entre la vésicule et le duodénum. Réfère-toi à CALCULS et à FOIE en y ajoutant que tu crains qu'on ne t'enlève quelque chose. Tu sens qu'on empiète sur ton territoire.

VESSIE (Problèmes à la)

La vessie est le réservoir où s'écoulent les urines déversées par les deux uretères. Elle a pour fonction de garder les urines en attente entre chaque miction (action d'uriner). Les problèmes les plus courants de la vessie sont l'INCONTINENCE (problème mécanique), la CYSTITE, le PROLAPSUS (descente de vessie ou *cystocèle*), l'INFECTION, une TUMEUR et le CANCER. Réfère-toi au problème en particulier ainsi qu'à REINS en y ajoutant ce qui suit.

Comme le liquide du corps a un lien avec le corps émotionnel qui est le corps des désirs, le fait d'avoir des problèmes à la vessie a un lien avec ta capacité d'attendre pour réaliser tes désirs. De plus l'expression avoir du liquide signifie avoir de l'argent. Il est fort probable que tu crois que tu ne réussis pas assez bien financièrement, n'ayant pas tout le liquide que tu voudrais.

Si ce problème t'empêche d'uriner, ton corps t'indique que tu contrôles trop tes émotions face à ce que tu considères ton territoire. Tu n'oses pas les laisser sortir par peur. Si, au contraire, le problème à la vessie fait en sorte que tu ne puisses plus retenir ton urine, ton corps t'indique que tu perds le contrôle face à tes désirs; tu voudrais que toutes tes attentes soient satisfaites tout de suite. C'est comme si ton territoire ne te satisfaisait jamais; tu en veux toujours plus. Ces émotions et ces désirs te font vivre beaucoup de pression et il est temps pour toi de décompresser.

VESTIBULITE VULVAIRE

BLOCAGE PHYSIQUE

La vestibulite vulvaire est une inflammation chronique du vestibule, petite dépression de la vulve située à l'entrée du vagin et limitée latéralement par les petites lèvres. Il ne faut pas confondre la vestibulite vulvaire avec la vaginite où la douleur, plus profonde, apparaît durant la pénétration.

CAUSES ÉMOTIONNELLES (DÉSIRS BLOQUÉS)

Cette maladie provoque des douleurs aiguës chez la femme et ses répercussions sur sa sexualité sont très importantes. Si tu souffres de ce problème, cela indique que tu vis beaucoup de colère dans le domaine sexuel. Cette colère est surtout provoquée par le fait que tu t'empêches d'avoir une vie sexuelle harmonieuse. J'ai remarqué que ce problème est davantage vécu par les femmes souffrant de la blessure d'humiliation. Cette blessure se retrouve seulement chez les gens très sensuels, mais qui ne s'autorisent pas à bien vivre leur sensualité et, par conséquent, leur sexualité parce qu'ils en sont honteux.

CAUSES MENTALES (PEURS ET CROYANCES)

Ce malaise t'indique que ce que tu crois à propos de la sexualité n'est pas bénéfique pour toi. Tu dois arrêter de croire que faire l'amour c'est sale ou indigne. Tu es sur Terre pour expérimenter la vie dans l'amour, c'est-à-dire dans l'acceptation inconditionnelle. La religion a une influence sur toi. Cette influence peut venir de ta vie présente ou de tes vies antérieures et tu peux en être consciente ou non. Sache que tu n'as pas à avoir honte de tes désirs, qu'ils sont très légitimes. Par ce malaise, ton corps attire ton attention sur tes besoins sexuels. Il n'en tient qu'à toi de l'écouter ou non. Tu n'as plus besoin de croire que tu dois te punir parce que tu as des pulsions sexuelles. C'est ton ego qui te dit que c'est mal et non ton cœur.

Réfère-toi en plus à VAGINITE qui peut aussi te concerner. La vaginite a plus de liens avec la blessure de trahison. Réfère-toi aussi à INFLAMMATION.

BESOIN ET MESSAGE SPIRITUEL

Ton grand besoin est de t'AIMER, d'accepter tes peurs du moment. Prends le temps de trouver ce dont tu as PEUR POUR TOI dans cette situation. Ton Dieu intérieur t'invite à accueillir cette peur qui te pousse à agir ainsi, en te rappelant que tout est temporaire. Il te dit d'accueillir tes limites actuelles et de reconnaître davantage ta propre valeur. Ce n'est qu'après t'être accueilli dans tes peurs et tes limites que tu pourras te diriger vers ce que tu veux vraiment. Souviens-toi que cette partie en toi qui a

peur est convaincue de te protéger. Si tu te sens capable d'assumer les conséquences de vivre selon les besoins de ton être, rassure-la.

VIRUS

BLOCAGE PHYSIQUE

Un virus est un micro-organisme, visible seulement en microscopie. Les virus sont une des plus petites entités biologiques existant dans la nature. Ils sont les plus simples des êtres vivants. C'est en raison de leur taille des plus infimes qu'ils peuvent s'infiltrer partout. Par contre, ils ne peuvent se reproduire que s'ils se trouvent à l'intérieur d'une cellule vivante. Le mot *virus* est issu du latin *virus*, qui signifie *poison*.

CAUSES ÉMOTIONNELLES (désirs bloqués)

Lorsque c'est un virus qui te cause une maladie, c'est une indication que tu te laisses envahir par une forme-pensée (un élémental) que tu as créée et qui empoisonne ta vie. Pour qu'une personne se laisse envahir ainsi dans ses corps émotionnel et mental, une faille doit exister. Ces failles se produisent seulement lorsque tu entretiens une rancune ou de la haine. Il n'y a rien de tel que la haine pour empoisonner la vie d'une personne. Le virus est donc là pour t'aider à devenir conscient que tu entretiens une rancune ou de la haine qui te rend malade.

Pour savoir dans quel domaine, il importe de vérifier quelle partie du corps est envahie par le virus et
de regarder l'utilité de cette partie.

CAUSES MENTALES (peurs et croyances)

Vérifie la forme-pensée en toi qui en veut à quelqu'un pour quelque chose. Elle se présente comme
une petite voix dans ta tête. Comme elle est une
entité vivante dans ton corps mental, je te suggère
de lui parler comme si tu parlais à une autre personne. Prétends que cette forme-pensée te parle et
qu'elle veut t'inciter à continuer d'en vouloir à cette
autre personne. Explique-lui que tu ne veux plus
entretenir cette rancune, que cela te rend malade et
que tu veux plutôt apprendre à pardonner (réfère-toi
aux étapes du pardon à la fin de ce livre).

Même si pardonner t'est impossible pour le moment, au moins ton intention est bonne et lorsque la
douleur de la blessure s'atténuera, tu pourras plus
facilement y parvenir. En étant dorénavant conscient que tu te laisses envahir par ta forme-pensée,
ton corps n'aura plus à t'aider à en devenir conscient
par le biais d'un virus. Ce dernier n'aura plus sa raison d'être.

BESOIN ET MESSAGE SPIRITUEL

Ton grand besoin est de t'AIMER, d'accepter tes
peurs du moment. Prends le temps de trouver ce
dont tu as PEUR POUR TOI dans cette situation.
Ton Dieu intérieur t'invite à accueillir cette peur qui
te pousse à agir ainsi, en te rappelant que tout est
temporaire. Il te dit d'accueillir tes limites actuelles

et de reconnaître davantage ta propre valeur. Ce n'est qu'après t'être accueilli dans tes peurs et tes limites que tu pourras te diriger vers ce que tu veux vraiment. Souviens-toi que cette partie en toi qui a peur est convaincue de te protéger. Si tu te sens capable d'assumer les conséquences de vivre selon les besoins de ton être, rassure-la.

VISAGE (Problèmes au)

BLOCAGE PHYSIQUE

Le visage, aussi appelé la *face*, est la partie antérieure de la tête d'une personne. C'est en général la première partie que nous regardons chez quelqu'un. C'est ce qui l'identifie. Les problèmes au visage sont nombreux, allant de simples boutons au visage jusqu'à un défigurement total par une maladie ou un accident.

CAUSES ÉMOTIONNELLES (désirs bloqués)

En général, les problèmes au visage ont un lien avec l'une des expressions suivantes.

- *Avoir bon visage* (bonne mine).

- *Faire bon visage* à quelqu'un (être aimable même si on lui est hostile).

- *Se faire cracher à la face* (manifester son mépris).

- *Perdre la face* (perdre son prestige en tolérant une atteinte à son honneur, à sa réputation).

- *Sauver la face* (sauvegarder son prestige, sa dignité).

- *Pouvoir faire face à quelqu'un ou à une situation* (réagir efficacement en présence d'une difficulté).

La personne la plus susceptible d'avoir des problèmes au visage est celle qui a honte facilement de ce que les autres peuvent voir d'elle, ou celle qui se sent humiliée à la moindre petite chose. Est-il possible que tu te culpabilises facilement, que tu te forces pour être ce que les autres s'attendent de toi et que tu aies peur de *perdre la face?* Tu te forces donc à *faire bon visage*.

CAUSES MENTALES (peurs et croyances)

Ce problème qui affecte ton visage est là pour t'aider à devenir conscient que tu t'inquiètes beaucoup trop de ce que les autres pensent de toi et de ce qu'ils voient de toi. Cela t'empêche d'être toi-même. Tu reçois le message que toutes les croyances entretenues face à toi-même ne sont plus bonnes pour toi. Elles te font plus de tort que de bien. Il est temps pour toi de reprendre ton *vrai visage*, c'est-à-dire d'être toi-même.

BESOIN ET MESSAGE SPIRITUEL

Ton grand besoin est de t'AIMER, d'accepter tes peurs du moment. Prends le temps de trouver ce dont tu as PEUR POUR TOI dans cette situation. Ton Dieu intérieur t'invite à accueillir cette peur qui te pousse à agir ainsi, en te rappelant que tout est temporaire. Il te dit d'accueillir tes limites actuelles

et de reconnaître davantage ta propre valeur. Ce n'est qu'après t'être accueilli dans tes peurs et tes limites que tu pourras te diriger vers ce que tu veux vraiment. Souviens-toi que cette partie en toi qui a peur est convaincue de te protéger. Si tu te sens capable d'assumer les conséquences de vivre selon les besoins de ton être, rassure-la.

VITILIGO

Le vitiligo est un problème de dépigmentation de la peau. Il se caractérise par des taches blanches de tailles et de formes diverses. À part la décoloration, la peau est parfaitement normale.

Réfère-toi à PEAU.

VOIX (Perdre la)

Réfère-toi à APHONIE ou LARYNGITE.

VOMISSEMENT

Le vomissement est le rejet par la bouche du contenu de l'estomac, de façon généralement brutale et involontaire. Réfère-toi à INDIGESTION en y ajoutant ce qui suit.

Si le vomissement est dû au fait que tu accuses une autre personne d'être ignoble ou écœurante au point d'en vomir, un processus d'acceptation et de pardon sont à faire. Se souvenir que ce n'est pas parce que nous acceptons quelqu'un que nous lui donnons raison ou que nous affirmons être d'accord avec lui. Accepter veut dire constater, observer, accueillir, tout en ayant de la compassion pour l'autre. Réfère-toi aux étapes du pardon à la fin de ce livre.

VOMISSEMENT DE SANG

Réfère-toi à HÉMORRAGIE INTERNE en y ajoutant que tu n'arrives plus à te contrôler. Il faut que ça sorte, car tu as atteint ta limite émotionnelle.

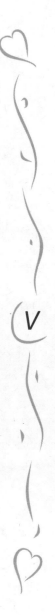

YEUX (Problèmes aux)

BLOCAGE PHYSIQUE

Les yeux sont les organes de la vision. Il existe d'innombrables problèmes aux yeux. Les plus courants empêchent de bien voir, bloquent la vision naturelle de la personne. En plus de la définition suivante, réfère-toi à la définition du problème en question dans ce livre.

CAUSES ÉMOTIONNELLES (désirs bloqués)

Tout problème qui affecte ta vue est là pour attirer ton attention sur un ou plusieurs des comportements suivants qui bloquent tes désirs. Vérifie ce qui te concerne.

- Tu utilises une ou plusieurs des expressions suivantes :

  - *Ça me coûte les yeux de la tête* (ça me coûte cher).
  - *Mon œil!* (pour marquer le refus, l'incrédulité).
  - *Je vois ça d'un mauvais œil* (je ne suis pas sûr).
  - *Tenir quelqu'un à l'œil* (toujours le surveiller).
  - *Cela saute aux yeux* ou *Cela crève les yeux* (te laisser envahir dans ton espace).
  - *J'accepte les yeux fermés* (être trop confiant).
  - *Je peux le faire ou je peux y aller les yeux fermés* (je suis trop confiant en mes capacités).

- L'utilisation répétitive de certaines de ces expressions est suffisante pour affecter les yeux ou la vue.

- Tu préfères te fermer les yeux sur ce qui se passe plutôt que de risquer de perdre quelqu'un ou quelque chose. C'est une façon de te protéger.

- Tu n'acceptes pas d'avoir *l'œil à tout*, c'est-à-dire de veiller à tout.

Lorsque le problème aux yeux t'empêche de bien voir de proche, ton corps te dit que tu as de la difficulté à voir ce qui se passe tout près de toi, soit sur ton corps (un corps qui vieillit par exemple), soit en ce qui concerne les circonstances ou les personnes dans ta vie présentement. Ta façon d'interpréter ce que tu vois t'empêche de voir ce qui se passe vraiment; tu déformes la réalité. Ne pas voir les détails de proche t'arrange; cela peut t'apporter une certaine paix, ayant l'impression de t'en détacher et de ne pas en être dérangé. Réfère-toi en plus à la définition de PRESBYTIE.

Lorsque le problème aux yeux t'empêche de bien voir au loin, cela t'indique que tu te crées des peurs irréalistes dans ta façon de voir ton avenir ou l'avenir de ceux que tu aimes. Tu t'imagines souvent des situations, tout en ayant peur de les voir se réaliser. Tu peux ne pas avoir envie de voir au loin par lassitude, paresse, laisser-aller ou par déception de la vie. Réfère-toi en plus à la définition de MYOPIE.

L'œil gauche représente ce que tu vois en toi-même; cette façon de te voir est influencée par ce que tu as appris de ta mère, car le côté gauche du corps est relié à notre principe féminin.

L'œil droit représente ce que tu vois à l'extérieur de toi-même; cette façon de voir ce qui est extérieur à toi est influencée par ce que tu as appris de ton père, car le côté droit du corps est relié à notre principe masculin.

CAUSES MENTALES (peurs et croyances)

Il est temps de réaliser que rien ne changera dans ta vie, même si tu refuses de voir la vérité en te fermant les yeux. Au lieu de croire que tu peux perdre quelqu'un ou quelque chose, il serait plus sage d'y faire face et de régler au fur et à mesure ce qui se passe.

Si tu es du genre à croire qu'en voyant tout ou trop bien, tu n'auras pas droit aux erreurs, sache que cette croyance n'est plus bonne pour toi. *Il n'y a pas d'expériences sans erreurs et il n'y a pas d'évolution sans expériences.*

On dit que les yeux sont le miroir de l'âme. Cela signifie que tout problème aux yeux est un message très important, t'indiquant nettement que tu ne vas pas dans la direction nécessaire à ton âme pour réaliser ton plan de vie. Tu dois accepter l'idée que ce n'est ni normal, ni héréditaire, d'avoir une vue qui baisse. Seule une forte croyance mentale peut avoir le pouvoir nécessaire pour influencer ta vue de la sorte. Par contre, vu la subtilité d'un message aux yeux, il est en général plus difficile d'en toucher la croyance tout de suite. Je te conseille donc fortement d'utiliser les questions suggérées à la fin de ce livre pour t'aider à découvrir la ou les croyances qui affectent ta vue.

De plus, si tu utilises souvent une des expressions citées plus haut, regarde la peur qui t'habite au moment où tu utilises cette expression et tu découvriras une croyance qui affecte tes yeux.

BESOIN ET MESSAGE SPIRITUEL

Ton grand besoin est de t'AIMER, d'accepter tes peurs du moment. Prends le temps de trouver ce dont tu as PEUR POUR TOI dans cette situation. Ton Dieu intérieur t'invite à accueillir cette peur qui te pousse à agir ainsi, en te rappelant que tout est temporaire. Il te dit d'accueillir tes limites actuelles et de reconnaître davantage ta propre valeur. Ce n'est qu'après t'être accueilli dans tes peurs et tes limites que tu pourras te diriger vers ce que tu veux vraiment. Souviens-toi que cette partie en toi qui a peur est convaincue de te protéger. Si tu te sens capable d'assumer les conséquences de vivre selon les besoins de ton être, rassure-la.

YEUX SECS

Réfère-toi à LARMES (MANQUE DE).

ZONA

Le zona est une maladie infectieuse de la peau, caractérisé par une éruption très douloureuse jalonnant le trajet d'un nerf sensitif. Le zona ne peut survenir que chez un sujet ayant souffert par le passé d'une varicelle. Les douleurs causées par cette maladie de la peau sont spontanées et ont l'effet d'une brûlure. Réfère-toi à PEAU, en y ajoutant qu'être affecté par ce problème est indicatif d'une grosse colère vécue face à une situation ou à une personne. As-tu l'impression d'avoir à ramper et que tu ne peux pas vivre la vie que tu désires? Si oui, tu ressens certainement une profonde amertume. Ce qui se passe te brûle, mais tes peurs t'empêchent d'y faire face.

Ton corps t'envoie un message d'urgence, car ton système nerveux est de plus en plus affecté par ta façon de vivre cette situation. Un bon exercice de pardon serait de mise, tel que suggéré à la fin de ce livre.

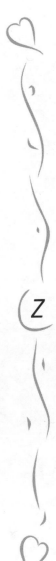

Conclusion

Si le malaise ou la maladie qui t'affecte ne se trouve pas dans ce livre, il t'est suggéré de répondre aux questions suivantes pour en trouver toi-même les causes métaphysiques et spirituelles.

Il est préférable qu'une autre personne te pose ces questions et note tes réponses.

1- BLOCAGE PHYSIQUE

Quels sont les **qualificatifs** qui décrivent le mieux ce que tu vis dans ton corps et comment te sens-tu avec ce problème?

La réponse représente ce que tu vis face à la personne ou la situation qui a déclenché le mal.

2- BLOCAGE ÉMOTIONNEL

Ce malaise **empêche** quoi dans ta vie?

Tâche de trouver le plus de réponses possible dont au moins une qui concerne le « être ».

La ou les réponses à cette question représentent un ou des désirs bloqués, mais surtout ce que tu veux être.

3- BLOCAGE MENTAL

Si, dans ta vie en général, tu te permettais d'être ... (répéter la réponse donnée à la question précédente), que pourrait-il t'arriver de **désagréable** ou

d'inacceptable? Si cela arrivait, tu te jugerais ou tu aurais peur que les autres te jugent **d'être quoi**?

La réponse à la dernière question correspond à ta croyance non bénéfique qui bloque ton grand besoin d'ÊTRE ce que tu veux être en ce moment, créant ainsi ton problème physique.

Rappelle-toi que tu te bloques parce qu'une partie de toi (ton ego) a peur de quelque chose pour toi.

MESSAGE SPIRITUEL

Tu viens de découvrir un besoin légitime de ton ÊTRE (question n° 2) et ce besoin est bloqué par ton ego qui croit que si tu es ce que tu veux être, tu seras… (question n° 3). Même si cette croyance est, la plupart du temps, irréaliste pour toi, le message que tu reçois est d'accepter la peur vécue jusqu'à maintenant qui est à la base de ta croyance. Au lieu de t'accuser et de t'en vouloir d'avoir cette peur, reconnais qu'elle a eu son utilité dans le passé. Reconnais de plus que cette croyance (partie de ton ego qui te fait peur) est convaincue de t'aider à ne pas ressentir une de tes blessures (rejet, abandon, humiliation, trahison ou injustice).

Remercie-la de vouloir te protéger et dis-lui qu'à partir de maintenant tu veux aller vers ton besoin, car tu sais que tu pourras assumer les conséquences de cette décision. Ton ego, qui n'a que de bonnes intentions, ne sait pas qu'il te nuit plus qu'il ne t'aide.

Je te rappelle ce qui est écrit au début de ce livre : il est très important d'avoir de la reconnaissance pour l'intelligence de ton corps et de le remercier pour tous les messages qu'il t'envoie au lieu de te plaindre d'avoir un corps malade.

Pour plus de détails, visite le site www.ecoutetoncorps.com. Tu y trouveras des descriptions d'ateliers de deux jours qui pourraient t'aider à poursuivre ton cheminement.

Réconciliation et pardon de soi

Je tiens à conclure ce livre en insistant à nouveau sur le fait qu'une guérison ne peut avoir lieu qu'au moment où il y a pardon de soi. Seule cette étape a le pouvoir de transformer, non seulement l'amour de soi, mais aussi le cœur et le sang dans notre corps physique.

Ce nouveau sang, réénergisé par l'influx de cet amour retrouvé, est comme un baume qui circule dans le corps entier. Il a le pouvoir de transformer et d'harmoniser à nouveau les cellules du corps sur son passage. Même si ton intellect a de la difficulté à y croire, qu'as-tu à perdre en tentant l'expérience?

Voici les étapes de LA RÉCONCILIATION AVEC UNE AUTRE PERSONNE et du PARDON VÉRITABLE DE SOI qui ont été expérimentées par des milliers de personnes et qui ont produit des résultats extraordinaires depuis près de trente ans.

Lorsque l'émotion vécue l'est envers toi-même, fais les étapes 1, 2, 4 et 7. Ce qui suit s'applique à une situation difficile vécue avec une autre personne.

Je te suggère de prendre le temps de noter ce que tu vis à chaque étape avant d'entreprendre la démarche avec la personne concernée.

1) Identifier ce que tu vis (accusations et émotions)

De quoi juges-tu ou accuses-tu l'autre?

Comment te sens-tu avec cette personne dans cette situation?

2) Prendre ta responsabilité

a) Quelles sont les attentes que tu as eues envers cette personne?

Être responsable, c'est reconnaître que c'est ta réaction face à tes attentes non comblées par l'autre qui provoquent tes émotions. Tu as toujours le choix de réagir avec amour ou avec peur.

b) Quelle est la peur que tu as pour toi-même dans cette situation?

Être responsable, c'est aussi reconnaître que ta peur t'appartient et que l'autre n'en est pas responsable.

3) Accepter l'autre et lâcher prise (la réconciliation)

Accepte l'idée que l'autre personne s'accuse et t'accuse de la même chose dont tu l'accuses dans cette situation ou dans une situation semblable. De plus, elle a les mêmes peurs et ressent la même chose que toi. En t'imaginant dans sa peau, tu accepteras plus facilement le fait que cette personne a les mêmes intentions que toi. Ce n'est qu'ainsi que tu arriveras à lâcher prise et à te réconcilier avec l'autre.

4) Te pardonner

Voici l'étape la plus importante, soit celle du pardon véritable. Afin d'y parvenir, donne-toi le droit d'en avoir voulu à l'autre personne, de l'avoir accusée à cause de tes peurs, de tes croyances, de tes faiblesses, de tes limites et, surtout, de tes attentes qui te font souffrir et réagir. Accepte le fait que tu es parfois comme la personne que tu juges.

5) Avoir le désir d'exprimer le pardon

En guise de préparation à l'étape six, imagine-toi avec la personne concernée en train de lui partager que tu l'as jugée, critiquée ou condamnée parce que ce qu'elle a dit ou fait a réveillé une blessure en toi. Tu peux considérer que tu es prêt lorsque l'idée d'aller partager ton expérience à la personne concernée suscite en toi un sentiment de joie et de libération.

6) Voir la personne concernée

Exprime-lui ce que tu as vécu et que tu regrettes de l'avoir accusée, jugée et de lui en avoir voulu. Je te suggère fortement de lui demander si elle t'a déjà accusé de la même chose, si elle a ressenti la même chose et a les mêmes peurs que toi et dans quelle situation.

Fais attention à ne pas utiliser cette rencontre pour demander pardon ou pour pardonner. Personne n'a le pouvoir d'en pardonner une autre.

7) Faire le lien avec le passé

Retrace dans ton passé un événement similaire ayant eu lieu avec une personne faisant figure d'autorité : ton père, ta mère, un grand-parent, un professeur, etc. Cette personne est généralement du même sexe que la personne que tu as accusée. Refais toutes les étapes avec cette personne (figure d'autorité).

Suggestions additionnelles

- Donne-toi le temps nécessaire pour faire le processus du pardon. Une journée comme une année peut s'écouler entre chaque étape. Ce qui importe le plus est que ton désir d'y arriver soit sincère. Quand la blessure est profonde et douloureuse, il est normal que l'ego résiste davantage et que ça prenne plus de temps.

- Si tu vas voir une personne dans l'espoir qu'elle comprenne à quel point elle t'a fait souffrir et que tu t'attends à ce qu'elle te demande pardon, c'est que tu n'as pas complètement cessé de l'accuser. En pareil cas, ne t'en veux pas: accepte l'idée qu'il te faudra encore un certain temps avant de terminer les étapes deux et trois. Tu as probablement réussi à pardonner avec ta tête, mais pas encore avec ton cœur car la douleur est trop importante. Pardonner avec la tête, c'est comprendre l'autre intellectuellement sans ressentir de soulagement ni de libération intérieure. C'est très fréquent. Pardonner avec la tête est un début, car cela démontre à tout le moins ta bonne volonté.

- Rappelle-toi que le fait de pardonner à quelqu'un ne signifie pas que tu es d'accord avec l'offense. Tu es plutôt en train de dire que, avec les yeux du cœur, tu as été capable de voir au-delà de l'offense, de voir ce qui se passait à l'intérieur de la personne et ce que vous aviez à apprendre ensemble.

- Si, au moment d'exprimer ce que tu vis, la personne se choque et essaie de se justifier, vérifie immédiatement si elle s'est sentie accusée par tes propos. Si c'est le cas, vérifie s'il n'y a pas encore en toi une part de jugement vis-à-vis d'elle et un espoir qu'elle changera.

- Si l'autre a de la difficulté à accueillir ta demande de pardon, c'est qu'elle-même ne peut se pardonner. Même si tu lui as pardonné, elle devra un jour y parvenir par elle-même. Tu n'es pas responsable de sa réaction, seulement de la tienne. Par contre, le fait de te pardonner est un bel exemple pour aider l'autre à le faire.

- Lorsque l'étape six du processus du pardon s'avère difficile à entreprendre, sache que c'est ton ego qui résiste. Si tu te demandes pourquoi tu devrais demander pardon à quelqu'un de lui en avoir voulu alors que c'est cette personne qui t'a offensé et que tu crois que tu avais toutes les raisons du monde de lui en vouloir, c'est ton ego qui parle et non ton cœur. Le plus grand désir de ton cœur est de faire la paix et d'avoir de la compassion pour l'autre.

- À la sixième étape du pardon, la raison pour laquelle je mentionne de ne pas dire à l'autre que tu lui pardonnes est importante. En réalité, il y a trois bonnes raisons :

  a) Il arrive fréquemment que nous croyions qu'une autre personne nous a offensé alors que cette dernière n'en a jamais eu l'intention. La réalité est souvent très différente de notre perception. Peut-être n'était-elle même pas au courant que tu t'es senti blessé!

  b) Tu dois réaliser que le processus du pardon sert à ta propre libération. Le fait de ne plus en vouloir à l'autre (la réconciliation) n'est qu'une étape parmi les étapes nécessaires pour arriver à te pardonner.

  c) Tu dois réaliser de plus que tu n'as pas le pouvoir de pardonner véritablement une autre personne. Elle seule peut le faire.

- Ne t'inquiète pas des réactions possibles de l'autre lorsque tu iras lui demander pardon. L'autre pourrait ne rien dire, changer de sujet, être surpris, refuser d'en parler, pleurer, demander pardon, te sauter dans les bras, etc. Respecte sa réaction ainsi que la tienne. Personne au monde ne peut savoir à l'avance ce qui se passera.

- Grâce à ce pardon, tu pourras plus facilement te donner le droit d'être toi-même avec tes sentiments humains.

Regardons maintenant ensemble les trois émotions les plus mal vécues, soit la peur, la colère et la tristesse. Ces émotions sont généralement refoulées, contrôlées, occultées. Bref, on fait tout pour ne pas les ressentir parce qu'elles réveillent des vieilles blessures. Celles-ci peuvent être répertoriées parmi les cinq blessures suivantes: le rejet, l'abandon, l'humiliation, la trahison et l'injustice.

Plutôt que de se donner le droit d'être humain et d'avoir encore des blessures non guéries parce que le pardon de l'autre et de soi n'a pas encore été fait, la plupart des gens préfèrent continuer à accuser les autres d'être la cause de leur peur, de leur colère et de leur tristesse. Voilà ce qui fait vivre tant d'émotions aux hommes et qui les rend malades. Pourtant, ces émotions peuvent être très utiles.

- La **peur** doit être utilisée pour devenir conscient que tu cherches à te protéger. Elle est là pour te rappeler que la vraie protection est à l'intérieur de toi.

- La **colère** doit être utilisée pour découvrir que tu as besoin de t'affirmer, de faire des demandes clairement et d'être davantage à l'écoute de tes besoins.

- La **tristesse** doit être utilisée pour découvrir que tu crois avoir perdu ou que tu as peur de perdre quelque chose ou quelqu'un. Elle doit t'aider à apprendre ce qu'est le détachement.

Voilà ce que signifie T'AIMER. C'est prendre ta vie en main, en te donnant le droit de vivre toutes sortes d'expériences pour y parvenir. C'est ainsi que tu arriveras à vivre dans un corps sain et rempli d'énergie et que tu créeras la vie que tu veux.

J'espère que ce livre t'aidera à devenir plus conscient et, surtout, qu'il contribuera à améliorer ta qualité de vie et à te faire vivre dans l'amour véritable. N'oublie jamais que ton DIEU intérieur (par l'entremise de ton corps) utilise tous les moyens possibles pour te rappeler :

AIME-TOI !

Livres suggérés

- *Dis-moi où tu as mal, je te dirai pourquoi* par Michel Odoul. Chemins de l'harmonie. Une collection des Éditions DERVY.
- *Quand les dents se mettent à parler* par Michèle Caffin. Guy Trédaniel Éditeur.
- *Guérir envers et contre tout* par Dr Carl Simonton, Éditions ÉPI.
- *Un chemin vers la santé* par Thowald Dethlefsen et Rudiger Dahlke. Éditions Randin.
- *C'est écrit dans le corps* par Jeanine Vivot. Éditions Jeanine Vivot.
- *Pour une médecine de l'âme* par Marguerite de Surany. Guy Trédaniel Éditeur.
- *Le corps psychique* par Gérard Guillerault. Éditions Universitaires.
- *Le pouvoir de guérir* par Jean-Paul Lévy. Éditions Odile Jacob.
- *Guérison dans le Nouvel Âge* par Renée-Pascale Provost. Éditions Le Souffle D'Or.
- *Métamédecine* par Claudia Rainville. Les Éditions F.R.J.
- *Voyage au creux de la main* par Jean de Barry et Stephhia Leclair. Éditions Robert Laffont.
- *Genèse du Cancer, Le Sida et L'Infarctus* par Dr Ryke Geerd Hamer. Édité par l'ASAC.
- *You can heal your life* par Louise Hay. Éditions Hay House.
- *Who's the matter with me?* par Alice Steadman. Éditions De Vorss & Co.
- *Love, medecine & miracles* par Dr Bernie Siegel. Éditions Harper & Row.
- *Bodymind* par Ken Dychtwald. Éditions Jeremy P. Tarcher Inc.
- *Love your disease* par Dr John Harrison. Éditions Angus & Robertso

Notes

_____

_____

_____

_____

_____

_____

_____

_____

_____

_____

_____

_____

Notes

_____

_____

_____

_____

_____

_____

_____

_____

_____

_____

_____

_____

_____

Notes

_____

_____

_____

_____

_____

_____

_____

_____

_____

_____

_____

_____

_____

Notes

Notes

_____

_____

_____

_____

_____

_____

_____

_____

_____

_____

_____

_____

_____

Notes

_____

_____

_____

_____

_____

_____

_____

_____

_____

_____

_____

_____

_____

INDEX

Si le malaise ou la maladie qui t'affecte ne se trouve pas dans ce livre, prière d'aller à la conclusion (page 667) de ce livre où se trouvent les questions du décodage complet d'ÉCOUTE TON CORPS pour en trouver toi-même les causes métaphysiques et spirituelles

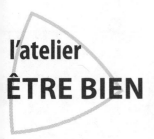

l'atelier
ÊTRE BIEN

L'enseignement dynamique et concret de l'atelier ÊTRE BIEN intéressera tous ceux qui veulent améliorer leur qualité de vie. Unique en son genre, il offre une base solide pour vous diriger vers ce que vous voulez véritablement.

Divisé en deux jours distincts, vous avez le choix de participer à une ou deux journées.

Jour 1

ÊTRE BIEN
avec soi

Venez déterminer quels sont vos besoins actuels et comment les satisfaire pour améliorer votre bien-être. Vous explorerez plusieurs moyens concrets, étape par étape, incluant l'étape importante de découvrir à quel degré vous vous aimez réellement.

Jour 2

ÊTRE BIEN
avec les autres

Venez découvrir pourquoi vos relations et les situations que vous vivez ne sont pas toujours comme vous le souhaitez. Expérimentez ensuite, étape par étape, ce qui est concrètement possible pour établir de bonnes relations et atteindre le bien-être.

Durée : 9 h à 17 h 30
Prix par jour: 99 $/€ par jour

www.ecoutetoncorps.com/etrebien

Depuis plus de 35 ans, des milliers de personnes ont décidé de transformer leur vie avec nos outils. Et si dès aujourd'hui vous vous permettiez d'être bien vous aussi?

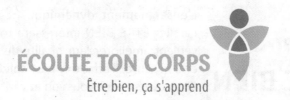

ÉCOUTE TON CORPS
Être bien, ça s'apprend

Autres ateliers de 2 jours

- › Autonomie affective
- › Comment apprivoiser les peurs
- › Comment développer le senti
- › Comment gérer la colère
- › Comment se libérer d'un stress
- › Communiquer avec les différents masques
- › Confiance en soi
- › Décodage des malaises et maladies
- › Décodage de vos rêves et de votre habitation
- › Découvrez votre puissance intérieure

- › Devenir observateur plutôt que fusionnel
- › Écoute ton âme
- › L'écoute et la communication
- › Les cinq blessures de l'âme
- › Les pièges relationnels
- › Prospérité et abondance
- › Répondre à ses besoins
- › Retrouver sa liberté
- › Se libérer de la culpabilité
- › Se libérer de l'emprise de l'ego
- › Vivre harmonieusement l'intimité et sexualité

www.ecoutetoncorps.com/ateliers

Nous avons également des ateliers de trois heures qui vous donneront un coup de pouce avec votre stress, votre prospérité, votre santé et plusieurs autres sujets percutants.

www.miniateliers.com

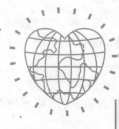

Nos ateliers se donnent dans plus de 20 pays. Visitez notre site Internet pour l'horaire des ateliers dans votre région ou appelez-nous au Canada pour demander notre calendrier:

CANADA: 1-800-361-3834 ou 1-514-875-1930
FRANCE: 01 76 66 07 55

DEVENEZ UN
PROFESSIONNEL
DE LA RELATION D'AIDE ^{METC®}

Vous recherchez une formation qui vous donnera les moyens de transformer profondément votre vie ou d'entreprendre une nouvelle carrière? Devenez un Professionnel de la relation d'aide METC®.

Nous vous proposons un cheminement personnel et professionnel complet (développé par Lise Bourbeau et notre équipe de formatrices) qui a comme objectif d'améliorer votre qualité de vie en guérissant les blessures de l'âme et en cheminant vers qui vous êtes véritablement. Si c'est votre but, le cheminement vous permet de devenir un professionnel en relation d'aide^{METC®} soit pour **enseigner** la méthode Écoute Ton Corps et/ou pour **accompagner** grâce à la méthode Écoute Ton Corps.

> ### Une formation en 3 phases créée par Lise Bourbeau et son équipe.

Téléchargez le
dossier complet

www.ecoutetoncorps.com/formation

Conférences sur CD

Plus de 100 sujets passionnants

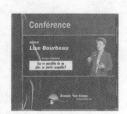

Lise Bourbeau saura vous captiver par les différents thèmes qu'elle aborde lors de ses conférences. Elle vous fera réfléchir tout en vous donnant le goût de créer votre vie plutôt que de la subir.

CD = Disque compact - T = Téléchargeable

CD-01 La peur, l'ennemie de l'abondance CD-T

CD-02 Victime ou gagnant T

CD-04 L'orgueil est-il l'ennemi premier de ton évolution? T

C-D-05 Sexualité, sensualité et amour CD-T

CD-06 Être responsable, c'est quoi au juste? CD-T

CD-07 Avez-vous toujours l'énergie que vous voulez? T

CD-09 Comment s'aimer sans avoir besoin de sucre T

CD-10 Comment évoluer à travers les malaises et les maladies T

CD-11 Se sentir mieux face à la mort CD-T

CD-12 La spiritualité et la sexualité CD-T

CD-14 La réincarnation T

CD-16 Prospérité et abondance CD-T

CD-17 Relation parent-enfant CD-T

CD-18 Les dons psychiques T

CD-19 Être vrai... c'est quoi au juste? CD-T

CD-20 Comment se décider et passer à l'action T

CD-21 L'amour de soi CD-T

CD-25 Comment s'estimer sans se comparer CD-T

CD-27 Le pouvoir du pardon CD-T

CD-29 Être gagnant en utilisant son subconscient CD-T

CD-30 Comment réussir à atteindre un but CD-T

CD-31 Rejet, abandon, solitude CD-T

CD-33 Les cadeaux de la vie CD-T

CD-34 Jugement, critique ou accusation? CD-T

CD-35 Retrouver sa créativité CD-T

CD-36 Qui gagne, vous ou vos émotions? CD-T

CD-37 Comment aider les autres T

CD-38 Le burn-out et la dépression T

CD-42 Développer la confiance en soi CD-T

CD-43 Comment lâcher prise CD-T

CD-44 Comment découvrir et gérer vos croyances T

CD-45 Comment gérer ses peurs CD-T

CD-46 Quand le perfectionnisme s'en mêle CD-T

CD-47 Le monde astral T

CD-48 Comment vivre le moment présent CD-T

CD-50 Sais-tu qui tu es? T

Prix des CD (selon le nombre commandé)	Québec & Maritimes	Autres prov. canadiennes	Autres pays
1 à 4	18,34 $	16,75 $	15,95 $
5 à 10 ....-10%	16,51 $	15,08 $	14,36 $
11 à 20 ....-15%	15,59 $	14,24 $	13,56 $
21 et plus.........................-20%	14,67 $	13,40 $	12,76 $

Prix à l'unité. Taxes incluses. Autres pays: douanes et taxes locales non incluses.
Ces rabais sont disponibles uniquement lors de commandes postales envoyées à nos bureaux et non en librairie, dans nos ateliers ou sur notre site web.

CD-52 Se connaître à travers son alimentation CD-T

CD-54 Comment se faire plaisir CD

CD-56 Les ravages de la peur face à l'amour CD-T

CD-57 Quoi faire avec nos attentes T

CD-59 Comment développer le senti CD-T

CD-61 Le couple idéal CD-T

CD-66 Se guérir en s'aimant CD-T

CD-67 La loi de cause à effet CD-T

CD-68 Le message caché des problèmes sexuels CD-T

CD-69 Comment dédramatiser CD-T

CD-70 Comment éviter une séparation ou la vivre dans l'amour CD-T

CD-73 Recevez-vous autant que vous donnez? T

CD-74 Comment ne plus être rongé par la colère CD-T

CD-75 Possession, attachement et jalousie CD-T

CD-78 Dépasser ses limites sans craquer CD-T

CD-79 Pourquoi y a-t-il tant de honte CD-T

CD-80 S'épanouir et évoluer dans son milieu de travail CD-T

CD-82 Savez-vous vous engager? CD-T

CD-83 Accepter, est-ce se soumettre? T

CD-85 Vaincre ou en finir avec la timidité. T

CD-88 Comment les rêves peuvent vous aider CD-T

CD-90 Comment faire respecter son espace CD-T

CD-91 Comment utiliser votre intuition CD-T

CD-92 Quoi faire face à l'agressivité et la violence T

CD-93 Pourquoi y a-t-il autant d'inceste? CD-T

CD-94 Êtes-vous dans votre pouvoir? T

CD-96 Les secrets pour rester jeune T

CD-97 Découvrez ce qui bloque vos désirs CD-T

CD-98 Découvrez la cause de vos malaises ou maladies T

CD-99 Les blessures qui vous empêchent d'être vous-même CD-T

CD-102 L'agoraphobie T

CD-103 Comment être à l'écoute de son corps. T

CD-104 Est-ce possible de ne plus se sentir coupable? CD-T

CD-105 Comment résoudre un conflit CD-T

CD-106 Savez-vous vraiment communiquer ? CD-T

CD-107 Comment retrouver et garder sa joie de vivre CD-T

CD-108 Comment ÊTRE avec un adolescent CD-T

CD-109 Développer son autonomie affective CD-T

CD-110 Comment utiliser sa puissance intérieure CD-T

CD-111 Profitez des forces derrière vos blessures CD-T

CD-112 Prenez la vie moins à coeur sans être sans coeur CD-T

CD-113 Argent et sexualité: Découvrez le lien CD-T

CD-114 Comment être soi-même CD-T

CD-115 Découvrez les causes et solutions à vos problèmes CD-T

CD-116 La puissance de l'acceptation CD-T

CD-117 Qui dirige votre vie, l'homme ou la femme en vous? CD-T

CD-118 Comment atteindre l'harmonie familiale CD-T

CD-119 Et si nous abordions le cancer d'une autre façon? CD-T

Détentes et de méditations

Prix : voir la page C4

CDETC-03 Méditation «Je suis dieu» CD-T

CDETC-12 Détente «Communication» CD-T

CDETC-13 Détente «Petit enfant» CD-T

CDETC-15 Détente «Le pardon» CD-T

CDETC-16 Détente «Abandonner une peur» CD-T

CDETC-17 Dét. S'ouvrir à l'état d'abondance CD-T

CDETC-18 Dét. À la découvert de mon être CD-T

CDETC-19 Détente «Rencontre avec mon sage intérieur» CD-T

CDETC-21 Méditation «Notre père» CD-T

CDETC-22 Méd. guidée «Raison d'être» CD-T

CDETC-23 Méditation guidée «Aimer sans être attaché» CD-T

CDETC-33 Détente «Je suis» CD-T

Livres de Lise Bourbeau

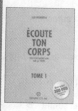

Écoute Ton Corps, ton plus grand ami sur la Terre (L-01)

En s'aimant et en s'acceptant, tout devient possible. La philosophie d'amour que transmet Lise Bourbeau à travers ce livre est la base solide d'un nouveau mode de vie. Plus que de simples connaissances, elle vous offre des outils qui, s'ils sont utilisés, vous mèneront à des transformations concrètes et durables dans votre vie. *Plus de 400 000 exemplaires vendus.*
Version française et anglaise: CANADA: 19,90$ (taxe incluse); Extérieur du Canada: 18,95$

Écoute Ton Corps, ENCORE! (L-06)

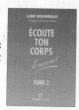

Voici la suite du tout premier livre de Lise Bourbeau. Ce livre regorge de nouveaux renseignements par rapport à l'*avoir*, le *faire* et l'*être*. Il saura vous captiver tout comme le premier!
CANADA: 19,90$ (taxe incluse); Extérieur du Canada: 18,95$

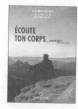

Écoute Ton Corps - Version homme(L-20) NOUVEAUTÉ

Pourquoi cette version? L'édition originale est un best-seller incontesté depuis 1987 traduit en 20 langues. Le seul bémol : la couverture rose est un frein aux hommes. Pour cette nouvelle version, tout a été adapté au lecteur masculin!
CANADA: 19,90$ (taxe incluse); Extérieur du Canada: 18,95$

Qui es-tu? (L-02)

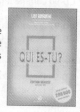

La lecture de ce livre vous apprendra à vous connaître davantage à travers ce que vous dites, pensez, voyez, entendez, ressentez, et ce, par le biais des vêtements que vous portez, l'endroit où vous habitez, les formes de votre corps et les différents malaises ou maladies qui vous affectent aujourd'hui ou qui vous ont déjà affecté.
CANADA: 19,90$ (taxe incluse); Extérieur du Canada: 18,95$

Les 5 blessures qui empêchent d'être soi-même (L-08)

Ce livre démontre que tous les problèmes proviennent de cinq blessures importantes : le rejet, l'abandon, l'humiliation, la trahison et l'injustice. Grâce à une description très détaillée des blessures et des masques que vous développez pour ne pas voir, sentir et surtout connaître vos blessures, vous arriverez à identifier la vraie cause d'un problème précis dans votre vie.
Version française et anglaise: CANADA: 19,90$ (taxe incluse);
Extérieur du Canada: 18,95$

Tous les livres mentionnés dans ces pages sont également disponibles en ebook.

Livres de Lise Bourbeau

La guérison des 5 blessures (L-19)

Voici la suite tant attendue du livre précédent. À l'aide de multiples exemples, l'auteure partage dans ce présent ouvrage ses nombreuses découvertes professionnelles et expériences personnelles qui guideront les personnes à la recherche de moyens concrets pour guérir leurs souffrances.

Version française et anglaise: CANADA: 19,90$ (taxe incluse); Extérieur du Canada: 18,95$

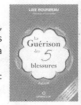

Coffret La guérison des blessures - Jeu de cartes quotidien(J-03)

Voici un nouveau jeu de cartes qui se trouve un complément aux livres LES 5 BLESSURES QUI EMPÊCHENT D'ÊTRE SOI-MÊME et LA GUÉRISON DES 5 BLESSURES. Il a pour objectif principal d'aider à mettre en pratique les suggestions de LISE BOURBEAU pour accélérer le processus de guérison des blessure.

Version française et anglaise: CANADA: 19,95$ (taxe incluse); Extérieur du Canada: 18,95$

Ton corps dit : «Aime-toi!» (L-07)

Le livre le plus complet sur la métaphysique des malaises et maladies. Il est le résultat de toutes les recherches de Lise Bourbeau sur les maladies depuis quinze ans. Elle explique dans ce volume les blocages physiques, émotionnels, mentals et spirituels de plus de 500 malaises et maladies.

Version française et anglaise: CANADA: 26,20$ (taxe incluse); Extérieur du Canada: 24,95$

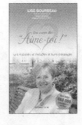

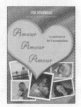

Amour Amour Amour (L-13)

Cet ouvrage fait le point sur les fondements de l'amour inconditionnel et de l'acceptation. Chacun d'entre nous vit quotidiennement de nombreuses situations dont certaines s'avèrent difficiles à accepter, ce qui, hélas, génère conflits, malaises ou insatisfactions. Dans ce livre, vous découvrirez les bienfaits extraordinaires qui résultent du grand pouvoir de l'amour véritable et de l'acceptation.

CANADA: 19,90$ (taxe incluse)   Extérieur du Canada: 18,95$

Écoute et mange – STOP au contrôle! (L-15)

Ce livre novateur offre une vision plus actuelle de la relation que vous avez avec la nourriture. Un de ses buts est de vous faire découvrir les six raisons, autres que la faim, qui vous poussent à manger.

CANADA: 17,80$ (taxe incluse); Extérieur du Canada: 16,95$

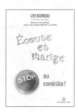

Visitez le site de www.leseditionsetc.com pour lire des extraits de chaque livre.

Livres de Lise Bourbeau

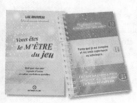

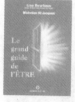

Vous êtes le M'ÊTRE du jeu (J-02)

Voici une nouvelle version de notre jeu de cartes populaire, sous forme de livre qui inclut toutes les mêmes cartes plus de nouvelles ajoutées et un chapitre écrit par Lise Bourbeau sur le Hasard, les coïncidences et la synchronicité. Cet ouvrage facilement applicable au quotidien vous aidera à devenir plus alerte à tous ces signaux délivrés par l'Univers.

CANADA: 26,20$ (taxe incluse); Extérieur du Canada: 24,95$

Le cancer – Un livre qui donne de l'espoir (L-18)

Ce livre se veut une perception nouvelle et différente de tout ce qui a été écrit à ce jour. En effet, Lise Bourbeau utilise une approche inédite, grâce aux milliers d'histoires de cancer qu'elle a entendues durant ces trente dernières années. Version française et anglaise: CANADA: 19,90$ (taxe incluse); Extérieur du Canada: 18,95$

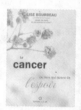

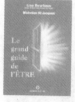

Le grand guide de l'ÊTRE (L-10)

Il présente plus de 400 sujets qui ont tous un point en commun: leur définition relève du domaine de l'*être*. Il suggère des outils concrets qui permettent de mieux gérer nos états d'être, nous conduisant ainsi vers la paix intérieure et le bonheur de vivre en harmonie avec soi et les autres. COUVERTURE RIGIDE. 700 pages.

CANADA: 31,45$ (taxe incluse); Ext. du Canada: 29,95$

WOW! Je suis Dieu - Tu l'es aussi (L-05)

Dans cette autobiographie au titre audacieux, Lise Bourbeau se révèle entièrement. Pour les curieux, un bilan des différentes étapes de sa vie ainsi que plusieurs photos. Comment une personne peut-elle en arriver à affirmer : «Je suis Dieu, WOW!» ? Vous le découvrirez à travers son récit.

CANADA: 19,90$ (taxe incluse); Extérieur du Canada: 18,95$

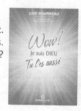

Collection Écoute Ton Corps

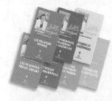

À travers les livres de cette collection, Lise Bourbeau répond à des centaines de questions de tous genres, regroupées par thèmes différents. Sont disponibles à l'heure actuelle, les trois livres suivants :

(LC-01) *Les relations intimes*
(LC-02) *La responsabilité, l'engagement et la culpabilité*
(LC-07) *La sexualité et la sensualité*

CANADA: 10,45$ (taxe incluse); Extérieur du Canada: 9,95$

Série Arissiel

LISE BOURBEAU

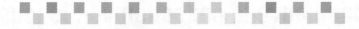

Un prolongement de l'enseignement de Lise Bourbeau sous forme de récits concrets et réalistes

L-11

Arissiel - La vie après la mort

L'originalité de ce premier tome de la série Arissiel vous aidera à apprivoiser la mort en réalisant que la vie de l'âme se poursuit bien au-delà de la mort du corps physique. Cette perception vous permettra de mieux accepter le décès de vos proches, c'est-à-dire de continuer à VIVRE sereinement votre vie malgré la disparition soudaine d'êtres chers.

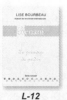

L-12

Benani - La puissance du pardon

Grâce à de nombreuses scènes de réconciliation et de pardon entre BENANI et ses proches, ce deuxième tome vous sensibilisera au plus haut point en encourageant le lecteur à se réconcilier plutôt que de vivre des rancœurs, des attentes et des émotions mal gérées, ce qui donne suite à une métamorphose tout à fait imprévisible.

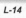

L-14

Carina - Le pouvoir de révéler ses secrets

Cet ouvrage vous aide à découvrir des moyens concrets et pratiques sur l'art de se révéler, tout en se libérant de lourds poids du passé, ce qui apporte de précieuses réconciliations et parfois même des guérisons tout à fait inattendues.

L-16

Diane - Faire la paix avec le passé

Dans cet ouvrage, vous découvrirez à quel point le fait de se réconcilier et de vouloir vivre dans l'amour, produit une série d'événements merveilleux dans tout notre entourage.

Cet ouvrage a aussi pour but de vous faire découvrir les guérisons physiques qui suivent les guérisons de l'âme, grâce à la libération du passé, qui est possible par la réconciliation et le pardon.

Prix: **Canada:** 19,90$CAN/chaque - taxe incluse **Autres pays:** 18,95$CAN (sans taxe)

boutique.ecoutetoncorps.com

Une nouvelle collection voit le jour!

La maison d'édition fondée par Lise Bourbeau enrichit son catalogue d'une collection d'ouvrages écrits par des diplômés de la méthode Écoute Ton Corps.

Premier livre de cette collection

L'amour en moi m'a guérie

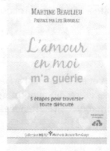

Si tu vis une situation difficile, qu'elle soit financière, relationnelle, de santé ou autre et que tu te demandes pourquoi tu n'arrives pas à la régler définitivement, ce livre te propose une nouvelle voie : la Méthode Écoute Ton Corps (METC). Si riche en découvertes, elle te permettra d'être en contact avec tes propres capacités de créer et de transformer ta vie en étant dans l'amour.

Chaque difficulté est une occasion pour prendre conscience de ton chaos intérieur inconscient et du manque d'amour de toi. Lorsque nous mettons en lumière l'origine du chaos et que nous mettons en application les étapes enseignées pour traverser la difficulté, la magie s'installe.

boutique.ecoutetoncorps.com

Suivez l'action sur Internet...

... chaque jour

Devenez membre de notre groupe Facebook.
Partagez, discutez, profitez du support.

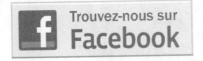

... chaque mois

Abonnez-vous
à notre Infolettre et
soyez parmi les premiers
à être informé.

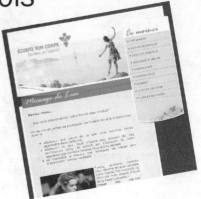

www.ecoutetoncorps.com

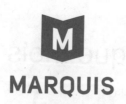

MARQUIS

Québec, Canada

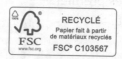

RECYCLÉ
Papier fait à partir
de matériaux recyclés
FSC® C103567

Imprimé sur du Rolland Enviro, contenant 100% de fibres
postconsommation et fabriqué à partir d'énergie biogaz.
Il est certifié FSC®, Procédé sans chlore,
Garant des forêts intactes et ECOLOGO 2771.

PERMANENT

100%

BIO GAZ
ÉNERGIE

Garant
des forêts
intactes^{MC}